中西医结合实验技术与方法

主编 彭 军 林久茂

科学出版社

北 京

内 容 简 介

本书对动物、组织、细胞、蛋白、基因（整体到微观）各层面及中药药学研究等的常用实验技术与方法方面予以重点阐述，同时介绍了以大型、高端仪器设备为技术手段的新的研究技术与方法。本书共分为五篇，依次为：形态学与动物影像技术，细胞生物学技术，生物化学与分子生物学技术，蛋白质组学技术，中药提取、分离、分析技术。

本书实用性和可操作性强，可作为医药学等相关专业的教学用书。

图书在版编目（CIP）数据

中西医结合实验技术与方法 / 彭军，林久茂主编. —北京：科学出版社，2020.9

ISBN 978-7-03-065923-1

Ⅰ. ①中… Ⅱ. ①彭… ②林… Ⅲ. ①中西医结合－实验医学－医学院校－教材 Ⅳ. ①R2-031

中国版本图书馆 CIP 数据核字（2020）第 158539 号

责任编辑：陈深圣 鲍 燕 丁彦斌 / 责任校对：王晓茜
责任印制：赵 博 / 封面设计：北京图阅盛世文化传媒有限公司

科 学 出 版 社 出版

北京东黄城根北街 16 号
邮政编码：100717
http://www.sciencep.com

北京富资园科技发展有限公司印刷
科学出版社发行 各地新华书店经销
*

2020 年 9 月第 一 版 开本：787×1092 1/16
2024 年 7 月第三次印刷 印张：23 1/2
字数：557 000
定价：138.00 元
（如有印装质量问题，我社负责调换）

编 书 说 明

在中国中西医结合学会科研院所工作委员会的指导下，中国科学院资深院士、福建中西医结合研究院院长陈可冀教授的关心下，福建中医药大学书记陈立典教授、校长李灿东教授的支持下，研究生院院长林丹红教授的鼓励下，由从事中西医结合学科科研工作的专家学者共同编写了《中西医结合实验技术与方法》一书。

此书编写历时一年，博采众长，听取多方面意见和建议。

本书内容主要包括五个部分，分为五篇，第一篇介绍形态学与动物影像技术，共七章，分别为光镜实验技术、电镜实验技术、激光共聚焦显微镜术、小动物磁共振成像系统、VECTor⁺活体小动物 PET/SPECT/CT 影像系统、小动物荧光活体成像、超高分辨率小动物超声成像；第二篇介绍细胞生物学技术，共十章，分别为细胞培养技术、细胞活力检测、细胞迁移和侵袭实验技术、细胞转染技术、细胞凋亡的检测方法、自噬检测、细胞低氧培养、流式细胞分析、细胞高内涵分析、双转盘活细胞共聚焦技术；第三篇介绍生物化学与分子生物学技术，共两章，分别为分子生物学技术、生化与免疫学分析技术；第四篇介绍蛋白质组学技术，共六章，分别为差异蛋白分析技术、蛋白纯化技术（层析系统）、毛细管电泳技术、蛋白悬液芯片技术、蛋白相互作用技术、荧光分析；第五篇介绍中药提取、分离、分析技术，共六章，分别为中药化学成分提取与分离、Agilent 1200 高效液相色谱法、傅里叶红外光谱技术、Agilent 5977A 7890B 气相质谱联用仪、高速逆流色谱技术、中草药内生真菌及其代谢产物研究。本书重点介绍中西医结合科研平台的实验方法、技术（经典、常用或新技术）的理论与操作，并充分体现了以大型科学仪器设备和高端科学技术手段为基础的中医药实验技术与方法，具有新颖性、实用性、系统性、可操作性强的特点。本书可作为中西医结合、中医（药）学等相关医学或生命科学学科专业的博士研究生和硕士研究生教学用书，以及从事中西医结合基础、临床应用基础、中医药基础和生命科学相关领域研究者的通用科研实验指导书。

由于本书为黑白印刷，为方便读者查看彩图，我们将本书中部分彩图制成二维码，供扫码查看使用。

本书承蒙全国中医、中西医结合专家的大力支持与帮助，谨在此向他们表示衷心的感谢！

编写这样一本研究生教材，对我们是一种尝试，一种考验。我们很努力，也很用心。但限于编者水平和能力，书中不足之处在所难免，敬请广大师生、学者在使用过程中提出宝贵意见，以便进一步修订提高。

编 者

2019 年 12 月

本书彩图请扫码

目　　录

第三篇　生物化学与分子生物学技术

第四篇　蛋白质组学技术

第五篇　中药提取、分离、分析技术

第一篇

形态学与动物影像技术

第一章 光镜实验技术

第一节 常规组织制片技术

一、简 介

组织学和病理学实验方法在医疗科学领域里占有重要地位,是教学和科研中不可缺少的一个组成部分。常规组织制片标本可以显示各种组织细胞的基本结构和形态,而制片的质量将直接影响科研教学观察和临床病理诊断。

最早应用的组织制片技术是冰冻切片,冰冻切片制作方法简便快捷,但显示的组织清晰度相对较差,目前通常用于术中快速诊断,或者用于显示在其他制片方法中容易丢失或失活的脂类物质、某些酶等。在切片的应用和实践中,人们发现可以利用石蜡兼具硬度和韧性的特质,将要观察的组织块浸渍并包埋于这种坚实的介质之中,制成石蜡切片。石蜡切片不仅清晰度高,而且易于保存,可用于大部分的染色和检测,是目前最常用的制片方法。后来人们又利用明胶、火棉胶等韧性更大的材料来包埋组织,制成了明胶切片和火棉胶切片,用于较大、较脆弱的组织和易于塌陷的器官等的切片制作;此外还用塑料包埋或树脂包埋制作不脱钙的骨组织切片等。目前石蜡切片制作法仍是组织病理学的常规实验方法。

二、主 要 应 用

用于观察组织或细胞的一般显微形态结构。

三、特 点

常规石蜡切片清晰度高,易于保存,可用于大部分组织的染色和检测,但脂溶性物质和一些酶等在石蜡切片制作过程中容易被溶解丢失或失活。

四、实 验 操 作

（一）动物取材

1. 主要实验仪器/器材/重要试剂

（1）仪器或器材：剪刀，镊子，单面刀片，标本瓶，标签等。

（2）试剂：麻醉剂，生理盐水等。

2. 实验操作

（1）预先准备好固定液（见固定章节），分装在标本瓶内，贴好标签。

（2）将动物麻醉或处死，暴露所需的器官。

（3）用锋利的刀片切下所需器官或组织，进行初步修切后，尽快投入固定液。

3. 注意事项

（1）取材刀具：取材刀具必须锋利。切取标本不应挤压和揉擦，不应使用有钩镊子或血管钳等手术器械夹取标本，以免损害组织。

（2）取材时间：取材要及时，组织越新鲜越好。一般在动物死亡或缺血后数分钟之内将组织投入固定液。

（3）取材顺序：根据死后组织结构改变的速度快慢而定。先腹腔后胸腔，先消化管后肝、脾等多血的器官，然后是神经组织、骨和皮肤等。

（4）取材部位及切面方向：组织块应包括各脏器的重要结构和主要病变部位，体积大和分叶的器官视不同组织取多个部位。病理组织最好还要选取病变与正常组织交界处，以便对比。取材时应取最有利于观察目标的切面方向，如肾脏沿中线或肾盏走向切开可观察到完整形态，包括皮质、髓质和肾盂；消化道等管状组织和皮肤等切面应有利于直立包埋，从而展示完整层次结构。

（5）取材大小及数量：组织块力求小而薄，一般标本以不超过 1.5cm×1.5cm×0.5cm 为宜，体积小的组织如甲状腺和肾上腺可整体取材固定；用于免疫组化染色的组织块宜更小、更薄；冰冻切片组织块可略厚。较容易发脆的组织如甲状腺、肝脏、血块、淋巴结、大块癌组织等可适当厚一些，而纤维性肿瘤、脂肪组织、肺组织等致密的或试剂不易渗入的组织应取薄一些。组织块的数量依具体情况而定，一般以满足相关研究需要为准。

（6）尽量保持组织的原有形态：对神经、肌肉、皮肤等容易卷曲扭转的组织可将其两端用线扎在木片或硬纸片上固定。胃肠、胰腺等组织，应先平展于纸上黏着以后，慢慢地放入固定液中。标本上附着的软组织如脂肪等，应在不影响观察的原则下，尽量剥去或切除。组织块上如有血液、黏液、污物等，应先用生理盐水冲洗，然后再投入固定液。

（7）骨组织或组织内的钙化灶：应在固定之后进行脱钙，再行修切。科研用的标本推荐用 10% EDTA 脱钙液，可最大限度保留组织的形态结构和抗原性等。

（二）固定

1. 实验原理　利用化学试剂使细胞或组织中的蛋白质及其他物质凝固，防止自溶和细菌腐蚀，从而保持其固有形态和结构。根据固定方法可分为直接固定法和灌注固定法，直接固定法系将组织直接浸泡于固定液，从组织周围慢慢渗透固定至组织内部；灌注固定法通过血液循环系统让固定液快速分布全身，迅速固定。

2. 主要实验仪器/器材/重要试剂

（1）10%福尔马林中性固定液：甲醛 100mL，蒸馏水 900mL，$NaH_2PO_4 \cdot H_2O$ 4g，Na_2HPO_4（无水）6.5g。

（2）4%多聚甲醛固定液：多聚甲醛 40g，蒸馏水 600mL，加适量的 NaOH 慢慢溶解后，将 pH 调至 7.2～7.4，加入 $NaH_2PO_4 \cdot H_2O$ 4g，Na_2HPO_4（无水）6.5g，用蒸馏水定容到 1000mL。

3. 实验操作

（1）直接固定：组织直接投入固定液，常温放置数小时至 48h。

（2）灌注固定：以经心脏灌注大鼠为例。

①将动物麻醉。②打开胸腔，暴露心脏，将灌注针插入心尖，止血钳固定，剪开右心耳，开放静脉血。③注入 37℃生理盐水约 50mL，至右心房流出浅色生理盐水。④注入多聚甲醛固定液 50～100mL，先见大鼠剧烈抽搐，然后后肢和尾部僵直。⑤将所需组织取出，继续在固定液中浸泡 4～12h。

4. 注意事项

（1）固定液尽量新鲜配制，现配现用，或短期低温保存。

（2）组织直接固定时间视组织块大小和质地而定，一般数小时至 48h，时间太短固定不充分，太长则易变硬变脆。

（3）固定液的量要充分，直接固定时固定液的量与组织的体积比应达到 10：1 左右。

（4）合理选择固定液。一般的标本都可以应用甲醛固定液来固定，需要做免疫组化染色的标本建议用多聚甲醛固定液固定；一些特殊物质，如要显示糖原，要选择无水乙醇或丙酮固定液来固定；显示狂犬病毒的包涵体，必须采用丙酮固定液来固定。

（5）灌注固定开胸时小心不要伤到心脏，心脏穿刺不可穿过室间隔。

（6）组织固定后要用流水充分冲洗，否则可能会给各种染色造成影响。

（三）脱水、透明、浸蜡

1. 实验原理 正常组织含水量达 60%～90%，石蜡不能直接浸透，故需要利用其他介质进行过渡。乙醇既溶于水又溶于有机溶剂，故可先利用梯度乙醇将组织中的水分置换出来（脱水），再用二甲苯等有机溶剂置换乙醇（透明），然后用液态的 60℃石蜡置换二甲苯（浸蜡），最后置标本于模具中，在常温下使其凝固，从而将组织制作成具有一定硬度和韧度的石蜡包埋块，以利于切片。

2. 主要实验仪器/器材/重要试剂

（1）无水乙醇、95%乙醇、蒸馏水，将无水乙醇或 95%乙醇与蒸馏水按比例配成 70%、80%、90%浓度的乙醇溶液。

（2）二甲苯。

（3）熔点为 52～54℃（软蜡）和 58～60℃（硬蜡）的石蜡。

3. 实验操作

（1）脱水：70%乙醇　　　　　　0.5～2h

　　　　　80%乙醇　　　　　　0.5～2h

　　　　　90%乙醇　　　　　　0.5～2h

　　　　　95%乙醇　　　　　　0.5～2h

　　　　　无水乙醇Ⅰ　　　　　10～15min

　　　　　无水乙醇Ⅱ　　　　　10～30min

　　　　　无水乙醇Ⅲ　　　　　0.5～2h

（2）透明：二甲苯Ⅰ　　　　　10～20min

　　　　　二甲苯Ⅱ　　　　　20～60min

（3）浸蜡：石蜡加热到60～65℃使其处于熔解状态。

　　　　　软蜡　　　　　　　10～20min

　　　　　硬蜡Ⅰ　　　　　　10～20min

　　　　　硬蜡Ⅱ　　　　　　20～60min

4. 注意事项

（1）每道试剂浸透时间应根据组织的大小、质地和环境温度等灵活调整。

（2）乙醇易挥发，因此浓度容易发生改变，应及时更换，尤其最后一道无水乙醇，应每次更新，以保证组织彻底脱水，否则二甲苯难以透明。

（3）高浓度乙醇和二甲苯易致组织脆硬，尤其在二甲苯中浸泡时间不宜过长，应密切观察，待组织呈均匀半透明状后即浸入石蜡。

（4）石蜡在高温下对组织和固有物质会有影响，因此浸蜡时间不宜太久。浸透后应立即包埋，如需耽搁，应停止加热让其降温凝固，包埋时再加热熔解。

（5）石蜡是易燃有机物，熔化石蜡不得用明火，且温度不得超过65℃。

（四）包埋

1. 主要实验仪器/器材/重要试剂　包埋机，冷冻台，一次性包埋盒，包埋模具，镊子等。

2. 实验操作

（1）打开包埋机，将石蜡预热至65℃左右；打开冷冻台预冷。

（2）在包埋盒上标好标本序号。

（3）先将熔化的石蜡倾入包埋模具中，再用加热的镊子轻轻夹取已经过浸蜡的组织块，使组织的预设切面向下埋入熔蜡中；包埋于同一蜡块内的多块细小组织应靠近并尽量位于同一平面上。

（4）盖上包埋盒，将包埋盒的背面凹槽用熔蜡填充。

（5）待包埋模具内的熔蜡凝固后，将蜡块取出备用。

3. 注意事项

（1）包埋时要认真核对组织块的标本号顺序。

（2）石蜡熔解和包埋过程必须严防各种异物污染。

（3）包埋过程操作要迅速，以免组织块尚未埋妥，熔蜡凝固。

（4）包埋块内避免产生气泡，可用加热的镊子去除气泡。

（5）包埋定向组织时要注意将切面朝下，管腔组织和皮肤等需立埋。

（五）切片

1. 主要实验仪器/器材/重要试剂 石蜡切片机，水浴锅，烘片机或烤箱，切片刀，毛笔，载玻片等。

2. 实验操作

（1）将要进行切片的组织块固定于石蜡切片机标本固定架上。

（2）调整好样品面与切片刀在 X/Y/Z 轴的合适位置，调整好样品面与切片刀间的距离。

（3）修平切面，如果没有特定标志，原则上是暴露组织的最大切面。

（4）根据需要设置切片厚度并进行切片（一般 4～8μm），用毛笔收集蜡带。

（5）选择较好切片放入恒温水浴锅内展平后裱片，使切片平整地贴附在载玻片上。

（6）放入烘片机或 60℃烤箱内烘片 2～6h，使切片牢牢黏附在载玻片上。

3. 注意事项

（1）切片刀必须锋利，切片时刀口从一侧开始使用，用钝后顺序挪动一个刀口，避免损伤的旧刀口重复使用或浪费新刀口。

（2）切片速度要均匀，以 40～50 次/分为宜。

（3）切勿使毛笔触及刀刃，以免伤及刀口。

（4）载玻片要清洗干净，以免影响切片黏附，必要时可用多聚赖氨酸等防脱片处理。

（5）裱片水温要适宜（40～45℃）、洁净，每切完一个蜡块后，必须认真清理水面，不得遗留其他的组织碎片。如切片不易展开，可先放入 30%乙醇中预展片，再放入温水中。

（6）烘片温度和时间要适宜（60℃，2～6h），时间过长、温度过高易导致固有物质受影响，尤其在免疫组化或原位杂交时；温度低、时间短切片黏附不牢，易掉片。

（六）苏木精-伊红（H-E）染色、封固

1. 实验原理 苏木精为碱性染料，具有嗜酸性，可与酸性的物质结合使其染成蓝色，如细胞核中的核酸、软骨中的硫酸软骨素等；伊红为酸性染料，具有嗜碱性，可与碱性的物质结合使其染成红色，如细胞质中的蛋白质、胶原纤维等。

2. 主要实验仪器/器材/重要试剂

（1）苏木精

1）Harris 苏木精：苏木精 2.5g，无水乙醇 25mL，硫酸铝钾（钾明矾）50g，或硫酸铝铵（铵明矾），蒸馏水 500mL，黄色氧化汞 1.25g，冰醋酸 20mL。配制溶液时，先将蒸馏水稍加温，加入苏木精并不停搅拌直至完全溶解，继而加入硫酸铝钾，令其充分溶解后，加入柠檬酸和水合氯醛，继续搅拌均匀，全部溶解后再加入碘酸钠，搅拌均匀，此时溶液的颜色变为深棕色，过滤后即可使用。

2）Ehrlich 苏木精：苏木精 1g，无水乙醇 50mL，甘油 50mL，硫酸铝钾 7.5g，蒸馏水 50mL，冰醋酸 5mL；将苏木精溶于无水乙醇里，硫酸铝钾溶于蒸馏水中，然后所有的试剂都加在一起，充分搅拌均匀后，放于阳光充足的地方慢慢氧化，大约 4 个星期才可使用。

（2）0.5% 伊红：伊红 1g，70%～75% 乙醇 200mL；先将伊红用蒸馏水（少许）调成浆糊状，再加入乙醇，边加边搅拌，直到彻底溶解，此时试剂有些浑浊，加入少许冰醋酸，试剂逐渐转变为清亮，呈鲜红色。

（3）1% 盐酸乙醇：70% 乙醇 100mL，盐酸 1mL。

（4）染色缸、染色架、盖玻片、梯度乙醇、二甲苯、中性树胶。

3. 实验操作

（1）二甲苯脱蜡（2 缸）各 10～15min。

（2）经梯度乙醇入水：无水乙醇、95% 乙醇、90% 乙醇、80% 乙醇、70% 乙醇，蒸馏水各 5～10min。

（3）Ehrlich 苏木精染色 20～30min 或 Harris 苏木精染色 2～3min。

（4）流水洗去苏木精液，1% 盐酸乙醇处理 1～3s，水洗，返蓝约 10min。

（5）伊红液染色 1～3min，水洗至澄清。

（6）梯度乙醇脱水和二甲苯透明，每道各约 5min，中性树胶封片。

4. 注意事项

（1）在二甲苯脱蜡之前可以先在 60℃烤箱烘片 0.5～1h，这样可以使切片黏附更牢固，不易脱片，也有利于脱蜡。

（2）组织切片脱蜡要彻底，否则不易上色。

（3）苏木精染色液每次染色前应过滤或用纸把液面的氧化膜捞起，以免污染切片。

（4）染色过程中所用的时间要根据染色时的室内温度、染液的新鲜程度及实验室的实际情况等灵活掌握。室温高、染色液新鲜时，染色时间相对缩短，反之时间就延长。

（5）伊红染液有水溶和醇溶两种，用水溶性染液时，脱水应从低浓度乙醇开始，如果是醇溶性染液，应使用与溶解伊红等浓度的乙醇开始脱水；低浓度乙醇对伊红有分化作用，切片在低浓度乙醇中不宜放置过久。

（6）两种染液染色顺序不可颠倒，若颜色过浅可再染，若过染可用相应分色液分色，最终结果以蓝红两种颜色鲜明、对比度好为佳。

（7）封片以组织切片位于盖玻片中央，中性树胶恰好覆盖整个盖玻片，无溢出，平整无气泡为佳；封固的切片应在阴凉处晾干，避光可长久保存。

五、结　果

细胞核和酸性黏多糖等酸性物质呈蓝色，细胞质和胶原纤维等碱性物质呈红色，见图 1-1-1 和图 1-1-2。

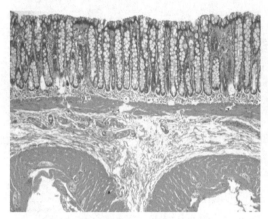

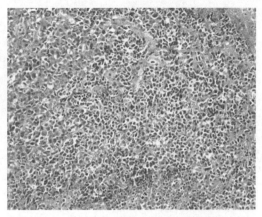

图 1-1-1　人结肠 H-E 染色（×100）　　　图 1-1-2　HeLa 细胞移植瘤 H-E 染色（×200）

本书彩图请扫码

六、思　考　题

（1）取材和固定的注意事项有哪些？

（2）常规组织切片制作过程中经历了 3 次往返梯度乙醇和二甲苯，这 3 次的步骤和意义有什么不同？

（3）如何控制苏木精和伊红的染色深浅度？

第二节　特殊染色技术

一、简　介

特殊染色是常规染色（H-E 染色）的必要补充，H-E 染色可以显示组织的一般形态结构，特殊染色则是为了突出常规染色中不明显的组织结构。例如，观察间质的结构变化需要结缔组织染色法，检测组织中的某些细菌或真菌需要相应的特殊染色法；特殊染色还可以显示某些常规染色中不能看到的特殊物质，如要显示组织内的糖原、脂肪和一些酶；另外还可以区别常规染色中容易混淆的结构，如苏丹染色可区别胞质内的脂肪变和水样变，色素染色可以区别黑色素和含铁血黄素等。

特殊染色的方法很多，一种方法可以显示多种物质，一种物质也可以用多种方法显示。有些方法特异性较好，如油红 O 等脂质染色，显阳性者可以肯定为脂质；有些则显示的是一类物质，如 PAS 染色呈阳性反应者有糖原、黏蛋白、网织纤维、软骨、阿米巴原虫、霉菌等许多物质和组织结构，并不能确定是哪一种具体成分，必须根据所研究组织的具体情况分析，有时还要依靠多种方法相结合才能完成研究目的。

特殊染色方法按照所染目的物进行分类，目的物有结缔组织、肌肉组织、神经组织、脂类、糖类、核酸、色素、酶类、病原微生物等。研究中应根据需要，结合实际情况选择合适的方法，并通过不断地摸索总结实验条件，才能获得较好的染色结果。

二、胶原纤维染色方法

（一）简介

胶原纤维在 H-E 染色法中被染成粉红色，除此之外，它还可以用一些阴离子的染料来进行染色，如用固绿可将其染为绿色，用甲苯胺蓝可将其染为蓝色。常用的特殊染色法有 Van Gieson、Masson 和 Mallory 染色等方法。

（二）实验方法（以 Masson 三色染色法为例）

1. 实验原理　染料对组织的渗透和吸附性与分子量密切相关，小分子量的染料渗透性较强，能穿透较致密的组织。大分子量的染料，渗透力较弱，可作用于结构较疏松的组织。Masson 三色染色法先用分子量较小的丽春红-品红溶液将组织全部上色，再用磷钼酸特异地洗脱胶原纤维上的染料分子，最后用分子量较大的亮绿或苯胺蓝复染结构较疏松的胶原纤维。Masson 三色染色法同时还可以应用于基底膜染色等。

2. 特点　此法染色胶原纤维与其他组织成分颜色对比强烈，尤其更易于观察胶原纤维中散在的细胞成分。但组织必须经过 Bouin 液或 Zenker 液固定显色才鲜明。

3. 主要实验仪器/器材/重要试剂

（1）丽春红-品红溶液：丽春红 0.7g，酸性品红 0.3g，冰醋酸 1mL，蒸馏水 100mL。

（2）1%磷钼酸水溶液：磷钼酸 1g，蒸馏水 100mL。

（3）亮绿染液：亮绿 1g，冰醋酸 1mL，蒸馏水 99mL。

（4）Weigert 铁苏木精溶液：甲液——苏木精 1g，95%或无水乙醇 100mL；乙液——29%三氯化铁溶液 4mL，蒸馏水 95mL，盐酸 1mL，临用时取甲液和乙液等量混合即可。

4. 实验操作

（1）组织固定于 Bouin 液或 Zenker 液，流水冲洗一晚，常规脱水包埋。

（2）切片二甲苯脱蜡，梯度乙醇下行至水。

（3）Weiger 铁苏木精溶液染色 20min，流水冲洗 10min，必要时可分化。

（4）丽春红-品红溶液染色 5～10min，蒸馏水稍冲洗。

（5）1%磷钼酸水溶液处理 5～10min，以胶原成分褪色为度。

（6）不用水洗，直接用苯胺蓝液或亮绿染液复染 1～5min。

（7）1%冰醋酸处理 1min。

（8）梯度乙醇脱水，二甲苯透明，中性树胶封固。

5. 注意事项

（1）组织用 Bouin 液或 Zenker 液固定为佳。如已用其他固定液固定，切片可在脱蜡至水后，再放入 Bouin 液 1～2h，然后流水冲洗切片至黄色消失再进行染色。

（2）应使用 Weiger 铁苏木精染核而非其他苏木碱，以避免在后续步骤中核的颜色被洗脱。

（3）如没有丽春红染料，可把酸性品红加至 1g 来配制。

（4）用 1%磷钼酸水溶液处理时可在镜下控制，见肌纤维呈红色、胶原纤维呈淡红色即可。

（5）丽春红-品红溶液或亮绿染色时间应根据染液的配制时间和浓度适当调整。

6. 结果 胶原纤维和基底膜呈蓝色。细胞质、肌纤维和红细胞呈红色。细胞核呈蓝褐色，如图 1-1-3 和图 1-1-4 所示。

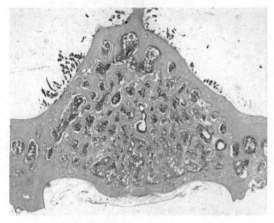

图 1-1-3 大鼠椎体横切面 Masson 三色染色（×40）

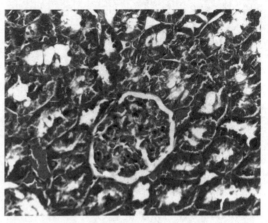

图 1-1-4 大鼠肾皮质基底膜 Masson 三色染色（×200）

三、糖类染色方法

（一）甲苯胺蓝染色法

1. 主要应用 用于显示软骨基质糖胺聚糖、神经细胞尼氏体、肥大细胞碱性颗粒、网织红细胞和幽门螺杆菌等。

2. 实验原理 甲苯胺蓝为阳离子染料，组织细胞的酸性物质与其中的阳离子相结合而被染色。甲苯胺蓝与糖胺聚糖反应时，糖蛋白上的酸性基团与甲苯胺蓝的阳离子结合后，染料分子发生聚合，导致吸收光谱发生改变，从而出现异染呈紫蓝色。甲苯胺蓝染色方法简便，应用广泛，软骨基质中的蛋白多糖、神经细胞尼氏体（核糖体）等均可用该方法染色显示。另外甲苯胺蓝还可用于肥大细胞碱性颗粒的染色。

3. 主要实验仪器/器材/重要试剂

（1）甲苯胺蓝溶液：甲苯胺蓝 0.5g，0.5%冰醋酸溶液 100mL。

（2）0.5%冰醋酸溶液：冰醋酸 0.5mL，蒸馏水 100mL。

4. 实验操作

（1）石蜡切片脱蜡至水，用蒸馏水冲洗。

（2）入甲苯胺蓝溶液染色 20min。

（3）水洗 1min；入 0.5%冰醋酸溶液中分色数秒；蒸馏水洗 2 次，各 2min。

（4）梯度乙醇脱水，二甲苯透明，中性树胶封片。

5. 注意事项 甲苯胺蓝染液于室温下可保存 3 个月，若放于 4℃冰箱则可保存半年左右，但该液的染色效果在早期为最佳，若染液存放时间较长，应适应延长染色时间。

6. 结果与意义分析　阳性物质呈紫色，细胞核呈蓝色，如图 1-1-5 和图 1-1-6 所示。

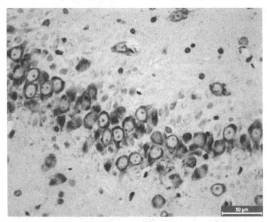 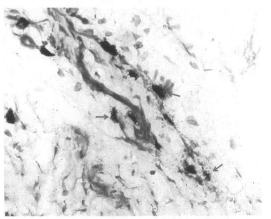

图 1-1-5　大鼠脑海马神经元甲苯胺蓝尼氏体
染色（×400）　　　　　图 1-1-6　大鼠皮肤肥大细胞甲苯胺蓝
染色（×400）

（二）AB-PAS 染色法

1. 主要应用　AB-PAS 染色法是常用的多糖组织/细胞化学染色方法之一，可用于显示组织细胞内的糖类和黏多糖，PAS 染色也常单独用于糖类染色，显示中性多糖，对于某些血液病的诊断、鉴别诊断及疗效的观察也有重要作用，AB 染色可用于显示酸性多糖。

2. 实验原理　阿尔辛蓝（AB）是一种水溶性氰化亚钛铜盐，在适当的 pH（pH=2.5）条件下，它能与组织中含有羧基和硫酸根等阴离子基团的黏多糖结合，形成不溶性复合物，呈蓝色；PAS 染色是应用高碘酸/过碘酸把糖原的乙二醇基断裂开，使其变为双醛，它们与 Schiff 试剂结合后产生了一种呈紫红色的络合物。

3. 特点　染色鲜明，特异性高，且能使中性和酸性黏多糖明显地区分开来，在一些疾病的诊断和观察中起到很好的辅助作用。

4. 主要实验仪器/器材/重要试剂

（1）1%阿尔辛蓝乙酸水溶液：阿尔辛蓝 1g，蒸馏水 97mL，冰醋酸 3mL，临用前过滤，pH 调至所需值。

（2）Schiff 试剂：将碱性品红 1g 加入沸水 200mL 中充分溶解，过滤，依次加入 1mol/L 盐酸 30mL（浓盐酸 3mL），焦亚硫酸钠 1g（或亚硫酸氢钠 2g），溶解后避光过夜，加入 2g 活性炭摇匀吸附，过滤后呈无色透明或淡黄色液体。

（3）1%高碘酸乙醇溶液：高碘酸 1g，乙醇 100mL。

（4）1%还原液：硫代硫酸钠 1g，蒸馏水 100mL。

5. 实验操作

（1）切片脱蜡至水。

（2）在阿尔辛蓝乙酸水溶液中染色 10～50min，蒸馏水冲洗。

（3）1%高碘酸乙醇溶液氧化 10min，蒸馏水冲洗。

（4）Schiff 试剂中染色 10～20min。

（5）1%还原液 2min。

（6）苏木精淡染。

（7）乙醇脱水，二甲苯透明，中性树胶封固。

6. 注意事项

（1）AB 染液可配成许多不同 pH 的染液浸染各种类型的酸性黏多糖，强硫酸化黏多糖用较低的 pH，弱酸化黏多糖则用 pH2.5 较好。

（2）阴性对照片用淀粉酶消化处理。

（3）糖原容易水解，取材标本最好新鲜，不要经过水洗。

（4）固定液用中性福尔马林为佳。

（5）如 Schiff 试剂发红，可加入少量焦亚硫酸钠，待液体颜色变清后又可使用。

（6）苏木精复染细胞核一定要淡，如非必要也可不染，以免影响 AB 染色的观察。

7. 结果 中性黏液物呈红色，酸性黏液物呈蓝色，复合物呈紫红色，如图 1-1-7 所示。

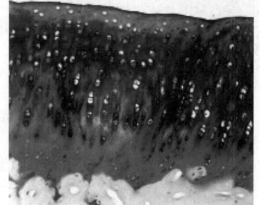

图 1-1-7 兔软骨关节面 AB-PAS 染色（×200）

四、脂肪染色方法

（一）简介

脂类不易溶于水而易溶于乙醚、二甲苯等有机溶剂，在 H-E 染色中切片呈空泡状，故一般采用冰冻切片保存脂肪。常用苏丹Ⅲ染料、油红 O 等。

（二）实验方法（以苏丹Ⅲ染色为例）

1. 实验原理 苏丹类染料既能溶于有机溶剂中，又能溶于脂质中，在恒冷切片箱中溶解度大，在染色时易使脂肪显色。

2. 特点 苏丹Ⅲ染色是最常用的脂肪化学染色方法之一，试剂配制简单，切片显色时容易鉴别，但试剂保存时间短。

3. 主要实验仪器/器材/重要试剂

（1）70%乙醇、苏丹Ⅲ染料、量筒、烧杯。

（2）苏丹Ⅲ乙醇溶液配制方法：苏丹Ⅲ0.1～0.2g，70%乙醇 100mL，将苏丹Ⅲ置于 70%乙醇中，加热至饱和，在未冷前过滤，静置一夜。

4. 实验操作

（1）冰冻切片（厚度 8～10μm）。

（2）70%乙醇固定 1min。

（3）放入苏丹Ⅲ乙醇溶液中染色 20～30min。

（4）70%乙醇洗去多余的染料。

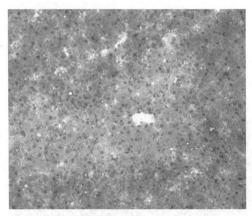

图 1-1-8　大鼠脂肪肝苏丹染色（×200）

（5）水洗 1～2min。

（6）苏木精复染 2～5min。

（7）1%盐酸乙醇分化。

（8）水洗，蓝化，甘油封固。

5. 注意事项

（1）脂肪染色只能用于冰冻切片，因为石蜡切片制作过程中脂肪被有机溶剂溶解。

（2）脂肪染色片不易长期保存，需及时观察。

6. 结果与意义　脂肪细胞呈橘红色，其他组织不着色，如图 1-1-8 所示。

五、钙盐染色（茜素红染色）

（一）主要用途

钙盐染色（茜素红染色）只用于培养细胞的钙沉积和钙化结节的检测。

（二）实验原理

茜素红和钙离子以螯合方式形成复合物，使钙化结节呈橘红色。

（三）主要实验仪器/器材/重要试剂配制

茜素红染液：取 1g 茜素红，溶于 100mL 95%乙醇中，搅拌，然后跟 900mL 1%氢氧化钾溶液相混，即成深紫色的茜素红染液。

（四）实验操作

1. 培养皿或细胞爬片用磷酸盐缓冲液（PBS）冲洗 2 次，95%乙醇固定 10min，双蒸水冲洗 3 次。

2. 茜素红染液于 37℃，染色 30min。

3. 蒸馏水冲洗，干燥，封片。

（五）注意事项

1. 样品染色避免过度，肉眼可见橘红色时即可终止染色。

2. 细胞爬片需进行防脱处理，否则易掉片。

（六）结果

钙化结节呈橘红色，如图 1-1-9 所示。

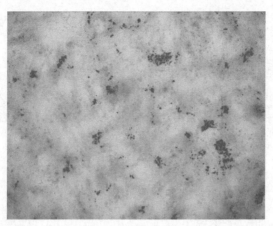

图 1-1-9 成骨细胞钙化结节茜素红染色（×40）

第三节 免疫组织化学技术

一、简 介

免疫组织化学（immunohistochemistry，IHC）是免疫学和组织学相结合的分支学科。免疫组织化学染色是以抗原–抗体反应为理论基础，运用酶、生物素等作为抗体的标记物，在适宜条件下将标记抗体与组织（细胞）的待测抗原共同孵育，使它们发生特异性的结合，然后通过酶底物反应显色，从而可在显微镜下观察待测抗原，并进行定位和定量测定等。根据染色步骤的不同，常将免疫组化分为直接法和间接法。

二、主 要 用 途

对组织、细胞中的肽或蛋白质进行准确的定性、定位和半定量。

三、实 验 原 理

利用抗原抗体特异性结合的原理，应用已知的抗体与待测抗原结合，再通过抗体标记物的显色反应将待测抗原显示出来。

四、特 点

灵敏性和特异性高，相对于其他方法最大的优点是可以对组织中的抗原进行定位，可以利用图像分析软件做半定量分析，但不能精确定量。

五、主要实验仪器/器材/重要试剂配制

1. 一抗（即针对待测抗原的特异性抗体）。
2. 免疫组化染色试剂盒（与一抗的来源相对应）（以 SP 试剂盒为例，一般包含生物素标记的二抗过氧化物酶标记的链霉素抗生物素蛋白，封闭血清和 $3\%H_2O_2$）。
3. DAB 显色试剂盒。
4. 抗原修复液。
5. 磷酸盐缓冲液（pH 7.2～7.6）。
6. 湿盒。
7. 高压锅（或微波炉、水浴锅）。
8. 阻水笔。
9. 烧杯、吸管、移液器、EP 管等。

六、实验操作（免疫组织化学 SP 三步法）

1. 石蜡切片脱蜡至水。
2. 柠檬酸修复液高压修复 2～5min（或 90～100℃水浴 10～15min），自然缓慢冷却至室温。
3. 滴加 $3\% H_2O_2$，室温静置 10min，PBS 洗（3min×3 次）。
4. 滴加正常血清封闭液，室温 20min，甩去多余液体（切记不能洗）。
5. 滴加一抗，4℃过夜（或者室温静置 2～3h，或者 37℃1h），PBS 洗（3min×3 次）。
6. 滴加生物素标记的二抗，室温静置 20min，PBS 洗（3min×3 次）。
7. 滴加过氧化物酶标记的链霉菌抗生物素蛋白，室温静置 20min，PBS 洗（3min×3 次）。
8. DAB 显色 5～10min，镜下掌握染色程度，自来水冲洗 10min。
9. 苏木精复染。
10. 脱水、透明、封片、镜检。

七、注 意 事 项

1. 组织固定　推荐用 4%的多聚甲醛固定液。但对于不同的组织和抗原，可选用相应的固定液。有时候商品化的抗体会有比较适合而推荐的固定液。

2. 烤片　60℃ 2～6h 或 37℃过夜，温度太高或时间太长，抗原容易丢失。

3. 脱片问题　须使用防脱载玻片，多聚赖氨酸（Poly-L-Lysine）为目前免疫组化染色工作中最常用的一种防脱片剂，适合于需要酶消化、微波、高温高压的防脱片处理。

4. 阴性/阳性对照　每次实验应设立阴性对照，可采用不含待测抗原的标本，或用 PBS 代替一抗，以排除假阳性结果；实验结果为阴性时应设立阳性对照，利用确定含待测抗原的标本，以排除假阴性结果。

5. 抗原修复

（1）抗原修复主要针对石蜡切片的免疫组化实验，切片在制作过程中，由于化学试剂和热的作用，抗原结构改变，一些抗原决定簇被封闭，难以和相应抗体结合，修复就是利用化学试剂和热的作用将这些抗原重新暴露的过程。

（2）高温修复法适用于大多数抗原，它是利用高温使蛋白质变性，空间结构解体，然后在降温过程中再慢慢恢复天然构象。因此修复的温度要足够高（一般 90℃以上），时间要足够长（一般 10～15min，若用高压锅则只需 2～3min）。降温过程要慢，让修复液缓慢降至室温后方能取出切片。

（3）对于不同的组织，不同的抗原，所采用的修复方法有时候不尽相同，商品化的抗体有时会有比较适合而推荐的修复方法，如酶消化法等。

6. H$_2$O$_2$ 封闭 H$_2$O$_2$ 封闭针对过氧化物酶显色反应，用来封闭内源性过氧化物酶，防止其非特异性显色，封闭时间一般不超过 10min。

7. 血清封闭 非免疫血清是用来封闭抗体非特异性结合位点，封闭后不可洗涤。

8. 抗体稀释 一般抗体要适当稀释后使用，浓度过高会增加非特异反应，浓度过低则敏感性差。首次试验应参考抗体说明书推荐浓度范围，进行梯度稀释，摸索最佳浓度。应遵循"现用现配"的原则，对于 PBS 稀释的抗体一定要当天使用。

9. 洗涤 抗体孵育后要充分洗涤，一般用 pH 7.2～7.6 的 PBS，若背景依旧高，可采用含 1‰吐温（Tween）20 或 Triton X-100 的 PBS 洗，特别是在显色之前要多洗。

10. 显色 最好在显微镜下观察，注意控制背景，严格掌控时间。

11. 防止干涸 整个操作过程要防止切片干涸，尤其抗体孵育过程应在湿盒中进行，否则会导致非特异性染色。

八、结果与意义分析

阳性部位呈棕黄色，待测抗原表达量与阳性面积和染色深浅呈正相关（图 1-1-10～图 1-1-13）。

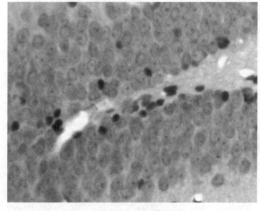

图 1-1-10 细胞核阳性

大鼠脑海马 SOX2（×400）

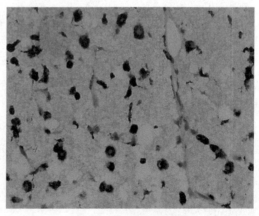

图 1-1-11 细胞质阳性

大鼠脑皮质 ED1（×400）

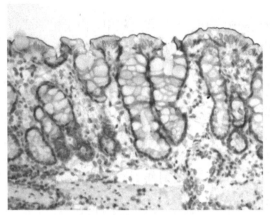

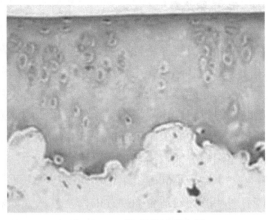

图 1-1-12   细胞膜阳性   图 1-1-13   细胞外基质阳性

大鼠肠上皮 TrkA（×200）   大鼠关节软骨Ⅱ型胶原蛋白（×400）

第四节   光镜显微图像采集与计量分析

一、主　要　应　用

用专业 CCD 相机拍摄组织细胞的常规染色、特殊染色和免疫组化染色等显微图像，用显微图像分析软件进行图像半定量分析，使简单的形态学观察和描述转化为较客观具体的定量分析数据，使结果更具科学性。

二、主要实验仪器

Leica DM4000B 显微图像采集系统，AperioVERSA 智能组织切片分析系统，Motic 6.0 医学形态学图像分析系统。

三、实　验　原　理

免疫组化染色和特定成分的特殊染色等结果中，阳性目标颜色的深浅（以光密度或灰度值衡量）反映目标成分的表达强度，染色的面积代表目标成分的表达范围。目标成分的表达总量与光密度和染色面积成正比。

四、实　验　操　作

（一）Leica DM4000B 显微镜观察与图像采集

1. 显微镜观察

（1）打开 Leica DM4000B 显微图像采集系统显微镜光源，调节光源至所需要的亮度。

（2）将样本放置到载物台，调节载物台位置，将标本移到光线中央。

（3）先选择低倍物镜（10×以下），调节粗调焦螺旋，找到样本像后，调节细调焦螺旋直至看清标本像。

（4）转换高倍物镜，再调节细调焦螺旋直至看清标本像。

（5）若使用油镜，则先在玻片相应位置滴适量的浸润油后再浸入物镜，每次观察完必须用蘸无水乙醇的擦镜纸擦去浸润油。

2. 图像采集

（1）打开电脑，插入加密狗，打开 LAS V4.1 软件。

（2）点击菜单上的"浏览"图标，设置图像存储位置。

（3）点击菜单上的"采集"图标，进入图像采集界面，点击"Mic1"图标，选择观察方法：BF-明场，PH-相差，DF-暗场。

（4）点击"摄像头"图标，选择拍摄参数：可先选择自动曝光，此时显示框上即出现模糊的标本图像，调节显微镜细准焦螺旋至图像清晰。

（5）色彩有偏差时可使用"白平衡"功能，即在图片空白处用鼠标左键拖一个任意大小的方框，再点击选择栏中"白平衡"。

（6）"自动曝光"不能满足需求时，可进行曝光调节：曝光时间、增益、饱和度和伽马值。

（7）得到满意活图后点击左下方"采集图像"图标，照片即保存在相应的文件夹里。

（二）Aperio VERSA 智能组织切片扫描与分析

1. 组织切片全自动扫描

（1）按顺序打开电脑和系统所有组件开关，打开 Aperio VERSA 软件。

（2）将切片按顺序装上载物台，清除上次实验的样本记录，给样本重新命名。

（3）选择已保存的实验模板，或创建新的实验程序，设置扫描物镜倍数和观察模式，并分别对焦。

（4）设置保存路径。

（5）点击运行，对切片全貌进行低倍镜扫描。

（6）依次查看切片低倍扫描图片，选择高倍扫描区域和对焦点。

（7）点击运行，进行高倍镜扫描。

（8）完成扫描，查看并保存文件。

2. 图像分析（以免疫组化分析为例）

（1）启动 Aperio VERSA Analytics 软件。

（2）打开待分析的图片文件。

（3）打开分析菜单，选择 Neuclear 20×（细胞核）或其他相应选项。

（4）拖放鼠标划定分析区域。

（5）将 Process（处理）设置为 Automatic（自动），开始分析。

（6）打开网格，对分析的数据进行审核。如有必要，可重新训练分类器，调整分析参数。

（7）导出数据，将网格图像保存为 JPEG 格式，数据保存为 CSV/XML 格式。

（三）Motic 6.0 显微图像分析

1. 手动分析

（1）打开电脑，双击打开 Motic 6.0 软件。

（2）点击文件→导入图片，将要分析的图片导入。

（3）单击选择菜单"手动分析"模块。

（4）选择需要分析的项目，如面积、光密度、周长等。

（5）选择分析的区域。

（6）点击"分析"，可导出相应的数据。

2. 医学模块自动分析（免疫组化自动分析为例）

（1）点击文件→导入图片，将要分析的图片导入。

（2）点击医学图像分析模块→免疫组化分析，进入免疫组化分析界面。

（3）点击引导框上的"分割"，选择"彩色"，"单点分割"，"透明度"小于 100%，左键双击选择染色阳性部位。

（4）完成图像"分割"后，点击引导框上的"二值"菜单，选择"二值"的方法，对阳性部位的非特异区域进行删减。

（5）同样方法可以选择阴性部位。

（6）阳性和阴性部位均选择好后，点击"完成"，即出现分析结果，包括阳性和阴性的面积、个数、灰度值和光密度值等。可将分析结果保存在指定文件夹。

五、注 意 事 项

（一）显微镜观察注意事项

1. 观察前先调整目镜间距与观察者的瞳距相同，才能看到立体的大视野，避免视疲劳。

2. 显微镜观察应先低倍后高倍。

3. 调焦时先调粗准焦螺旋，后调细准焦螺旋，高倍镜下禁止调粗准焦螺旋，以免碰坏镜头。

4. 转换物镜时请使用物镜转换器，不可直接扳动物镜，以免镜头接口松动。

5. 若使用油镜，每次观察完必须用含无水乙醇的擦镜纸擦去浸润油。

6. 电荷耦合器件（CCD）不使用时要及时关闭，以免缩短使用寿命。

7. 观察结束后先将光源调到最暗，再关闭电源。

8. 光学显微镜需注意防尘防潮，使用完毕，请罩上防尘罩。

（二）图像采集和分析注意事项

1. 需要对比光密度等参数的照片，不可用自动曝光拍摄，应固定拍摄条件（包括曝光时间、增益、对比度等)，一次性拍摄完所有照片。

2. 图片拍摄背景应足够亮，并使用手动校正白平衡，使背景色彩为纯白色。

3. 照片应尊重标本原型，尽量保存细节，不要过度锐化处理，以 TIFF 格式保存。后期可适当调节照片整体亮度和对比度等，但不可局部修改图片。

4. 需要计量分析和统计的照片，样本抽样和视场抽样容量应符合统计学要求，并遵循随机原则。

5. 计量分析应根据研究的目的选择合适的参数。如免疫组化分析某蛋白在组织中的含量可选择积分光密度，通过核增殖抗原分析细胞增殖情况则可计算细胞核的阳性数量比例。

6. 计量分析应合理选择参照空间。分析的目标广泛均匀分布于相应组织时(如肝细胞)可以整个视场为参照，否则应另行合理选择，如分析胰岛细胞的某蛋白成分，应以胰腺组织中的胰岛为参照空间。

7. 一个样本可取多个组织块，一个组织块可切多个切片，一个切片拍摄多张照片。一般情况下将该样本所有照片参数的平均值作为一个样本数据，可以进行统计分析。

第二章 电镜实验技术

第一节 概 述

一、电镜技术属于形态学研究技术范畴

电子显微镜（简称电镜）技术广泛应用于细胞生物学、组织胚胎学、人体解剖学、病理解剖学、微生物学、寄生虫学等基础医学形态学研究，并可涉及中西医结合、中医学（如骨伤、针灸推拿、康复）、中药学等以及现代医学各临床学科的基础研究。

二、电镜技术的作用与特点

可进行组织、细胞的超微结构及成分的定性、定位、定量观察分析，探讨正常形态结构及成分与功能关系、病理状态/药物作用形态结构及成分变化与功能关系。细胞超微结构等形态学研究结果直观，是电镜技术等形态学方法最重要特点。

三、电镜技术是目前形态学发展的最高水平

1. 解剖学水平，肉眼观察系统、器官。
2. 显微结构水平，光镜观察组织、细胞细微结构。
3. 超微结构水平，电镜观察细胞及细胞器、大分子等亚显微结构。三个水平反映不同层次，却相互交叉渗透。

四、透射电镜与光镜技术特点比较（表 1-2-1）

表 1-2-1 透射电镜与光镜技术特点比较

		透射电镜	光镜
制样	操作、成本	复杂、精细，成本高	较简便，成本较低
观察	分辨率	高，0.14～0.34nm	低，200nm
	倍数	大，（20～100）万倍	小，1000～1500 倍
	视野	小，1mm^2 的 1/4～2/3	大，0.5～1.5cm^2
图像	成像、色彩	电子散射/荧光屏，黑白	光线吸收/直接成像，彩色

续表

		透射电镜	光镜
仪器	光源、透镜	电子束流、电磁透镜	可见光、玻璃透镜
	操作、价格	较烦琐，昂贵	方便，较低

注：常用尺寸 1mm=10^3μm，1μm=10^3nm

五、电镜与光镜观察的关系

光镜观察样品数量多，可定量，结合特殊技术多且较容易；而电镜观察细微，能发现许多光镜下见不到的结构变化，对病变或药物作用初期的微小变化易见，研究水平和层次更高。因此，电镜与光镜技术各有所长、相辅相成，电镜观察超微结构能丰富光镜所见/未见的显微结构内容，有助于进一步理解生物结构与生命活动关系。电镜技术不能取代光镜技术；电镜观察最好在光镜观察基础上进行。

六、结构观察与制样关系

组织、细胞结构的"观察"靠人掌握的知识和经验，并非仪器的"测试、分析"；制样技术更主要靠的是人掌握的技术和经验积累。电镜技术观察效果有赖于制样的优良，超微结构研究水平的提高，从技术上说主要依靠特殊与常规制样技术水平的提高，没有好的制样技术，再好的观察仪器也无法显示其性能，因此，必须重视制样技术水平提高及其仪器的更新换代。

七、常规与特殊制样技术

根据观察仪器光源的不同产生不同的成像原理，光镜多数是利用不同颜色（经不同色素染料或特殊标记物显示）来分辨组织显微结构或成分，而电镜要利用不同反差即对比度（经重金属盐染色剂或特殊标记物与不同结构、成分结合呈现，或特殊技术显示）来分辨细胞超微结构或成分。由此，产生了铀-铅染色的常规染色技术，还有更多类别特殊技术，如电镜酶细胞化学、电镜特殊染色、电镜免疫细胞化学、电镜原位杂交、电镜 X 射线元素微区分析及电镜冷冻蚀刻等十几类。

八、电镜等观察仪器分辨率提高，促进形态学发展
及其应用水平提升

人眼分辨率约 0.2mm；光镜光源为可见光，分辨率 200nm，有效放大 1000 倍；电镜光源是电子束流，通常生物医学电镜分辨率为 0.1～0.2nm，有效放大几十万倍（医学观察多用几千、几万至十几万倍）。电子显微镜（简称电镜）发明至今仅 70 多年，但它却是人们观察微观世界的划时代工具，其技术及其应用发展迅猛，产生了极大效益，1986 年两位

电镜发明者与扫描隧道显微镜发明者一同获得诺贝尔物理学奖。数十年来，由于电子显微学相关的先进仪器和技术的发展，先后又有扫描电镜、环境扫描电镜、分析电镜、超高压电镜及新型的扫描探针显微镜（扫描隧道显微镜、原子力显微镜等）等产生，有许多应用于生命科学研究领域。

九、电子显微学等的应用

我国在 20 世纪 80 年代初，生物电镜技术进入较快发展时期，尤其是医学电镜技术得到大量推广，在医学研究和临床诊断的应用上，产生了较好的社会效益。例如，原中国中医研究院基础理论所电镜室柳和培研究员，长期应用电镜技术进行中医证（脾气虚证）的超微结构研究及其图像分析，由于功能和结构是密不可分的，电镜研究为阐明证候的发生机制提供了超微结构水平的信息，有助于揭示证的形态学实质，显示了电子显微学中细胞超微结构研究在中医学，尤其是中医基础理论有关证的研究的高度，是运用电子显微学技术进行中西医结合基础、中医基础理论研究的典范。此外，包括电镜、光镜、激光共聚焦显微镜等显微学技术，应用于中西医结合、中医药的研究，如对青蒿素作用机制的研究、针灸经络的形态学探究；中西药对肿瘤细胞的干预作用、对肿瘤治疗机制的探讨；中药对骨关节病等骨病方面的干预，探讨疗效机制；中药治疗心脑血管疾病的机制研究，都提高到了超微结构水平，且结合电镜特殊技术或激光共聚焦显微术可达到分子水平；还可以应用于透皮剂对皮肤作用的超微结构观察，开发中药新剂型。应用扫描电镜和图像分析，可以较好地研究中药与骨病的微观形态学。显微学工作者要与中西医结合、中医药学者共同努力，在中国中西医结合学会、中华中医药学会、中国电子显微镜学会及其生物医学电镜专委会、激光扫描共聚焦显微镜专委会的指导下，为将微观世界的研究与中西医结合基础、中医基础理论研究以及中药现代化研究的发展相结合，而做出不懈努力。

第二节　透射电镜常规样品制备

一、简　　介

透射电镜常规样品制备技术是电镜室最基本的技术，是进行透射电镜观察的基础。主要包括包埋块制备与超薄切片制备。由于透射电镜电子束的穿透力较弱，其切片必须很薄，厚度为 70～90nm，且超微结构保持良好，样品能耐受高真空中电子束的轰击；切片厚度均匀，无皱折、刀痕和污染。切片的好坏直接影响电镜下的观察结果，因此掌握好超薄切片技术是关键。

二、主 要 应 用

将动物、植物、培养的细胞或微生物等生物标本，经化学固定、脱水、树脂浸透、聚合成足够硬度的包埋块，便于进行超薄切片制备，供透射电镜下观察其超微结构（图 1-2-1）。

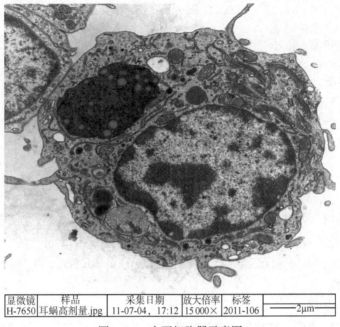

显微镜	样品	采集日期	放大倍率	标签	
H-7650	耳蜗高剂量.jpg	11-07-04，17:12	15 000×	2011-106	——2μm——

图 1-2-1　主要细胞器示意图

三、实 验 原 理

利用化学试剂固定样品超微结构并通过包埋剂渗透、聚合硬化后切片，再电子染色以增强其对比度。

四、特　　点

与光镜比较，透射电镜有以下几个特点。

（一）优点

1. 片薄而小，利于观察超微结构，了解细胞内部变化。
2. 定位准确，可以了解最具代表性病变。
3. 结合一些特殊技术能了解更多的细胞信息。

（二）缺点

1. 样品小，范围小。
2. 制备过程烦琐，要求高。
3. 容易以偏概全，局部病变不能代表全身病变。

五、实 验 操 作

（一）简要步骤

1. 包埋块制备　取材、固定、漂洗、脱水、浸透包埋、聚合。
2. 切片制备　修块、半薄切片、染色、定位、超薄切片、电子染色。

（二）主要具体步骤

1. 取材

（1）主要实验仪器/器材/重要试剂

1）仪器或器材：剪刀（中、小型）、镊子、单面刀片或双面刀片、滴管、滴瓶、冰袋、托盘、注射器（各型号）、标本瓶、标签。

2）试剂：麻醉剂、3%戊二醛-1.5%多聚甲醛、0.1mol/L PBS、生理盐水。

（2）实验操作

1）常规标本取材

A. 用托盘装好冰沙，在冰沙上置铝板或软塑料板或有机玻片，并滴上预冷固定液。

B. 将动物麻醉后，暴露所需的器官；尽量在不中断血流时用锋利的剪刀剪下一小块器官，立即投入到预冷的固定液里；在固定液里用刀片将其切成约 1mm³ 的小块，并用牙签或眼科镊移入装有 1.5～2.0ml 固定液的标本瓶里，注意贴好标签。移入 5℃ 冰箱保存。

2）几种特殊标本取材方法

A. 脑组织等较柔易碎的组织可以通过灌流固定取材，可在取材时切成稍大组织块，浸入固定液中预固定 1min 左右，然后修切成 1mm³ 小块。固定液里尽量减少血液成分。

B. 游离细胞：培养细胞/精子/细菌等游离细胞，置尖底离心管，1000～1500r/min（细菌 2000r/min）离心 8～10min，沉淀物约有半个绿豆大小，去上清液后（不清洗），沿壁小心滴加固定液；固定 30min 后，用细针沿离心管壁轻划一圈（注意不要晃动导致细胞漂浮），使固定液进入底部充分固定细胞，放入冰箱（5℃）内保存。培养瓶中的贴壁细胞，用胰酶消化 30～60s，不宜超过 90s，以免损伤细胞膜。

C. 骨组织：取新鲜骨组织修成 0.5mm×1.0mm×1.5mm（厚×宽×长）标本，按所需要的方向定向取材（注意切面），浸入 3%戊二醛-1.5%多聚甲醛-0.1mol/L PBS（pH7.2）中，固定至少 1～2 天；用 3%戊二醛-1.5%多聚甲醛-5.5%EDTA-2Na-0.1mol/L PBS 继续固定兼脱钙 20～30 天，其间换固定-脱钙液数次，有条件的可以辅以振荡。脱钙程度以手触有韧性，刀切下能很容易切断为准，包埋时注意要定向包埋。

（3）注意事项和出现问题与解决办法

1）取材直接关系到细胞超微结构保存，故在取材时应遵循"轻、准、快、冷、小"的原则。

A. 轻：操作时动作轻柔，避免不必要的牵拉及挤压，器械要锋利。

B. 准：因电镜观察的范围有限，要求取材的部位准确（如观察肾小球要取肾皮质），并尽量把不需要的部位修切去；有方向性要求的标本，要根据观察要求，选好切面、做好定向。取材位置不准确就无法观察到需要的结构。

C. 快：实验动物最好在麻醉下取材，离体1min内将标本置入固定液中（尤其是易自溶的组织如肝、肠、脑等标本），然后取出放在含有固定液的液滴中，修切成合适大小。临床标本争取在离体2min内置入固定液内并修切好。

D. 冷：要使用专用的戊二醛或戊二醛-多聚甲醛-PBS固定液（pH7.2），平时保存于冰箱内（5℃），取材时放置冰浴内保持低温。固定的标本仍要放在冰箱（5℃）内保存，但一般不超过3个月；送检标本时最好使用冰壶。

E. 小：电镜观察的标本要小。普通标本（如肝、脾）取1mm×1mm×1mm，4～6块；有方向性要求的标本（管腔性器官组织如胃肠道、呼吸道、心内膜、鼻内膜、子宫内膜、阴道内膜及皮肤）取1mm×1mm×3mm大小的薄长条状3～4块。

2）取材时要注意标本尽快接触固定液，包括在固定液中清洗及修切，为的是尽量使组织保持原有的状态，避免细胞的自溶。取材不及时，轻者造成细胞膜性结构保存不佳，重者造成组织自溶破坏，无法获得正确的超微结构结果。

2. 固定

（1）主要实验仪器/器材/重要试剂

1）戊二醛

A. 渗透能力较强，较快，对组织块要求可放大到数毫米。

B. 对蛋白质反应较快，能较好地保存蛋白质。

C. 对糖原、核蛋白，尤其是微管、内质网等细胞膜系统结构和细胞基质有好的固定作用。

D. 保存一定的酶活性，适于做超微细胞化学固定。

E. 不挥发，但容易经皮肤吸收，对皮肤、眼睛、黏膜及上呼吸道有刺激性。

F. 样品在其固定液中可保存数月。

G. 对脂类固定作用不好，在脱水时大部分脂类会被脱水剂抽提而丢失，不能提高样品的电子反差。

H. 对缓冲液的要求较高。

2）四氧化锇

A. 和细胞内所有成分发生化学结合，在细胞内牢固地吸附在其所稳定的结构上，能把结构图像较完整地刻画出来。

B. 与蛋白质发生化学结合时，形成交链，而不是沉淀，以稳定蛋白质，能较好地保存生物微细结构。

C. 能保护脂肪，与脂肪的不饱和脂肪酸结合形成脂肪-锇复合物。

D. 对细胞支架的磷脂蛋白质保护作用很好，对核蛋白保护作用很好，但对核酸保护作用较差，对碳水化合物保护作用较差。

E. 锇的原子序数为76，对生物样品有电子染色作用。

F. 对缓冲液要求不高。

G. 不收缩，膨胀，不变硬或发脆，有利于超薄切片。

H. 不能保护糖原，不能固定核酸，对微管固定差。

I. 不适于进行超微细胞化学方面的研究。

J. 分子量大，渗透能力差，大于 $1mm^3$ 的组织块固定不好；有挥发性，对黏膜有毒性作用，吞食或经皮肤吸收可能致命，有强刺激性。

（2）实验操作：常规样品多采用戊二醛–锇酸双固定法。

1）前固定：3%戊二醛-1.5%多聚甲醛-0.1mol/L PBS（pH7.4）混合液中，4℃，固定数天（2d 以上）。

2）清洗：用 pH7.2 的缓冲液充分反复清洗数次，时间共为 0.5～2h；或 PBS 缓冲液漂洗过夜，其间换液 2～3 次。以上操作均在 4℃冰箱中进行。

3）后固定：1%锇酸水溶液 4℃固定 2h。

4）后固定后清洗一样要用 PBS 磷酸盐缓冲液漂洗彻底，否则会与脱水剂发生反应，产生沉淀。

5）固定液的配制

A. 3%戊二醛-1.5%多聚甲醛-0.1%PBS 固定液配制：25%戊二醛 12mL，蒸馏水 19mL，8%多聚甲醛 19mL，0.2mol/L PBS 50mL，总量 100mL，最终调 pH 至 7.4。

B. 2%锇酸固定液配制：用丙酮擦净锇酸晶体安瓿（0.5g/支）→放入小广口塑料瓶，装入干净锇酸洗液浸泡 1 天→自来水冲净→蒸馏水浸泡 1 天→用干净的粗玻棒敲击安瓿至破裂（最好在毒气柜中进行）→马上加入 25mL 双蒸水，旋紧盖子，放入 5℃冰箱内溶解 1 天→用干净吸管将液体分装到几个棕色小口小玻璃瓶中（最好带有内塞，外有塑料盖能旋紧的），旋紧盖子，最好封蜡，外面再套上一个广口带盖的瓶子，5℃冰箱保存。工作液以 2%锇酸与等量 0.2mol/L PBS 混合，最终浓度为 1%，pH 为 7.2。

（3）注意事项和出现问题与解决办法

1）戊二醛原液 pH 在 3.5 以下，固定效率会下降，故配制前应测 pH，必要时要用活性炭提纯。最好用分析纯或进口产品。一般医院消毒用的戊二醛不可用于电镜标本的固定。

2）配制戊二醛固定液要注意渗透压，使用缓冲液配制，并调整 pH 为 7.4。

3）锇酸颜色变黑说明已变质，不可再用。

4）戊二醛固定后要充分清洗，残留的戊二醛容易与锇酸发生反应，形成沉淀，影响结果。

5）锇酸是强氧化剂，故装有锇酸晶体的安瓿及瓶子泡酸后，要避免沾上脂质及其他杂质，以免锇酸变质。

6）配制锇酸时要防止玻璃碎片溅出伤到眼睛。

7）锇酸挥发性很强，其蒸气对眼、鼻、喉黏膜有强烈的刺激作用，使用时需在通风橱中进行；需要时可戴口罩和防护镜。

8）锇酸价格昂贵，每次不可配太多；每份标本用量 0.5～0.8mL。

3. 脱水　脱水是用有机溶剂将组织内所含的游离水分取代的过程，便于树脂能更好渗入细胞，为包埋做好准备，减少水分对电镜真空系统的损坏。

（1）主要实验仪器/器材/重要试剂：常用的脱水剂有各梯度浓度乙醇和丙酮。

1）乙醇：引起细胞物质抽提较小，但乙醇脱水时需用其他脱水剂置换，如丙酮。

2）丙酮：比乙醇引起的收缩小，而且脱水较彻底，不和锇酸反应。

（2）实验操作——脱水步骤：将上一步的脱水液倒净或用吸管吸尽，然后迅速注入下一级新的脱水液，中间时间一定要短，以防在空气中干燥，损伤组织，具体如下：

50%乙醇（15min）→70%乙醇（15min～过夜）→90%乙醇（15min）→90%乙醇-90%丙酮（15min）→90%丙酮（15min）→无水丙酮（15min）→无水丙酮（15min）→无水丙酮（15min）

各步骤时间根据样品不同有所差异，在 3～5min 至 1～2h 不等，一般为 10～20min，在脱水过程中要不断地振荡样品，脱水量要在样品体积的 10 倍以上。

（3）注意事项和出现问题与解决办法

1）梯度脱水，以免引起细胞猛烈收缩，导致结构破坏。

2）在使用无水乙醇或丙酮前，需加入烤干的无水硫酸铜或无水硫酸钠，吸去水分。

3）脱水过程中动作要快（尤其更换无水丙酮），以免吸收空气中的水分或造成样品干燥变灰白。

4）脱水要完全，避免包埋剂渗透不佳。

5）当标本要过夜时需把样品置于70%乙醇中，4℃保存，高浓度的脱水剂易引起细胞物质被抽提。

6）在无水丙酮中的时间不可太长，否则标本易变脆，不利于后续包埋和切片。

4. 浸透与包埋　浸透是用溶剂与包埋剂混合液逐渐取代组织内的脱水剂（或前介质），使细胞内外所有空隙都被这种液体充填。包埋是将浸透好的样品块放到适当的模具中，灌上包埋剂，经加温聚合形成一种固体基质，牢固地支持组织，保持空间结构。

（1）主要实验仪器/器材/重要试剂

1）包埋板或胶囊、烧杯、量杯、刻度吸管、标签等事先放入恒温干燥箱内干燥。

2）试剂：无水丙酮、环氧树脂 618、Epon812、MNA（六甲酸酐）、DDSA（十二烷基琥珀酸酐）、DBP（邻苯二甲酸二丁酯）、DMP-30[2，4，6-三（二甲胺基甲基）苯酚]。

（2）实验操作

1）配制包埋剂

A. 环氧树脂 618 配制：环氧树脂 618 6ml（60%），DDSA 4ml（40%），DBP 0.3ml（3%），DMP-30 0.1ml（1%）。用量杯准确量取环氧树脂 618 6ml，加入 DDSA 4ml，用玻璃棒充分搅拌后，边搅边滴入 DBP 0.3ml 和 DMP-30 0.1ml，最后再充分搅拌均匀后，放入 35℃温箱中排气泡待用。

B. Epon812 配制：主要操作同环氧树脂 618，但主要运用固化剂 MNA 来调节。

2）常规包埋（环氧树脂 618）：常规包埋包括浸透、包埋、聚合三个步骤。

A. 浸透：经过无水丙酮和环氧树脂渗透液比例分别为 3∶1、1∶1、1∶3 的混合液各30min、30min 和 60min，最后进入纯环氧树脂渗透液中 3～5h 或过夜，进行渗透。

B. 包埋：渗透完毕，把渗透液弃去，用木牙签将组织块逐个放入预先干燥的胶囊底部的中央，注入环氧树脂包埋液并放好标记纸。

C. 聚合：35℃12～24h；45℃12h；60℃24～36h。

3）定向包埋：对于管腔性器官组织如胃肠黏膜上皮，以及肌组织、视网膜等组织需要进行定向包埋。方法是先将定向包埋板预热 1～2h（除去水分），放入标签，在包埋板里注入包埋剂，再将样品按所需的方向放入包埋板的一端，加温聚合。

（3）注意事项和出现问题与解决办法

1）所用玻璃器皿要事先于 60℃干燥，并尽量保持周围环境的干燥。

2）量要准，特别是 DBP 和 DMP-30 的量。

3）环氧树脂 618 和 DDSA 加在一起后要充分搅拌，DBP 和 DMP-30 要边搅拌边加入。

4）配好的包埋剂可放入 35℃温箱中排气泡待用，应避免水汽。

5）多余的包埋剂可用干燥的小瓶分装后封蜡，置-18℃冰箱内保存数月；少量需要用时可取出置 35℃温箱中液化后再用，不影响效果。

6）所有盛装过环氧树脂的器皿经废丙酮清洗过后，用热肥皂水浸洗，于重铬酸（注意戴防酸手套）中浸泡去污，实在洗不净的弃用。

7）包埋块应存放于干燥器里，以防吸潮变软，影响切片。若受潮，可在 60℃恒温箱中加热 24h，使其恢复原有的硬度。

8）操作时要注意避免直接接触包埋剂，有些包埋剂会引起皮炎或致癌。

5. 修块、半薄切片、定位

（1）主要实验仪器/器材/重要试剂

1）单面刀片、立体显微镜、电热器、牙科蜡、水槽、玻璃刀、台灯、亚甲蓝-天青Ⅱ染液和普通光学显微镜等。

2）亚甲蓝-天青Ⅱ染液配制：亚甲蓝 0.5g，天青Ⅱ 0.5g，硼砂 0.5g，蒸馏水 100mL，加热溶解、过滤。可保存于冰箱，并用磨口滴瓶分装。

（2）实验操作

1）修块：在立体显微镜下将树脂包埋块四周修切掉，修成四边锥形后，在样品顶端修切出平整的 1mm² 的组织切面。

2）半薄切片与染色：需要定位的组织要先在半薄切片机上，用玻璃刀切 1μm 厚的半薄切片；经亚甲蓝-天青Ⅱ于 60℃电热板上染色 1min，水洗净后烤干。

3）定位：半薄切片的作用是确定光镜观察取材是否准确、固定效果、包埋块质量，并可作为电镜的辅助观察。对照切片画好所需超薄切片部位草图，依据需要定位，对照草图及切片修掉包埋块表面不需要的部分，修成合适大小的方形或梯形样品切面（对不需要定位的组织，可直接修成合适大小的、光滑的方形样品面）。

（3）注意事项和出现问题与解决办法

1）修块时尽量修出平台，不要修太尖，否则切片时易出现颤纹，或易断裂。

2）对需要定位的标本，修锥形时尽量保留周边的组织。

3）烤片温度不能太高，否则会引起切片皱缩。

6. 超薄切片与染色　超薄切片制备是提供透射电镜观察细胞超微结构样品的最常用的基本方法。它是将半薄切片后的包埋块，在超薄切片机上切取成厚度为 50～100nm 的超薄切片，经重金属盐电子染色后，最终可在透射电镜下观察。

（1）主要实验仪器/器材/重要试剂

1）仪器/器材：超薄切片机、玻璃制刀机，玻璃刀（或钻石刀），双目显微镜、蒸馏水、2%乙酸铀水溶液、柠檬酸铅、NaOH溶液或颗粒、铜网、精细镊子、培养皿、蜡盘、烧杯和滤纸等。

2）超薄切片染液配制

A. 2%乙酸铀水溶液：乙酸铀 2g、蒸馏水 100mL 放在棕色带盖三角瓶中，经超声波助溶后，静置 1 天取上清液备用，避光保存。

B. 柠檬酸铅染液配制：硝酸铅 1.33g，柠檬酸钠 1.76g，去 CO_2 双蒸水 35mL，装在 50mL 容量瓶中剧烈振摇，并以超声波助溶，分次滴加新配的 1mol/L NaOH 共约 8mL 至溶液变清，加蒸馏水至 50mL，最终调 pH 至 12。在液体表面加少许液状石蜡以隔绝空气，静置于冰箱内 1 天后方可取上清液使用。

3）铜网的清洗

A. 新铜网：用丙酮清洗数次并保存其中，临用前取出干燥后使用。

B. 旧铜网：先用浓硫酸加超声波短时间清洗，用水洗几次后，再用新铜网的处理方法处理。

（2）实验操作

1）制刀：在玻璃制刀机上将洗净的玻璃条制成 45°的玻璃刀，并用牙科蜡粘上塑料水槽。

2）超薄切片：打开超薄切片机的稳压电源→打开超薄切片机的总开关→打开超薄切片机的弥散灯→装上玻璃刀→调整双目显微镜的焦距到清晰的位置；设定好切片速度及切片厚度（常用切片速度为 1.4mm/s，厚度为 90～95nm），将样品移到玻璃刀的最左边→手动修平、修全样品面；将玻璃刀口往左移动，往刀槽内加一定量的蒸馏水→打开自动切片按钮进行超薄切片；用铜网（常用 300 目）捞取一定数量的超薄切片在铜网中间，于 35℃烤干。

附切片厚度的判断：

银白色（50～70nm）：可分辨出最弱的黄色，很像从抛光的银面来的反射光。

金黄色（70～90nm）：黄色至深黄色。

3）电子染色：切片分别经 2%乙酸铀溶液染色 10～15min、柠檬酸铅染色 5～8min，并分别用新鲜蒸馏水洗净。

4）储存切片：切片可放在专用超薄切片盒，放置无尘处，待干燥后电镜观察。

（3）注意事项和出现问题与解决办法

1）切片注意事项

A. 超薄切片要连续、完整、均匀，未见空泡，少或未见刀痕，未见颤纹，少见黑色污染物，细胞结构清晰，反差适中。

B. 切片室应防尘、防振、防水潮，保持干燥，夏天应开空调降温。

C. 切片时应尽量减少人员走动，减少气体流动。

D. 样品的对刀过程很重要，不可操之过急，以免失败。

E. 切片厚度应根据具体要求来定。一般用无支持膜的铜网捞片常规观察时，切片可稍厚些，通常可选浅黄色至黄色的切片。

2）染液配制注意事项

A. 乙酸铀溶液会因光照而发生变化，所以贮存与染色时要避免光照。铅染液要保存于冰箱内，用时取出，尽量少振动。

B. 铅盐染液遇到 CO_2 易产生碳酸铅沉淀污染切片，电镜下呈黑色致密不定形颗粒，所以在染色的过程中要尽量减少与空气中的 CO_2 接触。可在染液周围放一些固体的 NaOH 或 0.1mol/L 氢氧化钠浸湿的滤纸以吸附 CO_2，减少环境中 CO_2 的污染。

C. 乙酸铀具有内照射的微量放射性和化学毒性，操作时应尽量避免与之接触。铅染液有毒性，应避免与皮肤直接接触。

D. 染色结束后要用已去除 CO_2 的蒸馏水彻底清洗，除掉没有结合的过多染液，以免沉淀污染切片。

E. 染色时应轻拿轻放，避免将液体搅混。

7. 电镜组织处理仪使用

（1）主要用途：组织处理仪系全自动设置仪器，能根据设置的程序完成前固定、漂洗、后固定、脱水、半浸透的制样过程。

（2）特点

1）优点：①可以很大程度减少手工操作，减少在手工操作过程中吸收空气中的水汽，从而使标本脱水更完全。②可以批量地制作样品，提高效率。

2）缺点：①容易受气候及周边温度的影响；易受停电的影响。②对于游离细胞等较小样品，可能造成流失。

（3）简要部件

1）控制面板：设置程序及时间。

2）转盘：通过机器马达转动，使液体瓶按程序运行。

（4）操作方法

1）在标本平板上放好 4 孔或 8 孔篮，将标本按顺序装入篮子，盖好标本盖，随后旋好底部螺丝，固定好后移入机器挂臂上，让标本浸没于液体中，预先在液体瓶中装好需要的液体。

2）开机：屏幕显示仪器名及软件版本。转盘自动移到瓶[1]位置。

3）设置程序：按下[PROG]键，光标闪动提示可以设置 1～99 个程序，用[+/–]按钮及左右键[←→]移动光标设置所需的程序，数值均由[+/–]键调整，当所有的数值设置后再摁[PROG]键确认。其中振荡频率：AG0=关闭，AG1=0.25Hz，AG2=0.5Hz，AG3=1Hz，AG4=2Hz，AG5=3Hz；温度[开或关]处于 ON 时，用[+/–]按钮在+4℃到+60℃进行调节。

4）开始运作：连续按 2 次[START]键，结束连续按 2 次[STOP]键，程序结束时，结束信号响起（每分钟重复一次），样品留在标本瓶里，维持温度为原设定的温度。操作完成后从机器挂臂上卸下篮子，旋开螺丝，按顺序取出标本。

5）当程序结束后手动操作转盘旋转按钮：只有当转盘处于较高/低位置时，才能使用[↓]按钮，向下移动转盘，或使用[↑]按钮向上移动转盘。

（5）注意事项

1）装入或取出标本时需要按顺序，特别是多层标本时要标上记号，一一核对。

2）每个标本篮里一般放置3～5块标本，不要太多，否则影响样品制备的质量；试剂不宜过少。

3）仪器的所有表面都可使用一块干净的布蘸上水溶性试剂或乙醇进行清洗。切勿使用丙酮。

第三节　示踪与钙离子电镜细胞化学

一、示踪电镜细胞化学

（一）简介

细胞连接几乎存在于所有细胞之间，小肠上皮之间还有连接复合体。硝酸镧、钌红是超微结构水平研究常用的示踪物，利用小颗粒的高电子密度示踪剂易于在细胞间扩散，却无法通过在正常情况下的紧密连接及细胞膜的特点，观察研究细胞连接、膜通透性变化。

（二）实验操作（硝酸镧示踪法）

1. 主要用途

（1）判断是否存在紧密连接及其变化：如血脑屏障，血睾屏障，消化道黏膜上皮的连接情况，毛细血管内皮细胞间连接等；如有孔型毛细血管内皮细胞间窗孔、表皮角质层损伤。

（2）显示缝隙连接。

（3）用于膜通透性改变的研究：如心肌细胞膜通透性改变，早期反流性食管炎。

2. 实验原理　镧离子带正电荷，为高电子密度的示踪物，易与带负电荷的细胞结构结合，在电镜下清晰可见，其最小直径4nm，正常时只在细胞外及细胞间隙内（除紧密连接外）扩散。

3. 特点

（1）硝酸镧示踪物在电镜下电子密度很高，清晰易见。

（2）方法简单，易于操作，前固定同时即可染色。

（3）硝酸镧溶液必须现配现用。

（4）标本的前后固定时间要求较严格，不宜长时间保存。

4. 主要实验仪器/器材/重要试剂

（1）实验器材及试剂：硝酸镧，0.1mol/L 二甲砷酸钠缓冲液，NaOH 溶液，常规电镜包埋块制备所需试剂；电子天平、自动纯水蒸馏器、烧杯、量筒、玻璃棒、pH 试纸等。

（2）2%硝酸镧溶液配制：硝酸镧 0.2g 加 0.1mol/L 二甲砷酸钠缓冲液 9mL，边搅拌边滴入 NaOH 溶液，此时液体中有呈乳白色胶质状的沉淀，继续滴 NaOH 溶液充分搅拌后沉淀可溶解，最后加 0.1mol/L 二甲砷酸钠缓冲液至 10mL，呈不沉淀的乳白色悬浊胶体液，调 pH 为 7.8。

5. 实验操作

（1）简要程序：前固定、漂洗、镧孵育及后固定、后处理。

（2）详细步骤

1）前固定：小组织块（大小约 1mm×1mm×1mm）在 1%硝酸镧-3%戊二醛-0.1mol/L 二甲砷酸钠缓冲液（pH7.4）前固定 2～4h。

2）漂洗：1%硝酸镧-0.1mol/L 二甲砷酸钠缓冲液（pH7.4）漂洗 30min。

3）镧孵育及后固定：1%硝酸镧-1%锇酸-0.1mol/L 二甲砷酸钠缓冲液孵育，同时后固定 1～2h。

4）漂洗：1%硝酸镧-0.1mol/L 二甲砷酸钠缓冲液（pH7.4）漂洗 30min。

5）进行快速乙醇、丙酮脱水（不用铀块染），树脂包埋，超薄切片不染色，直接在电镜下观察。

6. 注意事项和出现问题与解决办法

（1）硝酸镧溶液不能用磷酸盐缓冲液配制，以防形成沉淀；配制二甲砷酸钠缓冲液要用去 CO_2 的蒸馏水。

（2）取材时组织标本不能切太小，以防镧在制样中丢失；同时由于示踪剂的渗透能力有限，标本中部效果差，修块时去掉表层而取近中层较好。

（3）在含镧液体中时间不宜太长，一般前固定 2～4h，后固定 1～2h，否则切片困难。

（4）硝酸镧有电子染色作用，最好先不染色观察，需要时再按常规染色。

7. 结果与意义分析　高电子密度物可扩散沉淀于细胞间隙、细胞外，但若进入紧密连接存在部位，表明组织受损、连接出现变化；若进入细胞内、线粒体内，而形态学未表现明显改变，表明细胞膜、线粒体膜通透性发生改变，生物膜发生损伤。因此，可用于观察细胞间连接及细胞的早期损伤情况（图 1-2-2）。

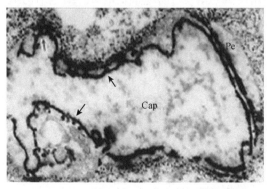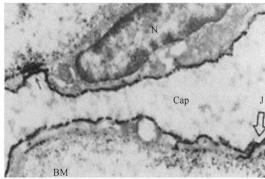

图 1-2-2　硝酸镧示踪和电镜细胞化学，显示有孔型毛细血管（Cap）内皮细胞窗孔（↓），无紧密连接（⇩）

二、钙离子电镜细胞化学

（一）简介

正常情况下，细胞内胞质、线粒体、细胞核等部位都有钙的分布，在大多数病理情况下（如缺血、缺氧、中毒等），细胞内钙可升高，并进入到线粒体内。钙离子显示法可显示细胞生理与病理状态下，钙的分布情况及变化。

（二）实验方法

1. 主要用途　显示细胞内钙的分布情况及含量。

2. 实验原理　标本先在含草酸钾的固定液中固定后，在原位形成草酸钙沉淀，再用2%焦锑酸钾-1%锇酸反应形成焦锑酸钙沉淀，其在电镜下为电子致密物。

3. 特点

（1）焦锑酸钙沉淀物在电镜下电子密度很高，清晰易见。

（2）方法简单，易于操作。

4. 主要实验仪器/器材/重要试剂

（1）主要试剂：草酸钾，氢氧化钾，焦锑酸钾，锇酸。

（2）试剂配制：0.1mol/L 草酸钾（用氢氧化钾调 pH 为 7.4），4%焦锑酸钾水溶液要加热到 90～100℃溶解。

5. 实验操作

（1）简要程序：前固定、漂洗、后固定、后处理。

（2）详细步骤

1）前固定：组织切成 $1mm^3$ 的小块，于 3%戊二醛-0.1mol/L 草酸钾（用氢氧化钾调 pH 为 7.4）固定液中 4℃固定 4h 以上。

2）漂洗：0.1mol/L 草酸钾（pH 为 7.4）漂洗共 2～4h，换液 3～4 次。

3）后固定：2%焦锑酸钾-1%锇酸 4℃后固定 2h。

4）漂洗：用 pH 为 10 的蒸馏水漂洗 3 次，每次 10min。

5）进行常规乙醇、丙酮脱水，不用铀块染，树脂包埋，超薄切片先不染色观察，需要时再染色观察。

6. 注意事项和出现问题与解决办法

（1）焦锑酸钾要加热溶解；配制草酸钾时要用氢氧化钾调 pH。

（2）组织块要切薄，前固定后的漂洗时间不宜太长。

（3）切片要分成两组，对照组要用 EDTA 脱钙后观察。

（4）可结合电镜 X 射线能谱分析。

7. 结果与意义分析　在切片没有经过电子染色及其他污染的情况下，组织中出现高电子密度的小颗粒状沉淀（如骨骼肌、平滑肌纤维、心肌线粒体）；再用 EDTA 脱钙后，相同部位的高电子密度的小颗粒状沉淀物消失，这样可以确认该沉淀物为钙的沉淀。通过比较不同组别细胞内钙离子沉淀量多与少的变化，判断细胞的功能状态。要设立对照组进行比较。

第四节　电镜特殊染色

一、多糖染色方法

（一）简介

细胞膜糖类包括糖蛋白与糖脂，其显示技术较常用的有钌红染色法、凝集素细胞化学。

（二）实验方法（钌红染色法显示多糖）

1. 主要用途　显示细胞内多糖、细胞膜糖蛋白、糖脂（细胞衣）。

2. 实验原理　钌红（氯氧氨基钌）是一种合成的无机化合物，带正电荷，直径 1.13nm，可以与羧基通过静电结合，用来染色多糖，特别是细胞表面和胞外基质的黏多糖酸，电镜下呈高电子密度染色。

3. 特点　在显示多糖时，还可以起到示踪作用（见第二章第三节）。

4. 主要实验仪器/器材/重要试剂　2%钌红溶液配制：0.2g 钌红加 10mL 双蒸水，加热 60℃溶解并过滤。

5. 实验操作

（1）简要程序：取材、前固定-特染、漂洗、后固定-特染脱水、包埋，超薄切片观察。

（2）详细步骤

1）组织材料切成 30μm 切片。

2）前固定：标本在 4%戊二醛-1%钌红-0.1mol/L 二甲砷酸盐缓冲液（pH7.3，为最终浓度）中固定 1h。

3）漂洗：用 0.1mol/L 二甲砷酸盐缓冲液洗 10min，共 3 次。

4）后固定：在 1% OsO_4-1%钌红-0.1mol/L 二甲砷酸盐缓冲液（为最终浓度）中室温固定 2h。

5）漂洗：用 0.1mol/L 二甲砷酸盐缓冲液洗 10min，共 3 次。

6）梯度系列乙醇、丙酮脱水（不进行组织块染色），环氧树脂包埋。

7）超薄切片，不用电子染色，直接电镜观察。

6. 注意事项和出现问题与解决办法

（1）组织块要切薄，便于试剂渗透。

（2）配制 2%钌红溶液要加热溶解并过滤。

（3）在前、后固定液中都含钌红，要在室温下固定。

7. 结果　细胞衣等有多糖处显示高电子密度沉淀物（图 1-2-3）。

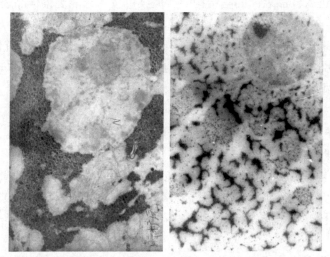

图 1-2-3　钌红染色体，显示糖原贮积症患者肝细胞中糖原（左图为戊二醛固定、右图为甲醛固定）

二、负　染　色

（一）简介

负染色（阴性反差染色）是利用高密度的重金属染色剂把生物样品包绕，作为衬托，增加背景对电子散射作用，生物样品结构却相对多地通过电子，最终在荧光屏上形成暗背景下的亮像，样品的精细结构的反差得到增强。

（二）实验方法

1. 主要用途　观察微小颗粒，如脂质体、病毒或细菌等微生物、免疫复合物、生物大分子、分离的细胞器等。

2. 实验原理　负染色的原理可能是密度反差原理。任何物体假如它被密度比其本身大两倍以上的物质所包围或浸没时，在电镜下其反差就能得到加强，而成为负反差。例如，最常用的负染色剂磷钨酸，其密度约为 4，而生物样品的密度约为 1，以磷钨酸染色的生物样品在电镜下能看到反差增加，可以提高电镜样品的图像分辨率。

3. 特点

（1）特长

1）不需经过固定、脱水、包埋和超薄切片等复杂的常规透射电镜制样操作，而是直接对细小样品或悬浮液的沉降物进行染色。因此制样简单，省时快速。

2）用药量极少，分辨率高（最高达 0.5～0.7nm），不要求高纯度的样品。

3）染色本身不改变生物样品的活性，不破坏其结构。

（2）不足

1）负染色技术的染色成像原理至今不太清楚。操作时，因样品种类、染液浓度、pH 等变化常难掌握，结果有时不稳定。

2）染液虽能进入样品表面凹陷结构中，但染色技术只能观察样品表面形貌，内部结构一般看不清。

3）由于标本未经固定，易自溶，标本染色后要马上电镜观察，不宜保存。

4. 主要实验仪器/器材/重要试剂　常用 1%～5%磷钨酸（pH6.5～7.0）（或乙酸铀），覆有 Formvar 的铜网，毛细吸管，尖头滴管，滤纸。

5. 实验操作

（1）简要程序：标本悬浮液的制备、滴样、负染色、电镜观察。

（2）详细步骤

1）标本前处理有直接取样法和离心提纯法。①直接取样：用毛细吸管直接吸取少量样品进行负染。②离心提纯法：先将需要观察的样品（如脂质体、病毒或细菌）纯化，再用生理盐水制成悬浮液。悬浮液浓度要求较稀（病毒为 10^7～10^8 个颗粒/mL，细菌为 10^5 个颗粒/mL）。

2）负染色制样的方法有悬滴法和喷雾法，常用的为悬滴法。用微吸管或拉长的毛细吸管把少量悬浮液滴到带膜的铜网上，根据样品的浓度，或立即或静置数分钟后，用滤纸在液滴边缘吸去多余的液体。向铜网上滴一滴蒸馏水，稍停一会，用滤纸吸去；重复 2～3 次，以除去可溶性盐类或其他杂质。最后滴一滴染液，一般数秒或 1～2min 即可，用滤纸吸去多余染液。干燥后立即镜检。喷雾法需要的标本量多，容易造成标本扩散。

6. 注意事项和出现问题与解决办法

（1）操作时吸管不能离铜网太近，应让液滴离开吸管后自然滴下，否则液滴易将铜网吸附。

（2）铜网上支持膜应完好无损；吸管不能太粗，液滴不能太大，否则都不能形成良好的液珠。

（3）颗粒在液滴的边缘分布较多，操作时不宜用滤纸吸干，而应任其自然稍干后再加染液。

（4）样品如在铜网上分散不好会吸附较多染色剂，形成凝集块，在电镜下电子将不能穿过，无法观察细微结构。所以样品分散好是负染成功的关键之一。样品的浓度等会影响分散性；在样品中加入一定量的分散剂，可有效地改善分散性，常用的分散剂有 0.005%～0.05%的牛血清蛋白，30～50μg/mL 的杆菌肽，也有用甘油、丙二醇、二甲基亚砜及十二烷的单分子层等。

（5）负染的标本通常没有经过固定，因此标本负染后要尽快电镜观察，以免标本自溶或干燥变形。

（6）负染液的 pH 影响染色结果，不同的标本需要不同最佳 pH。通常情况下，同时配制 3 种不同 pH 的染色液进行染色，以便选择最佳结果。

（7）染色最佳时机：在样品快干但又不干时滴加负染液效果最佳。

7. 结果与意义分析　理想的结果是背景杂质少，高密度的重金属染色剂把生物样品包绕，形成电子密度很高的反差，衬托出生物样品的亮像（图1-2-4）。

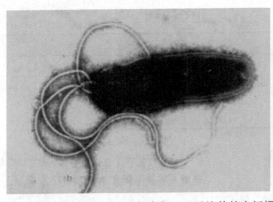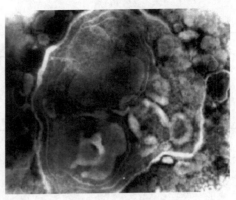

图 1-2-4　负染色，显示培养的幽门螺杆菌、咳嗽患者痰液中支原体

第五节　电镜细胞化学

一、简　介

电镜细胞化学（超微结构细胞化学）广义上包含电镜酶细胞化学、电镜示踪细胞化学、免疫细胞化学、特异性染色等；狭义上指电镜酶细胞化学，是研究细胞内酶成分在超微结构水平上的分布情况，酶在细胞活动过程中的动态变化，以阐明细胞的化学和生化功能的一门技术，这对阐明细胞活动规律及各种生理及病理现象有重要意义。透射电镜下虽无法在常规超薄切片直接观察到细胞中的酶，但通过酶细胞化学反应可间接地证明酶存在的特定部位，即酶的超微结构定位。目前电镜下可以显示的酶仅 80 多种，主要有水解酶类、氧化还原酶类、转移酶类，不能检出异构酶。电镜酶细胞化学原理步骤：酶作用于底物产生可溶性的初级反应产物（酶反应）；捕捉剂与初级反应产物反应，形成不溶性的电镜下可见的最终反应产物（捕捉反应）。方法主要有：①水解酶类用金属沉淀法：使酶反应产生的反应产物与重金属结合形成高电子密度的沉淀。②氧化还原酶类用嗜锇性物质生成法：使酶反应产生嗜锇性中间物质，再与锇酸作用形成高电子密度的锇黑。

细胞器标志酶电镜细胞化学是较成熟的电镜酶细胞化学。主要用途为研究特异的酶在细胞器上的分布、定位情况，进而推断细胞器的性质，从而鉴别细胞器，探讨细胞结构与功能及代谢的变化关系，探讨细胞器的演变及其生物膜的合成过程等。常见细胞器及其标志酶如表 1-2-2、图 1-2-5 及图 1-2-6 所示。

表 1-2-2　常见细胞器及其标志酶

细胞器	标志酶
溶酶体	ACPase、CMPase（胞嘧啶单核苷酸酶）
高尔基体	
1）成熟面的 GERL	ACPase、CMPase
2）成熟面扁平膜囊	TPPase（硫胺素焦磷酸酶）
3）中间扁平膜囊	NADPase（烟酰胺腺嘌呤二核苷酸磷酸酶）

续表

细胞器	标志酶
内质网、核膜	G-6-Pase（葡萄糖-6-磷酸酶）
线粒体	SDHase、Cyt.Oase（细胞色素氧化酶）
微体（过氧化物体）	Catalase（过氧化氢酶）
细胞膜	Na^+-K^+-ATPase、AKPase

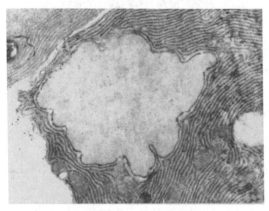

图 1-2-5　G-6-Pase 反应物显示于胰腺细胞内质网、核膜

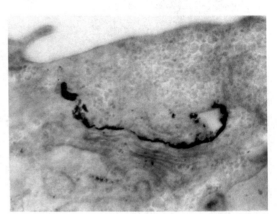

图 1-2-6　TPPase 反应物定位于高尔基体成熟面扁平膜囊

二、实 验 方 法

（一）细胞色素氧化酶电镜细胞化学

1. 主要用途　细胞色素氧化酶是线粒体呼吸链的主要组分，可用于线粒体的定位显示，反映细胞有氧呼吸、能量代谢状态。

2. 实验原理　细胞色素氧化酶是线粒体的标志酶，细胞色素氧化酶的检出可用 3，3'-二氨基联苯胺（DAB）四盐酸法。在细胞色素氧化酶的化学反应中，DAB 将氧化型细胞色素 c 还原，还原型细胞色素 c 又被细胞色素 a 再氧化。通过这一循环，DAB 不断被氧化的同时，在酶的活性部位上不断沉积 DAB 氧化物，而 DAB 氧化物含有的活性游离基又能使四氧化锇还原成电镜下可见的锇黑。

3. 特点

（1）优点：在不破坏细胞结构的前提下，在原位对细胞中的酶等化学成分在超微结构水平上进行定位，显示其化学反应，将细胞结构与成分及功能紧密结合进行研究。

（2）不足：技术影响因素多，重复性不够强，无法做绝对定量；在应用推广度和深度上受限，其原因除技术条件要求较高外，还涉及图像观察、结果分析解释。

4. 主要实验仪器/器材/重要试剂　恒温水浴振荡器，酸度计，孵育液配制：蒸馏水 5mL、DAB·4HCl 5mg、0.2mol/L PBS（pH=7.4）5mL、过氧化氢酶 2mg、细胞色素 c 10mg、蔗糖 850mg。DAB·4HCl 溶于蒸馏水时，如果呈现淡红褐色，则应过滤。

5. 实验操作

（1）简要程序：取材、前固定、孵育、后固定、脱水、包埋、切片、电镜观察。

（2）详细步骤

1）1mm 以下的厚组织，用 2.5%～3%戊二醛（0.1mol/L PBS，pH7.2）固定 10min，0～4℃。

2）用冷 0.1mol/L PBS 充分洗涤 30～60min，至少换 3 次溶液。

3）切成 10～40μm 切片。

4）孵育：将切片置于孵育液中孵育 20～40min，37℃或室温。

5）0.1mol/L PBS 充分洗涤 30min。

6）后固定：1%四氧化锇（0.1mol/L PBS，pH7.4）固定 60min，0～4℃。

7）梯度系列乙醇、丙酮脱水，不块染，树脂包埋，超薄切片不经电子染色观察。

8）电镜观察：在细胞色素氧化酶活性阳性部位有高电子密度沉淀物。

9）对照：在孵育液中加 $1×10^{-3}$mol/L KCN 或 $1×10^{-2}$mol/L NaN$_3$。加 KCN 者必须密封。

6. 注意事项和出现问题与解决办法

（1）关键步骤是前固定与孵育。组织标本最好采用灌流固定，标本尽量切成 0.5mm^3 的小块，最好用振动切片机切成 40～50μm 的薄片。采用进口戊二醛，根据不同组织、不同的酶的敏感性而采用不同浓度的固定液（0.5%～2%进口戊二醛-2%多聚甲醛），固定时间最好通过实验或查阅有关资料来选择。孵育前更换缓冲液，孵育液要严格配制，控制好孵育温度（37℃）、时间（30～60min）、pH 及捕捉剂溶解度。

（2）标本的脱水时间不宜太长，以防止反应物发生漂移；切片修块时尽量不要修太深，以免深部反应不佳；由于超薄切片不经电子染色观察，为了提高反差，切片较厚，多为金黄色。

（3）该技术影响因素较多，技术难度大，特别是孵育液配制很关键，另外玻璃器皿要求较严格，应事先泡酸，冲水，再泡蒸馏水，烤干。

（4）注意保护好酶活性、细胞超微结构、酶反应的原位（定位）。

7. 结果与意义分析

（1）细胞色素氧化酶定位于线粒体内膜和嵴，阳性部位有高电子密度沉淀物。阴性对照部位则无（图 1-2-7）。

（2）在电镜酶细胞化学研究中，对于结果的分析、解释要注意结合超微结构观察，以及已有的生物化学、组织化学等资料。还要重视设置对照，设立阳性对照，以排除假阴性；设立阴性对照，可排除非特异反应或沉淀污染产生的干扰。

（3）酶反应结果除了用于细胞器的鉴别，还要将细胞的结构与功能、代谢进行综

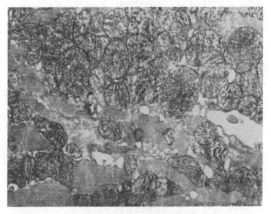

图 1-2-7　细胞色素氧化酶反应显示于心肌细胞
线粒体内膜与嵴

合分析。

（二）酸性磷酸酶电镜细胞化学

1. 主要用途　酸性磷酸酶为溶酶体标志酶，用于鉴别细胞器是否含溶酶体，显示溶酶体及其酸性磷酸酶等在正常与病理状态下，在细胞内的定位与变化情况。

2. 实验原理　酸性水解酶是催化水解反应的酶类，酸性磷酸酶作用于底物 β-甘油磷酸钠，酶水解反应后释放初级反应产物磷酸根，经捕捉剂铅离子与之反应，产生最终反应产物磷酸铅沉淀，在电镜下可见（图 1-2-8）。

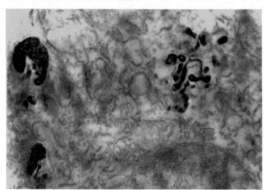

图 1-2-8　ACP 酶反应物定位于肝细胞泡状和管状溶酶体

3. 特点　酸性磷酸酶较耐受固定（可1d），实验较易有阳性结果，但要准确定位却需要控制好许多条件。

4. 主要实验仪器/器材/重要试剂配制

（1）仪器与材料：恒温振荡水浴锅、磁力搅拌器、电子分析天平、pH 计、称量瓶、烧杯、精密 pH 试纸等。

（2）试剂材料：0.1mol/L Tris-HCl 缓冲液（pH5.2）；孵育液配制：0.1mol/L β-甘油磷酸钠 4mL，蒸馏水 25mL，0.2mol/L Tris-HCl 缓冲液（pH5.2）10mL，蔗糖 4.2g，DMSO 5mL，0.2mol/L 硝酸铅 6mL。阴性对照组：孵育液中不含底物，改用蒸馏水代替，其余步骤同实验组。

5. 实验操作

（1）取材、固定：新鲜标本最好经灌流固定，切小薄片，2%多聚甲醛-1%戊二醛固定60min。

（2）漂洗：0.1mol/L Tris-HCl 缓冲液（pH 5.2）洗 2 次，共 40～60min。

（3）孵育反应条件：pH 5.0～5.2，温度 37℃，时间 30～60min。

（4）漂洗：0.1mol/L Tris-HCl 缓冲液（pH 5.2）4℃洗 2 次，共 10min。

（5）后固定：1%锇酸 60min（4℃）。

（6）漂洗：0.1mol/L Tris-HCl 缓冲液（pH 5.2）4℃洗 3 次，各 10min。

（7）脱水、包埋：梯度系列乙醇-丙酮脱水各 5min（不用铀块染），常规树脂包埋及固化。

（8）切片：修取组织表面部分进行超薄切片，切片通常为金黄色-浅棕色（较常规厚）。

（9）衬染、观察：铅染液浅染 1min，透射电镜观察并拍照。

6. 注意事项

（1）取材：灌流固定——动物标本，浸泡固定——手术标本、单细胞，组织标本尽量切成 0.5mm³ 的小块，如有条件最好用振动切片机切成 40～50μm 的薄片。

（2）前固定剂的纯度及浓度：0.5%～1%进口戊二醛或 0.5%～2%进口戊二醛-2%多聚甲醛。

（3）前固定时间：不同组织、不同的酶对固定剂的敏感性不同，可通过实验来选择，一般控制在 30min。葡萄糖-6-磷酸酶仅能固定几分钟，酸性磷酸酶固定 24h 也无妨。

（4）孵育的条件控制：掌握好生物样品的厚度，孵育前更换缓冲液，控制好孵育液配制、器皿干净、37℃、30～60min、pH 准确、捕捉剂溶度。

（5）孵育后标本的处理：后固定时间不超过 1h，脱水时间约 5min，不需铀块染，修块不能太深，超薄切片较厚，为金黄色—棕黄色。

7. 结果　酸性磷酸酶主要定位于溶酶体和高尔基体的成熟面管网状结构，其他部位未见反应物。阴性对照组未见沉淀。

第六节　电镜免疫细胞化学

一、简　介

电镜免疫细胞化学（免疫电镜技术），包括两大类四大种方式。

（1）未标记抗体免疫复合物电镜术：结合负染用于病毒等抗原的鉴定、鉴别，特点是极大提高灵敏度，可进行血清学鉴定。

（2）标记抗体的免疫电镜术：①免疫铁蛋白技术用于细胞表面抗原标记；②免疫酶技术（酶标）用于细胞内抗原标记；③免疫胶体金技术（金标）现最常用。

实验方法分类：

（1）从标记程序分：①包埋前胶体金标记法：先金标，后包埋切片，主要适于细胞表面抗原定位。②包埋后胶体金标记法：先包埋，切片后金标，主要适于细胞内抗原定位。③冷冻超薄切片标记法：不须包埋，抗原性保存较好。

（2）从标记步骤分：①直接法：操作简便，特异性高，非特异性沉淀少。②间接法：灵敏度提高，有利于较弱的抗原显示。

二、实验方法（免疫胶体金技术）

（一）主要用途

对细胞组分（如细胞器或细胞膜、细胞核）、大分子（如蛋白质、酶、多糖、脂质、核酸、受体、神经递质、多肽、激素等）等抗原性物质，在超微结构和分子水平上进行定性、定位、半定量研究。

（二）实验原理

该法是免疫标记方法结合电镜细胞化学方法。因胶体金在碱性环境中带负电，能与抗体吸附而标记抗体；据免疫反应特性，用金标记的抗体与抗原反应时，在电镜下因金颗粒高电子密度，而清晰显示出细胞中抗原所在部位。

（三）特点

1. 特长

（1）突出优点是在较广范围内将结构与功能及代谢结合起来，原位研究细胞结构和化学成分，且方法较统一。

（2）定性可靠：免疫学原理，抗原抗体反应，特异性强。

（3）定位准确：金颗粒标记相对酶标记不易扩散，且易于与其他免疫产物相区别；在超微结构水平上定位更准确。

（4）定量可能：根据抗原抗体反应部位显示金颗粒数量，可进行半定量研究。

（5）双（多）重标记：利用3～150nm不同直径胶体金颗粒标记不同抗体，可对不同抗原进行双重或多重染色的超微结构定位。

（6）高倍观察：金颗粒具有很高的电子密度，在电镜下高倍观察金颗粒清晰可辨。

（7）标记培养细胞：金颗粒无毒性，金标抗体加入培养液，可动态标记培养细胞抗原。

（8）扫描电镜定位：金有强烈的激发电子能力，既可用于透射电镜观察超薄切片，也可用于扫描电镜观察细胞表面抗原的标记定位。

2. 不足

（1）抗原性与超微结构保存两者难以兼顾。

（2）不同组织的抗原性强弱不同，对固定剂浓度及固定时间、包埋等过程的耐受性不同，容易造成标记失败。

（3）超微结构多保存不佳，抗原定位有时不明。

（4）实验步骤多，操作要求极细心，否则非特异污染多。

（四）主要实验仪器/器材/重要试剂

1. 固定液

（1）0.01mol/L 过碘酸盐-0.075mol/L 赖氨酸-2%多聚甲醛-0.037mol/L PBS（PLP液）：固定糖类丰富组织效果尤佳。因组织抗原绝大多数由蛋白质和糖组成，抗原决定簇位于蛋白部分，故选择性地固定糖类，可稳定抗原性；过碘酸能氧化糖类产生醛基，再经赖氨酸作用，使新形成的醛基分子间和分子内相互连接，而稳定组织抗原；但赖氨酸成本较高；常加入极低浓度0.01%戊二醛保存超微结构。

（2）1%～4%多聚甲醛-0.01%～0.05%戊二醛（PG液）：兼顾抗原性和超微结构保存，配制较简便。

2. 特异性抗体和胶体金探针

（1）探针主要种类：①胶体金标记 IgG。②胶体金标记蛋白 A（包埋后免疫标记应用最广的第二试剂，可与多种第一抗体结合）。

（2）保存与使用：①-20℃数月至1年或4℃6个月。②金颗粒大小范围3～150nm，常选用5nm和10nm。③胶体金呈酒红色，大颗粒呈紫色；长时间保存颜色由红变蓝，出现悬浮物、沉淀，或电镜下见金颗粒凝集，不可用。④工作液使用前应8000～10 000r/min离心20～30min，除去微小凝集物。

3. 包埋剂 包埋前标记可用环氧树脂。而包埋后标记法最好用水溶性包埋剂 LR White（具有极低黏度和较强嗜水性、较强穿透性，有利于抗体等透过 LR 树脂到达组织中，标本脱水至 70% 乙醇即可，能较好地保持抗原性）；或低温包埋剂 Lowicryl K₄M（具有亲水性，并能较好地保持组织结构和抗原性，减少背景染色）进行包埋。

4. 主要仪器 紫外线聚合器、低温冰箱。

（五）实验操作

1. 包埋后组织/细胞内抗原标记（间接法，胶体金标记蛋白 A 技术）

（1）特点

1）优点：①可对切片中同一组织细胞做各种免疫标记及多重标记；应用广。②适于耐受性较强抗原如神经内分泌多肽、病毒抗原等。③阳性结果重复性高。④超微结构保存相对较好。

2）缺点：①抗原在脱水、包埋时可能被破坏（如树脂的环氧基聚合时可能与组织反应而改变抗原性质），且抗原被树脂遮盖不易与抗体接触，致标记阳性率下降。②若用 OsO₄ 后固定，对抗原破坏大。③对包埋剂有一定要求。④非特异性反应多。

（2）实验操作

1）简要程序：取材、固定、包埋、切片、抗原修复、封闭、免疫反应、免疫胶体金标记、电镜观察。

2）详细步骤

A. 取材固定：切取 1mm×1mm×1mm 数块，入 5℃的 PLP 固定液中固定 4～5h。

B. pH7.4/0.05mol/L TBS 漂洗 10min×3 次，5℃过夜。

C. 梯度冷甲醇 4℃脱水，用水溶性包埋剂 LR White 或环氧树脂 812 包埋[或用低温包埋剂 Lowicryl K₄M 置胶囊包埋，放在紫外线聚合器（紫外光源 366nm/功率 30W）中，入低温冰箱中聚合]。

D. 超薄切片 70/80nm，捞在有膜的 300 目镍网上，置 5℃保存。

E. 现配 1%～10% H₂O₂ 蚀刻切片 8～10min（暴露抗原，并增进树脂穿透性，有利抗体透入；若用低温包埋可省略；中枢神经系统切片用 1%高碘酸钾代替 H₂O₂）；双蒸馏水洗 5～10min×2～3 次。

F. 1%卵白蛋白-0.05mol/L TBS（pH7.4），室温下 10～15min（封闭固定剂中游离醛基，阻断非特异性染色），滤纸吸干。

G. 适当稀释的一抗（pH7.4/0.05mol/L TBS 稀释，稀释度较常规免疫组化低 1 倍），室温下 1～2h（或 5℃过夜加室温回温 1h）。

H. pH7.4/0.05mol/L TBS，室温洗 5～10min×3～4 次。

I. 同 F 操作。

J. 适当稀释的胶体金-蛋白质 A[pH7.4/0.05mol/L TBS 稀释 1：（30～100），淡红色为适宜稀释]，5℃，保持 2h，后室温回温 1～2h。

K. pH7.4/0.05mol/L TBS 10min×3 次；双蒸馏水 5min×2 次。

L. 1 片染 2%乙酸铀、枸橼酸铅各 5min，双蒸馏水洗；另 1 片不染色。

M. 电镜观察、拍照。

阴性对照：用缓冲液或正常血清代替一抗进行反应，其余同步操作。

2. 包埋前细胞/组织表面抗原标记（间接法）

（1）特点

1）优点：①在组织标记前不经 OsO_4 后固定、脱水、包埋，抗原易于保存且暴露充分。②适合于抗原性较弱标本，对含量少、不易检出的抗原，可提高其检出率。③非特异性反应少。④常规包埋剂环氧树脂都可用。

2）缺点：①胶体金穿透性影响了组织细胞内抗原标记。②重复性较差。

（2）实验操作：游离细胞。离心、固定、漂洗、（组织标本增加 1% Triton、漂洗）阻断、一抗、漂洗、阻断、标记、漂洗、前后固定、包埋切片。

（3）注意事项和出现问题与解决办法

1）取材：操作要比光镜免疫组化更迅速精细。

2）根据抗原性强弱、耐受性，选择、摸索合适的固定剂及其浓度，特别是戊二醛浓度，兼顾保存好抗原性和超微结构。

3）固定时间：不同抗原对固定剂的耐受性不同，要根据标本选固定时间。贴壁细胞 1h，细胞团 1～2h，组织 4～5h，灌流固定的标本 2.5～3h。

4）胶体金大小选择：3 万倍以上精细定位用 5nm，单标记/细胞器用 10～20nm，多重标记用 5nm、10nm、15nm，稳定的抗原用较大直径。

5）切片染色操作用漂浮法，以减少非特异沉淀的污染。

（4）结果与意义分析：胶体金颗粒所在部位就是抗原存在部。理想的免疫金标记，应定位准确，少有非特异性标记。阴性对照中几乎未见颗粒。标记不上，与固定剂浓度太高或固定时间太长造成抗原抑制，以及一抗与二抗搭配不当或操作顺序不对有关。如果出现大量非特异性标记、标记位置不准确或超微结构保存不佳，与固定剂浓度太低、固定时间太短造成抗原扩散，以及操作过程中漂洗不净等因素有关。

第七节　透射电镜、扫描电镜与细胞超微结构图像定量分析

一、透射电子显微镜

（一）主要用途

透射电子显微镜（TEM）简称透射电镜，主要用于观察超薄样品的亚显微形态结构，并可用于测量微小物体的尺寸。在生物医学上主要用来观察研究组织、细胞内的超微结构，蛋白质和核酸等大分子及病毒的形态结构；在临床上用于一些临床诊断及鉴别诊断，如肾脏疾病、某些恶性肿瘤（图 1-2-9～图 1-2-12）。

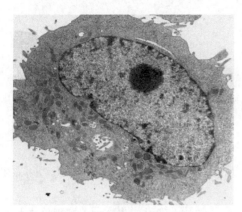

图 1-2-9 胃腺癌培养细胞

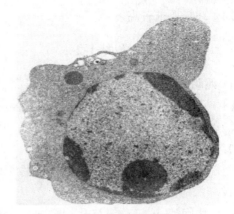

图 1-2-10 肿瘤细胞凋亡

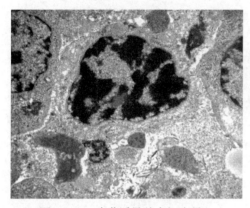

图 1-2-11 中药诱导肿瘤细胞凋亡

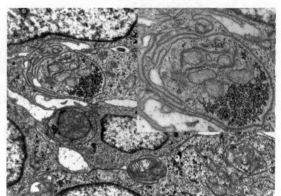

图 1-2-12 抗肿瘤药物诱导肿瘤细胞产生自噬现象，见数个自噬小体

（二）主要原理

以钨灯丝或六硼化镧为光源，经加速电压后产生高速运动的电子束流，在电磁透镜聚集后透过样品，经过聚焦与放大后产生物像，并投射到荧光屏上进行观察；图像可以记录在电镜专用相机上。

（三）主要特点

1. 优点

（1）分辨率高：观察内容精细，可观察细胞内的亚显微结构及病毒的形态结构。

（2）放大倍数大，可任意调节。

（3）可准确测量微小物体。

2. 缺点

（1）范围小，不能观察全貌。

（2）价格贵，成本高。

（3）操作和维护复杂。

（4）环境要求较高。

（四）简要部件（图 1-2-13）

1. 照明系统

（1）电子枪：常用钨灯丝作为光源，经高压后激发出高速电子束流作为照明光源。

（2）聚光镜：将电子束流会聚到样品平面上，增强照明效果。

2. 成像系统

（1）物镜：电镜成像系统中的关键性部件，控制放大数十倍，并可消除像散，形成清晰图像。

（2）中间镜：位于物镜与投影镜之间，将经物镜所成的放大像进一步放大（控制总放大）。

（3）投影镜：进一步放大图像数百倍，投射到荧光屏。

（4）观察记录系统：通过电-光讯号转换，荧光屏观察图像，电镜专用胶片相机或 CCD 数码相机摄像。

3. 真空系统　镜筒中高真空可保证电子的高速运转，减少电子散射；提高灯丝寿命。

（1）机械泵：低真空，只能达到 1.33Pa。

（2）油扩散泵：高真空，能达到 0.0133Pa 以下的高真空；或离子泵。

4. 电气系统

（1）电源系统：高压电源供电子束加速，透镜电源产生电磁透镜磁场。

（2）供电系统：变压、稳压、循环水装置。

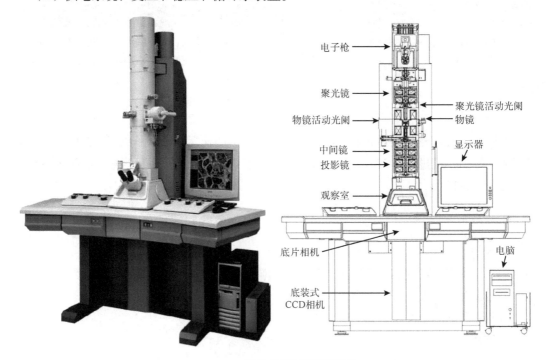

HITACHI H-7650透射电镜

图 1-2-13　透射电子显微镜结构示意图

（五）操作方法（以 HITACHI H-7650 透射电镜为例）

1. 开机操作

（1）打开配电盘的空气开关。

（2）开循环水装置的开关，然后按[SET]。

（3）将电镜开关的钥匙由[OFF]扳向[EVAC ON]的位置，等机械泵启动后再将钥匙扳向[COL ON]。

2. 加高压

（1）开机 20～30min 后，[Gun]、[Column]、[Camera]的 EVAC 灯停止闪亮，真空状态图上这三个区域也都变成浅蓝色，就可以加高压了。

（2）确认样品室排气开关是在[EVAC]侧。

（3）选择[HV SET]菜单，设定加速电压。

（4）按左操作盘上的[HV]键，自动加高压。

（5）进入[BIA/FIAL]界面加灯丝设定电流。

3. 照明系统调整

（1）模式[MODE]设定：[HC]（高反差）或[HR]（高分辨率）。

（2）束斑大小设定，通常选择 3～6 号。

（3）聚光镜可动光栏孔大小的选择，一般为 NO.1～2。

（4）灯丝饱和点调整。

（5）转动[Bright]旋钮，使束斑呈同心圆扩大或缩小，不呈同心圆时，调整聚光镜像散[CS]和聚光镜可动光栏。

4. 成像系统调整

（1）样品位置设定（视场选择），按[LENS RESET]后，在[HC]模式×20 000 调整 Z 轴（按电子束摇摆键），使图像不抖动。

（2）调整电压中心[用[MODU]在（6～7）万倍下调整]，若亮度中心偏移时用 BH 调回荧光屏中心。

（3）物镜可动光栏的调整（用[DIFF]或[LOW MAG]模式）。

（4）消像散调整（调整[OS]）。

（5）聚焦调整。

5. 加装样品与观察

（1）在单（多）样品杆中放入超薄切片载网，样品一定要压牢，防止样品和压块掉入镜体内。

（2）插入样品前，先将束斑散大（用[Bright]钮），以避免电子束流轰击破坏超薄切片或损坏其他生物样品。

（3）样品杆先平直进入 A 位，把真空开关提上，此时真空提示红灯亮，15～30s 后，变成绿灯，此时顺时针旋转样品杆进入 B 位，通过负压样品杆停在此处，若光路调节已完成可逆时针转到 C 位，送入样品进行观察。

（4）先低倍扫视载网，寻找兴趣细胞或细胞器，同时用低电子束流轰击超薄切片使其稳定；找到目标后再慢慢会聚电子束，以提高亮度仔细观察。

（5）调节放大倍数观察，用小聚焦屏仔细调焦，旋转图像至合适方位，调节开启相机拍照。

6. 退出样品杆及取出样品

（1）完成观察或需关机前，均需把样品取出。须先把真空开关断开。

（2）平直退样品杆，并顺时针旋转样品杆至 C 位，平直退出至 B 位后，逆时针旋转样品杆停于 B 位，待 15～30s 后真空提示灯熄灭后平直退出样品杆。

（3）取样品时先松开样品压盖，用镊子挑起铜网至盒中。一般样品杆在无样品情况下需装回入电镜里，避免灰尘。

7. 关机

（1）关加速电压（可连按两下[HV]开关）。

（2）开关从[POWER SW]转到[EVAC ON]的位置。

（3）等计算机停止运行后，[POWER SW]转到[OFF]位置。

（4）30min 后，[RP]停止时，关循环水，关配电盘空气开关。

（六）注意事项与维护

（1）开机时确认一下[EVAC]绿灯是否都亮。

（2）插入样品时一定要压牢，防止样品和压块掉入镜体内。

（3）退出样品杆时需按步骤退出，切勿强硬退出，否则真空阀门易破损，甚至操作不当会损坏到样品杆。

（4）按规定程序关机。

（5）假期中一周需开机一次，抽真空。

（6）定期更换循环水和机械泵油。

二、扫描电子显微镜

扫描电子显微镜（SEM），简称扫描电镜，已成为一种检查样品表面的重要工具，SEM景深大，图像呈三维形象，易从图像上解释标本的真实面貌（图 1-2-14）。其成像原理是极细的电子束在样品表面扫描，将产生的二次电子用特制的探测器收集，形成电信号运送到显像管，在荧光屏上显示物体（细胞、组织）表面的立体构象。其常规制样需经过取材、脱水、干燥、镀膜等。近几年来，已有可移动式的小型台式扫描电镜，与大型电镜不同的是其利用电子束扫描样品表面产生的背散射电子成像，可以直接观察新鲜标本，而不需要专门扫描电镜样品制备，缩短研究时间，做到研究观察即时性；这特别有利于中药材的微观鉴定、鉴别；并能结合能谱仪分析元素，有利于骨骼标本观察的同时，进行钙质变化的分析。其操作简单、直观，初步培训后即可快速掌握操作，特别适合学生使用。

（一）主要用途

观察组织或细胞样品表面或组织内部断面的细微形态三维结构特征，可鉴别组织与中药材（图 1-2-15、图 1-2-16）。

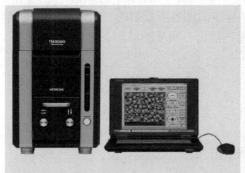
图 1-2-14　HITACHI TM-3000 台式扫描电镜

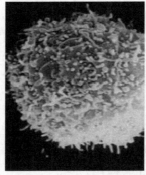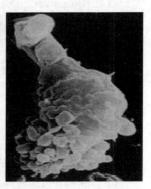
图 1-2-15　正常肿瘤细胞、凋亡细胞表面凋亡小体

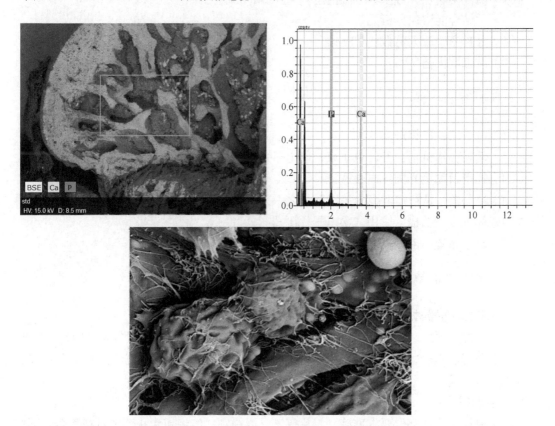
图 1-2-16　股骨断面；能谱仪钙/磷元素原位定量"面分析"-面扫描示意；成骨细胞及其分泌的钙质

（二）主要原理

电子束冲击样品表面可激发出二次（次级）电子，二次电子带有样品表面的形貌结构

特征信息，在生物医学中研究物体表面是通过由二次电子所形成的图像进行。当二次电子进入检波器，首先被集电器吸引，并冲击至闪烁体上而发光，光信号经光导管传至光电倍增管，再经视频放大器放大后送至阴极射线管，在某一点上成像。经电子偏转系统，使电子探针在样品表面按一定顺序扫描，并且使这一扫描过程与阴极射线管的电子束在荧光屏上的移动同步，当探针沿着标本表面逐点移动时，标本表面各点发射的二次电子所带的信息加在阴极射线管的电子束上，这样在荧光屏上就扫描出一幅反映样品表面形态的图像，通过照相把图像拍摄下来。

（三）主要特点

（1）图像立体感强，真实感明显，景深大。

（2）视野大、放大范围大，分辨率高，调节倍数方便。

（3）制样比 TEM 简单，操作方便。

（4）图像易识别；可获取三维信息，与 TEM 互补。

（5）可结合能谱仪分析元素。

（6）分辨率、放大倍数比 TEM 低。

（7）易真空损伤。

（四）简要部件

（1）电子枪：以钨灯丝为主。

（2）偏转扫描机构：偏转电子束，使电子束做光栅扫描运动，由 2 组小电磁线组成。

（3）物镜及物镜光阑：电磁透镜。

（4）检测器：是扫描电镜的关键部位之一，讯号显示质量在很大程度上取决于检测器性能的好坏，一般扫描电镜用二次电子检测器。

（5）真空系统：由低真空及高真空组成。

（五）扫描电镜制样

1. 实验仪器/器材/试剂

（1）乙醇、丙酮、戊二醛、四氧化锇、蒸馏水、PBS、除尘器、吸气球、CO_2、液氮。

（2）剪刀、镊子、双面刀片、滴管、滴瓶、标本瓶、导电胶、镀膜仪、CO_2 干燥仪、扫描电子显微镜。

2. 实验操作

（1）取材：取材部位要求准确，刀片等工具要锋利，组织块大小不超过载物台，不挤压、刮伤样品表面。

（2）清洗

1）气体吹或除尘器吹：叶、花瓣、茎等。去除表面的灰尘。

2）蒸馏水、生理盐水或缓冲液洗：大多适用。

3）有机溶剂洗：有油脂分泌物、蜡层覆盖的如羊毛、疥虫等。

4）酶处理：用木瓜蛋白酶处理各种组织，胰蛋白酶处理肠黏膜等。

5）其他处理方法：如 EDTA 处理神经组织。

6）特殊处理：微小标本需用离心法或在小容器中清洗。

（3）固定：大多需固定，常用的固定剂有戊二醛、甲醛、四氧化锇等。还有物理固定如快速冷冻法，在液氮或氟利昂中进行。

（4）脱水：主要是用乙醇和丙酮，梯度脱水（30%、50%、70%、80%、90%、100%两次），每次 15～30min。

（5）粘贴样品：按样品台大小粘在样品台上，不导电的要涂上导电胶。

（6）干燥

1）真空干燥：样品脱水后在真空干燥器中干燥，操作简便。

2）冷冻干燥：液氮或氟利昂中进行。

3）临界点干燥：CO_2 临界点干燥最佳、最常用。

4）叔丁醇干燥：较简便，效果也较好。

（7）镀膜：生物材料表面电阻率高，导电性能不佳，当电子束初级电子轰击至样品表面，会发生电荷积累的充电现象，轰击区内电子堆积，与邻近区域间产生电位差。引起图像的忽明忽暗、全白全黑及位置错开等。另外生物材料原子序数低、讯号弱，图像反差弱。鉴于以上原因镀上金属膜能增强信号，增强图像反差。在离子溅射仪中进行离子溅射镀膜。

3. 特殊样品制备

（1）含水样品的制备：如花粉、药粉需经干燥后，均匀粘贴；头发需洗干净后干燥喷镀后粘贴观察。

（2）培养细胞：先将细胞培养在小的盖玻片（1cm×1cm）上，停止培养，弃培养液，PBS 洗，再用 2.5%戊二醛固定 1～2h，余按常规制样。（细胞爬片漂洗后，也可以直接用锇酸蒸气固定观察。）

（六）注意事项

1. 取材时部位要准确，大小、厚度适中。

2. 根据不同的样品进行清洗，清洗一定要彻底，中间需过渡。

3. 固定剂选择准确。

4. 脱水需梯度递进脱水，脱水要彻底，否则造成细胞真空损伤。

5. 一般经 CO_2 临界点干燥。

6. 镀膜要连续。

7. 样品主要要求

（1）表面清洁：盐水洗掉表面的血清、组织液等。

（2）干燥：残留水分/试剂，因表面张力，致真空损伤表面结构。

（3）导电：导电胶粘样后金属镀膜，增加导电性、反差。

三、电镜图像定量分析

对电镜专业 CCD 相机拍摄的组织/细胞超微电子图像，用电镜图像分析系统进行图像定量分析，使主观的形态学观察图像，转化为较客观的定量分析数据，使结果更具有科学性。

（一）主要用途

对超薄切片进行半定量或定量分析。

（二）主要特点

根据电镜照片的不同形状或灰度进行定量分析。

（三）主要部件

SIS-CCD 相机（侧插式）、SIS-analysis 分析软件及控制–分析电脑。

（四）操作步骤

1. 图像前处理

（1）[运算]→[改变位数（调 16 位至 8 位）]傅里叶变换……图像滤镜。

（2）[图像]→[设定阈值]。

（3）[运算]→[二值化]→[计算形态滤镜]→[分离颗粒]。

（4）[编辑上衬（文字、符号、标注等）]

1）添加文字：点击常用工具栏的[上衬工具栏]按钮，以显示[上衬]工具栏；点击[文字]按钮，以插入文字对象；选中[自动设配大小]复选框，让文字对象的大小自动匹配文字长短；选中[与图像同时放缩]，使文字与图像同时放缩；点击[确定]关闭对话框。

2）添加和设置箭头：点击[箭头]按钮，在图像上依次点击箭头的起点和终点，点击[属性]设置箭头相关条件，点击[应用]按钮，点击[确定]。

3）载入到上衬：点击[载入对象]，点击 BMP 格式照片，点击[属性]按钮，在[关键色]栏中选择颜色，在[填充]栏中选择[透明]，点击[确定]。

4）保存与载入图像上衬：点击[全选]按钮，点击[保存对象]。

5）编辑上衬对象：点击[编辑上衬]，双击编辑的上衬对象，按需要设置，点击[确定]关闭对话框。

（5）测量：点击[工具栏]按钮，根据需要的图标进行测量。按需要创建表格，进行统计等。

2. 图像分析

（1）面积分析：是对具有给定灰度值进行定量的面积分析。载入图像，使用菜单指令[图像]中[设置阈值]，为每个相设置灰度值范围；进入[自动计算选项]自动计算阈值，点击

[预览窗口]按钮，设置计算阈值的矩形范围。后用手动勾画测量的范围，测算面积。

（2）测量颗粒：菜单指令[分析]中[探测颗粒]，[设置测量参数……]，进入[颗粒]选项卡，点击[全部]，[选择参数]，点击[下界]，点击[应用]，[范围]中[重设最小（大）值]按钮，以取消激活测量参数的选择，点击[确定]结束测量参数的设置。其中包括创建测量结果表格，显示单个或全部测量结果。

（五）注意事项

1. 照片的对比度需适当增强，否则很难测量。
2. 电子密度相近或形状较规则的颗粒进行定量分析比较确切。

第三章　激光共聚焦显微镜术

第一节　免疫荧光技术

一、简　介

免疫荧光技术是采用荧光素标记的已知抗体（或抗原）作为探针，检测待测组织、细胞标本中的靶抗原（或抗体），形成的抗原抗体复合物上带有荧光素，在荧光显微镜下，可以分辨出抗原（或抗体）的所在位置及其性质，并可利用荧光定量技术计算其含量，以达到对抗原（或抗体）物质定位、定性和定量测定的目的。

二、主 要 应 用

在细胞、染色体或亚细胞水平原位检测抗原分子，在细胞、基因和分子水平原位显示基因及其表达产物。

三、实 验 原 理

免疫荧光技术是根据抗原-抗体反应的原理，先将已知的抗体（或抗原）与荧光染料结合，制成荧光抗体（或荧光抗原），再用这种荧光抗体（或荧光抗原）作为探针检测组织或细胞内的相应抗原（或抗体）。在组织或细胞内形成的抗原-抗体复合物上含有标记的荧光素，荧光素受到一定波长的光激发后，可发射出荧光，利用荧光显微镜观察标本即可对该抗原或抗体进行定位、定量测定。

四、特　点

高度特异性、高度敏感性、方法步骤统一，集形态、功能和代谢结合于一体。

五、实 验 操 作

（一）直接标记

生物样品与荧光探针（或其衍生物）直接作用，使样品具有荧光。

（二）间接标记

某些特定分子先被荧光探针标记后，再与细胞作用，荧光探针随着这些特定分子进入细胞，结合在靶分子上，通过检测细胞内荧光强度和位点，达到测定细胞内靶分子含量及其定位的目的。免疫荧光方法、荧光标记的药物及蛋白的跨膜研究都属于此类标记方法。

本节以组织切片间接染色法（标本内抗原显示法，双层法）为例。

1. 简要程序　标本固定、石蜡包埋、切片、脱蜡、抗原修复、封闭、加一抗、加二抗、封片、观察。

2. 详细步骤

（1）烘烤过的石蜡切片脱蜡至水。

（2）蒸馏水冲洗，PBS 充分漂洗后，抗原修复，将标本置于湿盒内。

（3）滴加封闭液，室温孵育 1～2h，通用封闭液为 1×PBS 溶液中加入 5% 牛血清白蛋白（BSA）与 10%二抗种属来源的正常血清。

（4）弃去封闭液，滴加特异性抗体（一抗），4℃过夜。

（5）PBS 冲洗 3 次，每次 5min，用滤纸吸去多余水分，但不要使标本干燥。

（6）滴加荧光抗体（二抗），室温下 2h 或 37℃水浴 30min。

（7）PBS 冲洗 3 次，每次 5min，4′, 6-二脒基-2-苯基吲哚（DAPI）孵育 5～10min。

（8）双蒸水冲洗，滴加抗荧光淬灭剂封片，避光、防尘晾干，备上机观察。

3. 注意事项

（1）免疫荧光抗体染色法，均要设置相应的对照染色，即用正常血清代替一抗，结果应为阳性。

（2）免疫荧光法最适宜进行冰冻切片的染色，因为冰冻切片中抗原保存得较好。若是石蜡切片则应在染色前进行抗原修复，抗原修复注意事项同免疫组织化学三步法。

（3）免疫荧光标记抗体，在进行染色前应做抗体效价的测定，找出合适的稀释度后再进行成批染色。

（4）抗体作用之后的漂洗要彻底。

（5）免疫荧光法一般孵育温度在 37℃，时间以 20～30min 为宜。

（6）注意非特异荧光的消除。常用方法：①先用非免疫血清等处理切片，再荧光染色。②选用高特异性和高效价的荧光抗体。③选择合适的抗体稀释度和切片厚度。

六、结果与意义分析

荧光显微镜所观察到的图像，主要依据两个指标判断结果，一是形态学特征，二是荧光的强度，在结果的判定中必须将二者结

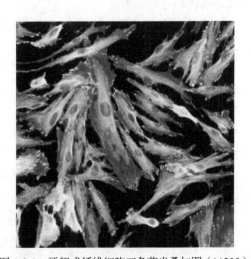

图 1-3-1　牙龈成纤维细胞三色荧光叠加图（×200）

合起来，综合判定，如图 1-3-1 所示。

第二节　激光扫描共聚焦显微术

一、简　介

激光扫描共聚焦显微术（laser scanning confocal microscopy，LSCM）是先进的组织、细胞和分子研究技术，是在荧光显微镜的基础上配置激光光源、扫描装置、共聚焦装置和检测系统加以数据化的图像处理技术而形成的新型显微镜技术，已被广泛地应用于细胞研究的医学、生物学等生命科学研究领域，包括中西医结合医学基础、临床应用基础、中医学、中药学等的研究。例如，对免疫荧光标记和离子荧光探针标记的细胞、组织等，进行精确的光学断层扫描，将空间结构、生化成分与生理功能密切结合，进行准确的定性、定量、定位和定时的显微形态学观察研究；将活细胞、组织对药物作用或处理等外界因素刺激作用产生的快速反应，进行无损伤性的实时动态分析，以进行药理、生理、病理等相关研究。

二、主　要　应　用

1. 医学细胞生物学　细胞与细胞器结构，细胞膜与细胞内膜系统结构、膜流动性与膜电位变化，细胞间连接与通讯，细胞示踪、细胞骨架变化，细胞凋亡等研究；无损伤性地动态监测活细胞或组织成分与功能的实时变化，以测定更接近细胞生活状态的参数。

2. 组织与细胞形态学　对组织、细胞及亚细胞结构进行高精度的平面和立体结构图像的形态学观察分析；同时观察多种荧光探针标记的活细胞或组织、切片的多种细胞生物物质（双标记、三标记等多重物质标记），对细胞内微细结构的成分及分布进行准确定性、定位、定量和定时观测。

3. 生物化学与分子生物学　细胞或组织内的核酸、酶、荧光原位杂交、受体或配体、基因表达、分子的原位鉴定和定量分析。

4. 细胞生理学　对正常细胞在外界因素刺激作用下产生的快速反应的生理信号，做实时动态记录分析等；细胞内离子荧光标记（单标记、双标记或三标记），进行细胞动力学观察，如动态地原位测量分析细胞内钙、镁、钾、钠等离子和 pH 等影响细胞代谢的各种生理指标（如含量、分布、浓度比及其变化）；细胞离子通道的直观观察、变化的动态描绘。

5. 神经生物学　神经组织（如大脑皮质）结构、细胞分布，神经细胞结构；神经递质的成分、运输和传递，递质受体，离子内外流等。

6. 药理学等　药物对细胞的药理与毒理学作用及药代动力学等的动态观察分析。

7. 中药学等　中药、天然药的植物细胞、组织结构与成分的研究，并可直接观察生物样品的弱自发荧光等。

8. 胚胎学和遗传学　细胞生长、分化、成熟变化等胚胎发育观察；染色体分析，基因诊断等。

9. 病理学与免疫学及临床应用　免疫荧光组织化学进行组织病理、肿瘤研究及诊断，活检标本、宫颈上皮细胞涂片的快速诊断，HIV 诊断；免疫物质、免疫反应、自身免疫性疾病的研究及诊断等。

三、实　验　原　理

利用激光扫描束经照明针孔形成点光源对标本内焦平面上的每一点扫描，标本上的被照射点在探测针孔处成像，由探测针孔后的光电倍增管（PMT）逐点或逐线接收光信号，迅速在计算机监视器屏幕上形成荧光图像。由于激光光源的光栅针孔和探测针孔对物镜焦平面是共轭的，焦平面上的点同时聚焦于光栅针孔和探测针孔，进行点扫描时，扫描点以外的点不会成像，经逐点扫描后才形成整个标本的光学切片。其主要系统组成：激光源、共聚焦显微镜（包括针孔和研究级光学显微镜）、探测器（PMT）、CCD 数码相机（选配）、控制软件、图像分析软件、细胞培养系统、精确定焦系统、计算机及图像输出设备（显示器、彩色打印机等），如图 1-3-2 所示。

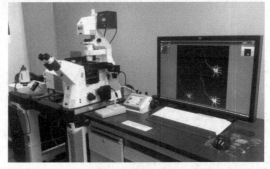

图 1-3-2　ZEISS 激光共聚焦显微镜（型号 LSM710）

四、特　　　点

与传统光学显微镜 0.2μm 的分辨率相比，LSCM 的分辨率比其高出 1.5 倍左右；荧光检测快、穿透力强；激发光强度精确控制；光漂白和荧光淬灭作用小；对细胞检测无损伤；精确、准确、可靠和优良重复性；数据图像可及时输出或长期储存。

不足：荧光利用率低，成像深度有限，光漂白、光毒作用。

五、实　验　操　作

（一）荧光探针的选择

（1）根据实验目的确定需要检测的指标。

（2）根据各荧光探针的激发与发射光谱，确定可供选择的荧光探针的范围。

（3）考察荧光探针的特性是否符合荧光样品的制备要求，包括荧光探针与样品的反应特性，荧光探针的灵敏度及荧光强度，荧光的稳定性、光漂白性、特异性和毒性，多重荧光之间的相互影响等。

（4）考察荧光探针与所用的共聚焦显微镜系统的匹配情况。

（5）检查实验中存在的干扰情况。

（6）若组织在探针应用后需要固定，应选择那些能够耐受固定剂的荧光探针，否则在固定过程中，荧光探针将被洗脱。

（二）荧光探针的储存、配制

（1）常用荧光探针储存液的配制方法：一般将探针固体溶于甲醇、乙醇、DMSO 或 PBS，配成 1mmol/L 溶液，等份分装，−20℃避光保存。

（2）根据具体科研和检测指标的要求，用新鲜配制的缓冲液正确配制荧光探针，检查荧光探针溶液是否存在不溶性颗粒。

（3）根据其储存条件正确保存荧光探针，不可机械地将所有荧光探针都在冰箱冷冻储存，某些荧光探针和含有荧光探针的成分是不可冷冻的。

（三）荧光标本的制备

荧光标本制作过程主要包括组织样品的固定、切片制作。用于 LSCM 测定的切片形式有活的组织切片、冰冻切片及固定切片。各切片的优缺点如表 1-3-1 所示。

表 1-3-1　各形式组织切片标本的优缺点

切片形式	优点	缺点
活的组织切片	无须固定，用于直接观察或测定组织活性状态下的一些生理指标	保存条件要求高、时间短，切片比较厚，深层不易染色
冰冻切片	荧光背景低，引入的杂质干扰少，常用于免疫荧光的标记和检测	需在低温下保存，时间短，组织细胞活性易散失
固定的组织切片	易进行多种操作，样品易保存	容易引入干扰荧光，引起组织结构形态的改变

固定组织时应注意固定剂的选择、pH、渗透压、温度及固定的方法（灌注、浸没等），因为有些固定剂会带入或加强干扰荧光，影响后面的荧光标记和测量步骤。最常用的固定剂是 4% 的多聚甲醛，并于 4℃下固定标本。但不同标本所需的固定剂浓度、固定时间不同，细胞标本一般最少固定 30min，组织标本一般最少要 1～4h。

本节简要介绍细胞标本的制备。

细胞的培养和预处理要注意细胞种类、纯度、密度、细胞形态等，应符合实验目的：①如果实验目的是对细胞个体进行形态学观察、三维重建、定位荧光信号，则细胞密度应稀疏一些，以便细胞充分伸展，显示出应有的形态和结构。但也要保证显微镜视野内有一定数量的细胞，便于观察和统计多个细胞，选取有代表性的形态结构，同时细胞密度不宜过低，否则缺少统计意义，激光长时间照射易引起荧光淬灭。通常要求细胞所占面积不低于视野的 20%。②如果实验目的是动态或静态定量测定荧光强度时，则细胞密度应高一些，以便做大量细胞的统计定量，细胞约占视野面积的 80%，细胞布满视野但相互间又有空隙，尽量不连成片。无论单个生长还是成片生长的细胞密度均不能太高，要保证细胞不聚堆拥挤，以防止细胞相互间荧光互映和挤压变形，影响定量结果。

简要标记步骤（以固定细胞标本为例）：

（1）用 Confocal 专用培养皿或盖玻片，细胞贴壁生长、分布均匀、单层，倒掉细胞培养液。

（2）首选 4% 多聚甲醛固定，用固定剂蘸洗 1～2 次，固定 15min。

（3）滴加 0.2% Triton X-100，保持 5～10min，以增加细胞膜的通透性。

（4）PBS 清洗 2 次，并保持细胞湿润。

（5）滴加封闭液，室温孵育 1～2h，通用封闭液为 1×PBS 溶液中加入 5% BSA 与 10% 二抗种属来源的正常血清。

（6）一抗 4℃过夜。

（7）PBS 清洗 2 次，滴加二抗，避光室温孵育 1h。

（8）PBS 清洗 3 次，DAPI 孵育 5～10min。

（9）双蒸水水洗，滴加抗荧光淬灭剂或用其封片，避光、防尘晾干，备上机观察。

（四）荧光信号的检测

1. 开启仪器电源及光源　一般先开启显微镜、激光器，再启动计算机。启动操作软件，创建一个新的图像存储数据库。

2. 用低倍镜或荧光显微镜定位　切换到目视模式，首先选用低倍镜定位待观测的视野，必要时可选用荧光显微镜定位。

3. 设置相应的扫描方式及扫描参数　切换到激光扫描模式，根据所标记的荧光探针，选择单通道或多通道扫描模式；选定与所标记荧光探针的扫描配制，包括激发光波长及相应的滤光镜组块，设置扫描参数，设定激光功率、扫描像素、扫描速度、动态范围；在通道设置中，调整针孔，获得图像。

LSCM 常用的激发光源有：①多线氩离子激光，激发波长为 458nm、488nm、514nm，其可使用的荧光探针有 Fluo-3/AM、BCECF-AM、FITC、AO、Cy2、GFP 等。②氦氖激光，激发波长为 543nm，可使用的荧光探针有 TRITC、Cy3、PI 等。③氦氖激光，激发波长为 633nm，可使用的荧光探针有 Cy5 等。④半导体固体激光，激发波长 405nm，可使用的荧光探针有 DAPI 和 Hoechst33342 等。

4. 图像采集

（1）图像预扫描：通过调整针孔（Pinhole）大小、增益（Gain）倍数、补偿（Offset）参数，快速寻找到最佳工作状态。

（2）图像单层扫描：根据图像预扫描结果，进行固定深度扫描成像。可以单独扫描蓝色通道、绿色通道或红色通道图像，也可以同时扫描双色通道或三色通道图像，进行图像混合。

（3）Z 扫描：根据图像预扫描结果，开启"Z-stack"选项，确定 Z 轴扫描的起始位置和结束位置，并确立断层间距和断层参数，进行扫描。利用三维重构将得到的样品不同层面的扫描结果重组形成一个三维图像。

（4）实时扫描：根据图像预扫描结果，选择实时扫描区域（region of interest，ROI），输入扫描次数和时间间隔，并进行扫描，显示扫描结果图像。

（5）获取时间序列图像：共聚焦显微镜的"Time-Series"功能，可以自动地在实验者规定的时间内按照设定的时间间隔获取图像。只需选择好所需的时间间隔及所需的图像数量，开启"Start"功能键，即可进行实验。

（6）保存图像，并做相应图像处理。

（7）关闭仪器。样品检测结束后，先关闭激光器部分，计算机仍可继续进行图像和数据的处理。若要退出整个激光扫描共聚焦显微镜系统，则应该在激光器关闭后，待其冷却过程结束，再关闭系统及总开关。

六、注 意 事 项

（一）荧光探针的选择注意事项

（1）激发光谱和发射光谱（或荧光光谱）是选择和使用荧光探针的主要依据。测定荧光时，激发波长在最大激发波长、发射波长在最大发射波长时测定的灵敏度最高。

（2）有些荧光探针本身具有特征荧光，而有些荧光探针只有与样品作用并形成荧光物质后才能发出荧光。不同的荧光探针与生物样品反应的特性是不同的。

（3）选择荧光探针时，应尽量挑选摩尔消光系数和荧光量子产率较高的探针，注意其使用条件。

（4）影响荧光样品荧光稳定性的因素主要有光敏效应、荧光物质浓度及环境因素等。

（5）不同的荧光探针标记不同标本时效果常有差异，除综合考虑以上因素以外，有条件者应进行染料的筛选，以找出最适的荧光探针。

（6）许多荧光探针是疏水性的，很难或不能进入细胞，须使用其乙酰羟甲基酯（acetoxymethyl，AM）形式，即荧光探针与AM结合后变成不带电荷的亲脂性化合物，易于通过质膜进入细胞，在细胞内荧光探针上的AM被非特异性酯酶水解，去掉AM后的荧光探针可与细胞内的靶结构或靶分子结合且不易透出质膜，从而能有效地发挥作用。

（7）各荧光贮存液避免反复冻融，否则易失效。初配时应按需要量分装。

（二）荧光标记样品注意事项

（1）使用荧光探针时要注意避光，防止光敏效应导致的实验误差。

（2）注意荧光物质的浓度的选择。在保证一定信噪比的前提下应尽量降低细胞内荧光探针的浓度，以此消除荧光探针对细胞的干扰作用，减少荧光分子之间的相互作用导致的荧光淬灭效应。

（3）要考虑荧光探针的细胞毒性，若存在，则要降低探针的浓度。

（4）要避免对样品结构造成意外损伤和有关污染影响实验结果。常见的引起生物样品结构不佳的样品制备操作因素有：组织切片缺损、破裂、变形；细胞生长不良；固定、样品保湿不当引起细胞皱缩变形；离心转速太高、等渗液选择不当、刮除操作导致细胞膜破裂；细胞死亡、用力地吹打和振荡会使贴壁细胞变悬浮、变圆或丢失。

（5）防止非特异性标记。正确设立对照组，防止假阳性或假阴性的出现。

（6）荧光标记后，要尽快上机采集图像，防止荧光探针被排出细胞、荧光淬灭及细胞干燥等导致的荧光变化。

（7）以阳离子荧光探针做实验时，应注意始终保持平衡染液中 pH 的一致性，因为 pH 的变化也将影响实验结果，在测量中要注意同时设立阳性对照组和阴性对照组。

（三）仪器操作注意事项

（1）开启汞灯后，至少工作半小时后才能关闭，并且要等其冷却（15～20min）后方可再次启动。为了延长汞灯的使用寿命，应尽量减少开关的次数。

（2）严格按照使用规程操作，不得任意改变操作程序，系统中的激光发射管使用寿命有限且价格昂贵。所以，在操作使用过程中切记，在开关的启动顺序及在扫描过程中努力做到保护好激光管。

（3）实验人员不要暴露在中等功率和高功率的激光辐射中，眼睛不得直视激光束，激光器运行时不得观看样品；不得在系统附近储存或使用易燃易爆的固体、液体或气体；可燃材料如布或纸张不得放入光路中。

（4）开机或改变激光功率后，需 10～20min 激光光源才能够达到稳定；关闭系统时，先关闭激光器钥匙旋钮，待激光器散热风扇停止运转时，方可关闭激光器系统开关。

（5）扫描后的图像储存在计算机内，可做进一步处理。由于计算机的硬盘有限，应及时储存到用户其他硬盘或光盘上，但要警惕任何病毒浸染激光共聚焦显微系统。

七、结果与意义分析

1. 单-光切片成像结果 光切片是 LSCM 最基本的成像单元，在水平方向对一定的样品层面进行扫描，获得一系列二维数据，就像对样品进行"切片"，对单标记、双标记、三标记或多标记的样品进行各种分析，如图 1-3-3、图 1-3-4 均为细胞的三重标记荧光染色图。

2. 时间间隔与活细胞成像结果 时间间隔成像是指在预设的时间点上从单一光切片上采集数据，主要用以观察活细胞的动态变化。活细胞成像采集前应进行必要的预实验，以确定所需的最小激光照射量及最佳的环境条件。

3. Z 轴扫描及三维成像结果 激光在生物样品中聚焦的深度可以调节，就可对

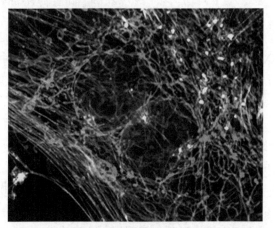

图 1-3-3 培养细胞爬片多重荧光标记（×1000）
蓝：细胞核（DAPI 标记）；红：线粒体（MitoTracer 标记）；
绿：微丝-肌动蛋白（Alexa488 标记）

具有一定厚度的生物样品（活的或固定的）进行所谓的光学切片研究，逐层获得高反差、高分辨率、高灵敏度的二维光学横断面图像。光学切片的方向，可平行于 X-Y 平面，也可平行于 Z 轴的任何方向。该功能是通过一个微动步进马达来实现，目前最小步距可达0.025μm。Z-系列切片经三维重建软件处理，可完成生物结构的三维重建。

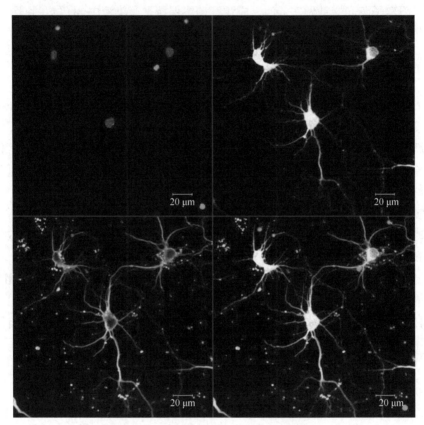

图 1-3-4　胎鼠原代神经元细胞（×400）

蓝：细胞核；绿：APC 蛋白；红：Tubulin 微管蛋白

4. 四维成像结果　在三维成像的基础上加上时间因素，可以实现样品的四维成像，即X、Y、Z、t。利用四维观察软件，可以观察每个时间点的立体结构或以动画效果进行播放，研究细胞形态与功能之间的联系。新型的 LSCM 还可以添加 α、β、γ 等角度参数，从而实现五维、六维甚至七维成像。

5. X-Z 成像结果　X-Z 图像可有两种途径获得，一是在步进马达的控制下，在不同深度对样品的一条扫描线进行扫描而获得；二是从三维重建后的图像中得到。通过 X-Z 成像，可对样品的纵断面进行分析。

6. 发射光成像结果　未经染色的样品可由发射光成像模式进行观察。样品也可用能反射光线的染料如免疫金或银颗粒标记。该模式使得光漂白现象不再干扰成像结果，尤其在对活细胞成像过程中表现得更为突出。

7. 透射光成像结果　任何形式的光学显微镜成像，不论是相差、微分干涉差（DIC）、偏振光，还是暗视野显微镜都是用透射光检测器采集图像。这种设备专门采集透过样品的光子，并将信号经光纤传送至扫描头的光电倍增管（PMT）。共聚焦表面荧光图像和透射光图像可以用同一束激发光激发而同时进行采集，可自动将荧光图像与透射光图像重叠以显示荧光在形态结构上的精确定位，可以准确检测抗原表达、荧光原位杂交斑点及细胞结合和杀伤的形态学特性，如图 1-3-5 为活细胞内 Fluo-3 标记的钙离子荧光成像。

八、出现问题与解决办法

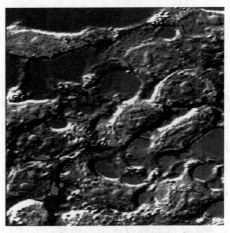

图 1-3-5　细胞内钙离子荧光成像（×400）
荧光通道与透射光 DIC 通道叠加

（1）标本自身可能有自发荧光。办法：选择激发光谱在长波区的钙荧光探针，为鉴别有无自发荧光的干扰，应用无染色细胞进行对照试验。

（2）荧光探针进入细胞后，可能与细胞器或细胞内蛋白质结合，在细胞内形成"小室化"，即在显微镜下表现为光亮的斑点，容易造成实验误差。办法：在满足实验荧光的前提下，尽量采用低浓度探针标记，在室温下染色可减轻"小室化"。

（3）强烈的激光照射将产生荧光淬灭作用，造成荧光减弱的假象。办法：①控制细胞内探针浓度不要过高；②尽量减少预览及检测时光源照射强度、缩短光照时间、增大检测器的灵敏度；③对于固定样品可使用防淬灭剂；④在光淬灭严重影响测定的情况下，应考虑换用不易淬灭的探针、改变标记条件或方式。

（4）活细胞荧光检测实验，当细胞状态不好时，有时会出现细胞荧光基础值升高现象，但细胞对外界刺激反应很弱甚至不反应。办法：注意保持细胞的正常活性状态，最好配备控制温度及 CO_2 浓度的孵育系统。

（5）定量测定时荧光过暗或过亮。办法：通过预实验选择好共聚焦显微镜的仪器条件，尽量将检测到的荧光值设置到最佳定量范围内，防止荧光太低或太高而造成的测量误差。

（6）分辨率差，成像不清晰。可能的原因：①标本是否正确放置，倒置显微镜系统常常因玻片放反而导致无法聚焦。②如果分辨率差不仅发生在厚标本，也发生在薄标本时，问题很可能出在共聚焦的光学成像方面，最常见的原因是温度等原因造成的光束偏移（此时最好请仪器维修人员进行专门的维修），因此一定要保证 LSCM 工作环境温度的恒定。③如果分辨率差仅发生在厚标本，则可能是由球面相差所致，当标本的荧光强度足够亮时，可试着在物镜与标本之间加水，或使用带有矫正轴环的物镜。④高倍镜下无法得到清晰的图像，应考虑物镜的工作距离，可选择长工作距离的物镜。

（7）整个视野图像开始明亮，随后变暗。可能的原因：①光漂白，即荧光探针发生淬灭；②成像聚焦水平漂移，最可能由震动造成。这就要求在选择荧光探针时应注意最好选择不易淬灭的，若荧光探针容易淬灭，应尽量减少扫描次数或使用防淬灭剂；扫描过程中，不要接触气垫式防震台和显微镜，以免震动引起焦平面偏移。

（8）在显微镜上能观察到清晰明亮的画面，但在电脑显示器上不成像。最可能的原因是光路在由显微镜目测状态（micro）转到共聚焦扫描成像状态（scan）时，某处的抽动杆或转动钮变换不到位。此时检查整个扫描成像路径，做到再次变换，彻底到位。

（9）画面出现交错条纹。LSCM 处于扫描状态时，需要关闭明场（卤素灯）光源和汞灯光源，否则成像画面上常由于其他光源的干扰出现交错条纹。

（10）光谱交叉干扰及其消除办法。两种以上荧光探针之间，若荧光发射峰很近，荧光光谱会部分重叠，即光谱交叉，严重时，造成光谱交叉干扰检测通道。常用的避免或排除光谱交叉干扰方法有：①尽量选择相互之间无光谱交叉的荧光探针，即选择发射光谱没有交叉、荧光发射强度匹配的荧光探针。②降低标记荧光浓度，缩短标记时间。③采用顺序扫描方法克服光谱交叉。顺序扫描是用不同波长激光轮流照射样品，同时在相应荧光检测通道轮流采集并显示每种荧光共焦图像。目前很多型号的共聚焦显微镜系统具有顺序扫描功能。④改变检测的仪器条件。常用措施：降低干扰荧光的激发光强度以降低其发射荧光强度；减小被干扰通道的检测灵敏度；改变激发波长和检测波长范围等。⑤光谱鉴别法。通常情况下不同荧光物质的荧光光谱不会完全重合，利用不同的荧光光谱之间的差异，可以将来自两种荧光物质的荧光信号鉴别开来，得到各自的荧光图像。

九、思　考　题

（1）激光扫描共聚焦与荧光显微镜最主要的差别有哪些？

（2）如何选择荧光探针？

第四章　小动物磁共振成像系统

一、概　　述

核磁共振成像，也称磁共振成像，是 20 世纪科技影像中最重要的成就之一。现在全球有数万台磁共振成像仪，为材料科学、医疗诊断、药物开发等提供了丰富可靠的信息。小动物磁共振成像是磁共振成像的一个重要分支，磁场强度更高，梯度强度更强，空间和时间分辨率更高，使磁共振成像达到分子影像水平，大大拓展了在材料科学、生物医学基础研究等相关交叉领域的应用。以动物模型为对象的生物医学研究可以避免在人身上进行实验带来的风险，克服某些疾病潜伏期长、病程长的缺点，又能严格控制动物实验条件，减少个体差异的影响。小动物磁共振成像是衡量综合性科研院所的标志性分析测试研究仪器，正在成为分子影像科研和重点学科、重点实验室建设不可或缺的分析测试研究手段，在基础材料和临床医学研究中都具有非常广阔的应用前景。

本节以布鲁克公司生产的 Biospec 70/20USR 为例，简单介绍小动物核磁共振成像在中西医结合基础科学研究中的应用。

二、原　　理

1. 磁共振现象　含单数质子的原子核，如人体内广泛存在的氢原子核，其质子有自旋运动，带正电，产生磁矩，有如一个小磁体（图 1-4-1）。小磁体自旋轴的排列无一定规律。但如在均匀的强磁场中，则小磁体的自旋轴将按磁场磁力线的方向重新排列（图 1-4-2）。在这种状态下，用特定频率的射频脉冲进行激发，作为小磁体的氢原子核吸收一定量的能而共振，即发生了磁共振现象。停止发射射频脉冲，则被激发的氢原子核把所吸收的能逐步释放出来，其相位和能级都恢复到激发前的状态。这一恢复过程称为弛豫过程，而恢复到原来平衡状态所需的时间则称为弛豫时间，一种是自旋-晶格弛豫时间，又称纵向弛豫时间，反映自旋原子核把吸收的能传给周围晶格所需要的时间，也是 90°射频脉冲质子由纵向磁化转到横向磁化之后再恢复到纵向磁化激发前状态所需时间，称 T1。另一种是自旋-自旋弛豫时间，又称横向弛豫时间，反映横向磁化衰减、丧失的过程，也即是横向磁化所维持的时间，称 T2。

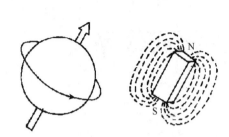
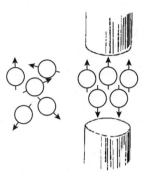

图 1-4-1　质子带正电荷，它们像地球一样在不停地绕轴旋转，并有自己的磁场　　图 1-4-2　正常情况下，质子处于杂乱无章的排列状态。当把它们放入一个强外磁场中，就会发生改变。它们仅在平行或反平行于外磁场两个方向上排列

　　人体不同器官的正常组织与病理组织的 T1、T2 都是相对固定的，而且它们之间有一定的差别（表 1-4-1、表 1-4-2）。这种组织间弛豫时间上的差别，是 MRI 的成像基础，如同组织间吸收系数（CT 值）差别是 CT 成像基础的道理。但 MRI 不像 CT 只有一个参数，即吸收系数，而是有 T1、T2 和自旋核密度等几个参数，其中 T1 与 T2 尤为重要。因此，获得选定层面中各种组织的 T1（或 T2）值，就可获得该层面中包括各种组织影像的图像。

表 1-4-1　人体正常与病变组织的 T1 值（ms）

肝	140～170	脑膜瘤	200～300
胰	180～200	肝癌	300～450
肾	300～340	肝血管瘤	340～370
胆汁	250～300	胰腺癌	275～400
血液	340～370	肾癌	400～450
脂肪	60～80	肺脓肿	400～500
肌肉	120～140	膀胱癌	200～240

表 1-4-2　正常颅脑组织的 T1 与 T2 值（ms）

组织	T1 值	T2 值
胼胝体	380	80
脑桥	445	75
延髓	475	100
小脑	585	90
大脑	600	100
脑脊液	1155	145
头皮	235	60
骨髓	320	80

　　MRI 的成像方法也与 CT 相似。有如把检查层面分成 N_x，N_y，N_z……一定数量的小体积，即体素，用接收器收集信息，数字化后输入计算机处理，获得每个体素的 T1 值（或

T2 值），进行空间编码。用转换器将每个 T 值转为模拟灰度，而重建图像。

2. MRI 设备　MRI 的成像系统包括 MR 信号产生和数据采集、处理及图像显示。MRI 设备包括主磁体、梯度线圈、射频发射器及信号接收器，这些部分负责 MR 信号产生、探测与编码；模拟转换器、计算机、磁盘与磁带机等，则负责数据处理、图像重建、显示与存储（图 1-4-3）。

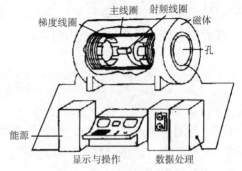

图 1-4-3　MRI 设备基本结构示意图

主磁体用以提供强大的静磁场，而且要求较大的空间范围，保持高度均匀的磁场强度。增加静磁场强度可使检测灵敏度提高，即扫描时间缩短和空间分辨率提高，但也会使射频场的穿透深度减少。目前临床上所用的较高的磁场强度为 1.5T、3.0T，而科研上所用的较高的磁场强度为 7.0T、9.4T。

梯度线圈，修改主磁场，产生梯度磁场。其磁场强度虽只有主磁场的几百分之一，但梯度磁场为生物体 MR 信号提供了空间定位的三维编码，由 X、Y、Z 三个梯度磁场线圈组成，并有驱动器以便在扫描过程中快速改变磁场的方向与强度，迅速完成三维编码。梯度线圈需要特定的梯度电源，一般都采用水冷却。

射频发射器与 MR 信号接收器为射频系统，射频线圈是用于向人体或动物辐射出指定频率和一定功率的射频电磁波，用以激励原子核产生共振。这种线圈应和主磁场相互垂直，并且尽可能在生物体形成较均匀的射频场，并使它尽量接近生物体以使发射和接收过程具有较高的效率。有的射频线圈包括发射线圈和接收线圈两部分，也有的收、发兼用，还有头部接收线圈、表面接收线圈等多种专用的表面线圈，以提高转换效率和图像质量。射频发射器及射频线圈像一个短波发射台及发射天线，向生物体发射脉冲，生物体内氢原子核相当一台收音机接收脉冲。脉冲停止发射后，生物体氢原子核变成一个短波发射台，而 MR 信号接收器则成为一台收音机接收 MR 信号。脉冲序列发射完全在计算机控制之下。

三、特　点

小动物磁共振成像仪具有超高强磁场和梯度场强，最高空间分辨率可达 10μm，拥有自屏蔽系统，为全球最快的全数字化磁共振谱仪，高增益全数字化四接收通道，实现并行采集，其强大的软件处理系统可使该设备能完成目前几乎所有先进的磁共振成像序列和波谱实验，其中包括像回声平面成像等超快速、单一像素光谱或化学位移成像等实验。因此，可针对小动物进行形态学、波谱学和功能影像等方面的前沿性研究，特别是在细胞和分子水平的各种活体成像，包括基因表达传递成像、细胞示踪、肿瘤分子影像学、生物医学药材料研究，以及新药开发与研究方面发挥独特的作用。

主要特点：高空间分辨率；良好的软组织对比，尤其在神经系统、肿瘤、关节肌肉组织，适用于生物体全身组织形态和结构成像，各种疾病动物模型；对生物体无损伤，适合动态连续活体观测药物在体内的代谢，探索药物作用机制和评价治疗效果；多参数成像，可以得到 T1、T2，扩散张量，脑血流，血容量，神经细胞代谢，肌肉 ATP 代谢等信息，实现病理生理、代谢和分子功能成像。

四、用　　途

主要用于对大鼠、小鼠、裸鼠等小动物进行成像，应用于神经科学、心血管、肌肉骨骼、生理代谢、肿瘤、基因、毒理研究、药代动力学和营养学等领域临床前实验研究。

主要研究领域：

（1）面向实际应用的磁共振成像及波谱的方法学研究。

（2）神经/精神疾病（老年痴呆、脑卒中、药物成瘾、抑郁等）的磁共振诊断及分子、细胞和整体水平上的致病机制研究。

（3）基于磁共振成像及活体波谱技术的药物疗效和毒性评估。

（4）磁共振成像造影剂研发、纳米生物技术及纳米尺度物质的生物效应研究。

（5）网络成瘾的神经机制研究。

五、实验材料与准备

（1）线圈：不同尺寸表面线圈和体线圈，对应大鼠、小鼠的头部、身体等部位成像需要。

（2）动物床：固定实验动物（大鼠、小鼠）。

（3）气体麻醉机：满足实验过程中动物麻醉需要。

（4）生理监控仪：可监控实验过程中动物的呼吸频率和心跳频率。

（5）热水循环系统：保持实验动物的正常体温。

（6）操作处理系统：Paravision 6.0。

六、实　验　操　作

（一）开机步骤

（1）经过培训合格的人员才能进行开机操作。

（2）开机前，确认没有磁性物质带入磁体间，特别是手机、磁卡、钥匙及各种铁制工具，检查磁体是否正常（有磁体冷头压缩运行的声音），检查稳压器电源输出是否正常，空调是否正常运行。如有异常请及时通知管理人员。

（3）检查机房梯度系统水冷机的水位是否正常，是否正常制冷。

（4）打开主控计算机，等待其正常启动后，旋动墙上电源开关，使其处于"ON"位置。

（5）打开系统软件 Paravision 6.0。

（6）按下墙上"STANDBY"按钮，黄色灯开始闪烁。

（7）直到黄色灯停止闪烁时，按下上方"ON"按钮，直到其绿色指示灯不再闪烁，此时射频系统及梯度系统均处于工作状态。

（8）实验前，确认实验所需的线圈和动物床是否匹配，并注意正确安装好配套的连接装置，小心操作。如果动物需要加温，确认水位正常后，打开控温单元。

（9）打开呼吸麻醉系统，动物按实验要求摆好位置、固定后，连接动物生理监控设备。

（10）根据实验需求，调出相应的扫描序列，先扫描定位结构像，按实验要求调整所扫部位至线圈中心位置后，进行相关序列成像，获取相应的影像学数据。

（二）关机步骤

（1）实验完成后，取出动物，取出射频线圈。

（2）关闭麻醉气体和控温系统，关闭动物生理监控单元。

（3）按下墙上"STANDBY"按钮，直至黄色指示灯不再闪烁。

（4）关闭开关至"OFF"位置，即关闭梯度控制系统。

（5）关闭主控计算机。

（6）关闭所有控制机柜门和磁体门。

七、数据分析及实验结果

1. 结构像（T1WI、T2WI） MRI 是多参数成像，出于分析图像的方便，希望一帧 MRI 图像的灰度主要由一个特定的成像参数决定，这就是所谓的加权图像。例如，图像灰度主要由 T1 决定时就是 T1 加权图像，主要由 T2 决定时就是 T2 加权图像，主要由质子密度决定时就是质子密度加权图像。

所谓的加权就是"突出"的意思，T1 加权成像（T1WI），突出组织 T1 弛豫（纵向弛豫）差别；T2 加权成像（T2WI），突出组织 T2 弛豫（横向弛豫）差别。T1 像特点：组织的 T1 越短，恢复越快，信号就越强；组织的 T1 越长，恢复越慢，信号就越弱；T2 像特点：组织的 T2 越长，恢复越慢，信号就越强；组织的 T2 越短，恢复越快，信号就越弱。T1 观察解剖结构较好；T2 显示组织病变较好，对出血较敏感，伪影相对少，成像速度慢。图 1-4-4 所示为肿瘤裸鼠经瘤内注射 T1 造影剂前与 4h 后的 T1WI 对比图。图 1-4-5 为大鼠膝关节冠状位与矢状位 T2WI 成像图。

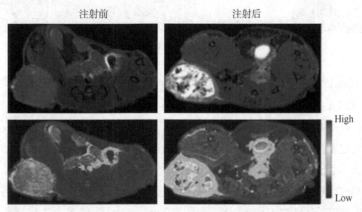

图 1-4-4 肿瘤裸鼠经瘤内注射 T1 造影剂前与注射 4h 后的 T1WI 对比图

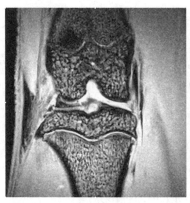
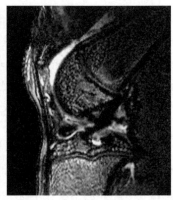

图 1-4-5　大鼠膝关节冠状位与矢状位 T2WI 成像图

T2 加权像是小动物成像常用的序列，可用于观察脑的形态结构等特征，目前常用的分析方法主要包括基于感兴趣的统计分析方法（region of interest based analysis，ROI-based analysis）和基于体素形态学分析方法。

基于感兴趣的统计分析方法分为手动提取感兴趣区和自动提取感兴趣区两种方式。手动提取感兴趣区是由具有丰富经验的解剖学专家在图像上手动地勾画出感兴趣脑区，而自动提取感兴趣区的方法目前主要是基于已经划分了明确脑区的数字脑图谱完成感兴趣区的提取。在完成感兴趣区的提取后，可计算感兴趣区的体积、图像强度等信息，最后使用统计软件做统计分析。

基于体素形态学分析方法可在体素水平上定量检测出脑组织的密度和体积，反映不同群体或者个体局部脑区的脑组织成分与特征的差异。首先，将个体脑 T2 加权像配准到标准空间，然后基于已有的标准空间的脑组织概率图作为先验知识，将配准后的个体图像分割为灰质、白质和脑脊液及非脑部分，对分割后的图像做调制处理，得到反映脑组织体积的图像，然后对图像做平滑处理，基于一般线性模型建模后进行统计分析，如图 1-4-6 所示。该方法可比较每个像素点的形态差异。

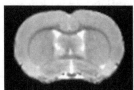
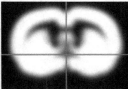
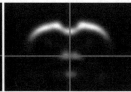
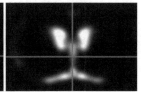

图 1-4-6　大鼠脑组织概率图

2. 扩散加权成像（DWI）/扩散张量成像（DTI）　　DWI 是一种能够检测活体组织内水分子扩散运动的无创方法。原理为射频脉冲使体素内质子的相位一致，射频脉冲关闭后，由于组织的 T2 弛豫和主磁场不均匀，造成质子逐渐失相位，从而造成宏观横向磁化矢量的衰减。DWI 通过测量施加扩散敏感梯度场前后组织发生的信号强度变化，来检测组织中水分子扩散状态（自由度及方向），可间接反映组织微观结构特点及其变化。

DWI 是反映扩散敏感梯度场方向上的扩散运动，为了全面反映组织在各方向上的水分子扩散情况，需要在多个方向上施加扩散敏感梯度场。如果在多个方向（6 个方向以上）

分别施加扩散敏感梯度场，则可对每个体素水分子扩散的各向异性做出较为准确的检测，这种 MRI 技术称为扩散张量成像（DTI）。

DTI 是基于水分子在不同组织中扩散方向不同进行成像，常用于观察脑白质的变化及反映白质纤维束走向，对于脑科学的研究发挥很大的作用。目前常基于扩散张量模型计算参数图像，主要包括各向异性分数（fractional anisotropy，FA）、平均扩散率（mean diffusivity，MD）、轴向扩散率（axial diffusivity，AD）和径向扩散率（radial diffusivity，RD）。FA 反映的是整个扩散张量中能够被认为各向异性扩散比例。MD 值反映的是水分子在区域内各个方向的平均扩散能力。AD 值反映的是沿纤维束方向的扩散能力。RD 值反映的是垂直于纤维束的扩散能力。计算得到参数图后，可使用基于感兴趣区的统计分析方法、基于体素的统计分析方法（voxel-based analysis，VBA）和基于骨架的统计分析方法（tract-based spatial statistics，TBSS）。图 1-4-7 和图 1-4-8 分别为大鼠脑组织的 FA 图像和 DTI 图像。

此外，也可以采用 FACT 和 CSD 算法追踪纤维束进行分析，并可基于图论进行结构网络分析。

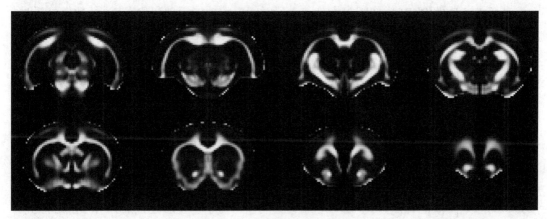

图 1-4-7　大鼠脑组织 FA 图像

3. 磁共振灌注造影成像（PWI）　基于对比剂追踪技术，当顺磁性对比剂进入毛细血管时，组织血管腔内的磁敏感性增加，引起局部磁场的变化，进而引起邻近氢质子共振频率的改变，引起质子自旋失相，导致 T1 和 T2 的值缩短，反映在磁共振影像上则是在 T1WI 上信号强度增加，而在 T2WI 上信号强度降低。对比剂流动主要存在于血管内，血管外极少，血管内外浓度梯度差大，信号的变化受弥散因素的影响小，能反映组织血液灌注的情况，间接反映组织的微血管分布情况。

PWI 成像通过注射对比增强剂（Gd-DTPA），根据增强剂通过组织的时间-浓度曲线，运用公式推导出局部脑血容量（rCBV）、局部脑血流量（rCBF）、平均通过时间（MTT）

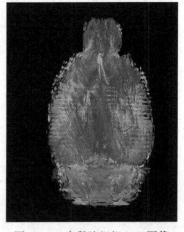

图 1-4-8　大鼠脑组织 DTI 图像

等多种参数，并能获得 CBV、CBF、MTT 形态图，直观显示缺血脑组织血流灌注情况。PWI 图像可用 SPIN 或 MIStar 软件处理，获得 CBV、CBF、MTT 形态图，进而获得各感兴趣区的 CBV、CBF、MTT 值。

4. 基于血氧水平依赖（blood oxygen-level dependent，BoLD）的功能磁共振成像　功能磁共振成像（functional magnetic resonance imaging，fMRI）是通过刺激特定感官，引起大脑皮质相应部位的神经活动（功能区激活），并通过磁共振图像来显示的一种研究方法。它不但包含解剖学信息，而且具有神经系统的反应机制，作为一种无创、活体的研究方法，对进一步了解人类中枢神经系统的作用机制，以及临床研究提供了一个重要的途径。在给定的任务刺激后，血流量增加，即氧合血红蛋白增加，而脑的局部耗氧量增加不明显，即脱氧血红蛋白含量相对降低。脱氧血红蛋白具有比氧合血红蛋白 T2*短的特性，另一方面，脱氧血红蛋白较强的顺磁性破坏了局部主磁场的均匀性，使得局部脑组织的 T2*缩短，这两种效应的共同结果就是，降低局部磁共振信号强度。由于激活区脱氧血红蛋白相对含量的降低，作用份额减小，使得脑局部的信号强度增加，即获得激活区的功能图像。由于这种成像方法取决于局部血氧含量，故称为血氧水平依赖功能成像。

基于 BoLD 的 fMRI 成像观察大脑在一段时间内的功能活动变化。在进行数据分析时，常需要对其做时间校正，由于采集过程中，动物因呼吸、心跳等会引起头动，常采用刚体变换的方法对其做头动校正。然后将校正后的图像平滑处理，配准到标准空间，完成空间标准化处理。使用 0.01～0.08Hz 的滤波器滤去高频噪声信号，计算参数图像，主要包括低频振幅（amplitude of low frequency fluctuations，ALFF）和局部一致性（regional homogeneity，ReHo）。在计算 ALFF 和 ReHo 参数图时，具体的分析步骤根据实际情况略有不同。

此外，功能连接（functional connectivity，FC）也是功能磁共振成像常用的一种数据分析方法，常用的有基于种子点的分析方法和全脑连接的分析方法。其中基于种子点的分析方法是先选定感兴趣区作为种子点，然后计算该种子点与全脑每个像素点之间的连接强度，得到参数图像，最后基于一般线性模型进行统计分析。全脑连接的分析方法是将全脑划分为若干个脑区，计算每个脑区之间的连接强度，得到连接矩阵，对连接矩阵进行后续分析（图 1-4-9）。

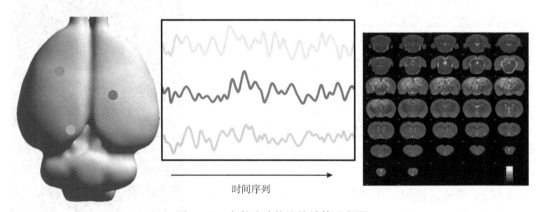

时间序列

图 1-4-9　大鼠脑功能连接计算示意图

5. 磁共振血管成像（MRA）　MRA 是对血管和血流信号特征显示的一种技术。MRA 作为一种无创伤性的成像方法，与 CT 及常规放射学相比具有特殊的优势，它不需使用对比剂，流体的流动即是 MRI 成像固有的生理对比剂。流体在 MRI 影像上的表现取决于其组织特征、流动速度、流动方向、流动方式及所使用的序列参数。

常用的 MRA 方法有时间飞越（TOF）法和相位对比（PC）法。三维 TOF 法的主要优点是信号丢失少，空间分辨力高，采集时间短，善于查出有信号丢失的病变如动脉瘤、血管狭窄等；二维 TOF 法可用于大容积筛选成像，检查非复杂性慢流血管；三维 PC 法可用于分析可疑病变区的细节，检查流量与方向；二维 PC 法可用于显示需极短时间成像的病变，如单视角观察心动周期。

使用 TOF 采集图像后，常使用最大强度投影法（MIP）进行后续处理。图 1-4-10 为正常与 MCAO 模型大鼠头部 T2WI 及对应的 2D-TOF 血管成像，箭头表示缺血区。

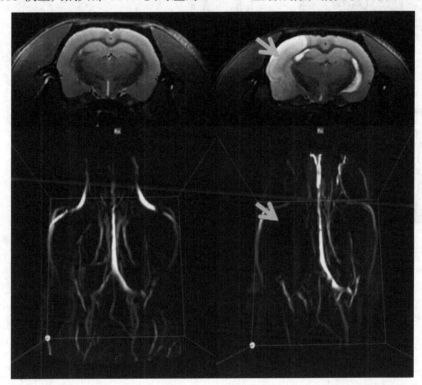

图 1-4-10　正常与 MCAO 模型大鼠头部 T2WI 及对应的 2D-TOF 血管成像

6. 磁共振波谱分析（MRS）　MRS 是测定活体内某一特定组织区域化学成分的无损伤技术，是磁共振成像和磁共振波谱技术完美结合的产物，是在磁共振成像的基础上又一新型的功能分析研究方法。现在用于 MRS 检测的核素有 ^1H、^{13}C、^{19}F、^{23}Na、^{31}P，反映组织内的一些化合物和代谢物的含量及它们的浓度，由于各组织中的原子核质子是以一定的化合物的形式存在，在一定的化学环境下这些化合物或代谢物有一定的化学位移，并在磁共振波谱中的峰值都会有微小变化，它们的峰值和化学浓度的微小变化经磁共振扫描仪采集，使其转化为数值波谱。这些化学信息代表组织或体液中相应代谢物的浓度，反映组织细胞的代谢状况。即磁共振波谱是从组织细胞代谢方面来表达其病理改变的。

^{1}H-MRS 可测定 12 种脑代谢产物和神经递质的共振峰，包括 *N*-乙酸门冬氨酸（NAA）、肌酸（Cr）、磷酸肌酸（PCr）、胆碱（Cho）、肌醇（MI）、谷氨酸胺（Gln）、谷氨酸（Glu）、乳酸（Lac）等。

目前常用方法为 PRESS 序列单体素（single voxel），其操作方便、省时，主要是单体素面积设置，一般设置大鼠线圈 2mm×2mm×2mm，小鼠线圈 1.5mm×1.5mm×1.5mm。图 1-4-11 正常大鼠与 MCAO 模型大鼠脑部海马区波谱成像。

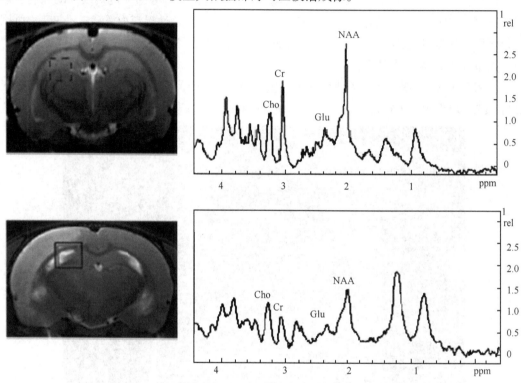

图 1-4-11　正常大鼠与 MCAO 模型大鼠脑部海马区波谱成像

八、注意事项、出现的问题与解决办法

（1）只有磁体、冷头、压缩机、射频和梯度系统等设备运行状态都正常才能正常开机使用。

（2）设备不使用时，可处于待机状态，不能频繁开关机。

（3）压缩机、水冷机应 24h 开机工作，并及时补加蒸馏水。

（4）实验之前必须将所有含金属的物品取下，如动物金属耳标、剪刀、镊子等；对于装有心脏起搏器的人要绝对禁止进入磁体间。

（5）对动物胸腹部、心脏等进行扫描检测时，要控制好麻药用量、温度等条件，以保持动物的呼吸平稳。

九、结果与意义分析

相对于其他成像方法，磁共振成像是同时具有高空间分辨率解剖结构和探测功能代谢的成像方法。CT 可以达到很高的空间分辨率，但不能提供功能信息。PET 和 SPECT 具有很高的代谢检测灵敏度，但空间分辨率极低。磁共振成像是这些成像方法优点的完美结合。

十、思　考　题

（1）小动物磁共振成像系统的基本组成有哪些？
（2）根据扫描序列的不同，磁共振成像有哪些成像结果？

第五章 VECTor⁺活体小动物 PET/SPECT/CT 影像系统

一、简　　介

核医学成像装置（SPECT 和 PET）利用放射性核素标记示踪分子进行活体显像，能够无创伤地、动态地、定量地从分子水平观察活体的生理、生化变化。目前专门为小动物显像设计的核医学成像装置（Micro-PET、Micro-SPECT）不断涌现。然而，由于核医学成像装置相对于 CT 的空间分辨率低，不能很好地反映生理组织和器官的解剖结构，由此研究者将这两类成像装置结合起来，如小动物 PET-CT、小动物 SPECT-CT。这种装置既能反映生物体解剖结构，又能反映生理和功能信息，为放射性标记化合物的生物学分布提供精确的三维定位能力。VECTor⁺是荷兰 MILabs 公司研发的一款快速、高灵敏度和高分辨率的活体小动物 SPECT/PET/CT 三合一影像系统，是目前世界上唯一一款可以同时进行 PET 和 SPECT 成像的影像系统（图 1-5-1）。它的应用领域涵盖神经生物学研究（如脑部多巴胺受体研究等）、肿瘤学研究（肿瘤转移）、免疫学研究、药物开发研究（药代动力学、药物靶向性研究等）、骨代谢研究等。

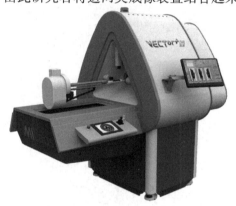

图 1-5-1　VECTor⁺ PET/SPECT/CT 三合一成像系统

二、主 要 应 用

让研究者了解生物代谢信息的同时获得精准的解剖定位，从而对疾病模型做出全面、准确的判断。

（1）适用于神经系统模型病变的定位、痴呆症状的评估、脑卒中后脑代谢状况观察及评估、脑缺血性模型的鉴定等，见图 1-5-2。

（2）适用于大多数肿瘤模型的鉴别及评估，各种肿瘤干预前后效果评估及肿瘤转移灶的动物监测，见图 1-5-3。

（3）适用于骨病模型的鉴定及干预情况的评估，包括骨代谢的研究，见图 1-5-4。

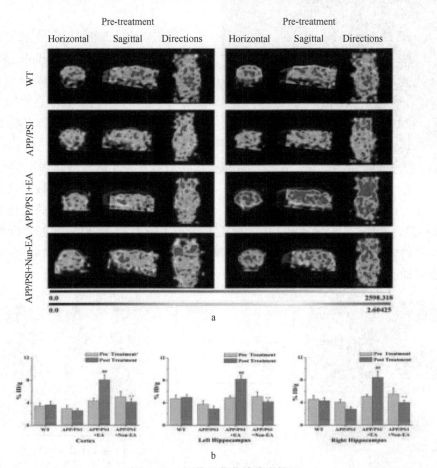

图 1-5-2　评估脑葡萄糖代谢情况

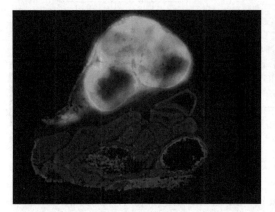

图 1-5-3　评估肿瘤转移或生长情况

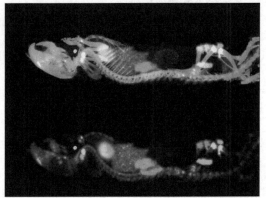

图 1-5-4　评估骨葡萄糖代谢情况

（4）适用于心血管病模型的鉴定及评估干预效果，见图 1-5-5。

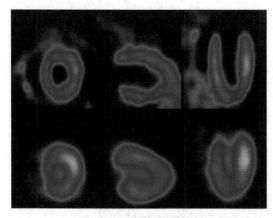

图 1-5-5　评估心脏情况

三、实 验 原 理

VECTor⁺的 SPECT 部分原理是：采用 MILabs 公司新一代 Multipinhole 技术，单光子核素标记药物被导入小动物体内，在体内发射的 γ 光子，穿过多孔准直器的小孔，仪器检测器的晶体捕获 γ 光子，并将其转化为能量较低但数量庞大的光信号，由检测器的光电倍增管将光信号转化为电信号并进行放大，最终得到投影数据。数据经过软件计算，重构出单光子核素标记药物在小动物体内的 3D 信息，并通过分析软件进行定性和定量分析（图 1-5-6）。SPECT 技术既可以有效地显示小动物体内脏器的结构信息、生理代谢和功能信息，也可以显示药物等在小动物体内的静态或动态分布信息。

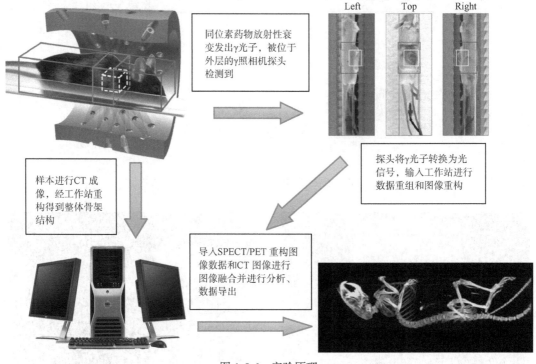

图 1-5-6　实验原理

PET 部分原理：采用 MILabs 公司的 pinhole-PET 技术，正电子核素标记药物导入小动物体内，在体内释放出正电子，一个正电子与周围组织相互作用，产生方向相反（180°）的一对能量为 511keV 的高能 γ 光子，该 γ 光子穿过 MILabs 公司专利的 clustered pinhole 准直器，仪器检测器的晶体捕获 γ 光子，并将其转化为能量较低但数量庞大的光信号，由检测器的光电倍增管将光信号转化为电信号并进行放大，最终得到投影数据。数据经过软件计算和校正，重构出正电子核素标记药物在小动物体内的 3D 信息，并通过分析软件进行定性和定量分析（图 1-5-6）。PET 技术可以显示小动物体内的生理代谢信息，也可以显示小分子药物在小动物体内的快速药代动力学信息。

四、特　点

（1）高分辨率（3D）：SPECT 最高分辨率为 0.25mm，PET 最高分辨率为 0.75mm，而且其分辨率是小动物整体分辨率，不是聚焦分辨率。

（2）高灵敏度：在剂量低至 0.25MBq 的情况下也能够获得很清晰的图像。

（3）快速成像：在 15s 内即可完成小动物的整体扫描，有利于快速动力学分析研究。

（4）可以成像动物包括小鼠、大鼠等。

（5）配备小动物气体麻醉系统和生理监控系统。

（6）配备呼吸门控和心电门控，可进行活动器官（肺和心脏）的成像。

（7）真正的 list-mode 数据采集方式，结合回顾性能量窗选择，可以进行多种同位素同时成像。

（8）配备高级功能的分析软件。

五、主要实验仪器/器材/试剂

1. 实验样品要求　实验样品大小适合动物床，一般是大鼠或小鼠。

2. 实验试剂及耗材

（1）试剂：常用麻醉剂（大鼠、小鼠、豚鼠）：戊巴比妥钠、硫喷妥钠、氨基甲酸乙酯。

（2）放射性示踪剂标记的药物：^{99m}Tc-甲氧基异丁基异腈、甲氧基异丁基异腈、18-氟（^{18}F）代脱氧葡萄糖、^{11}C、^{13}N、^{15}O、^{111}In、^{123}I 等。

（3）耗材：一次性注射器、Eppendorf 管、口罩、手套、胶带、枪头等。

六、实 验 操 作

1. 打开仪器　打开 VECTor⁺/CT 系统的开关，再打开扫描电脑，启动系统，系统启动完毕，双击打开 VECTor⁺/CT 系统的扫描软件，并进行仪器的各项初始化，最后，确认仪器工作状态正常。

2. 动物麻醉　大、小鼠和豚鼠常采用腹腔注射法进行全身麻醉。根据动物体重，注射适量麻醉剂。

0.3%戊巴比妥钠：腹腔注射，大鼠 40～45mg/kg 体重，小鼠 50～60mg/kg 体重。一般麻醉维持时间 2～4h。

硫喷妥钠：1%溶液，腹腔注射，小鼠 0.1～0.3mL/只，大鼠 0.6～0.8mL/只。

氨基甲酸乙酯：5%或10%溶液，腹腔注射，大鼠或小鼠1.5～2g/kg体重。

异氟烷：气体麻醉，大鼠400～500mL/min，空气6%；小鼠400～500mL/min，空气6%。维持麻醉，大鼠200～300ml/min，空气6%；小鼠150～250mL/min，空气6%。

3. 标记药物注射   将动物放置在实验操作台上，用乙醇擦拭动物的尾巴，在灯光下可以看到其红色的尾静脉，用注射器取放射性标记药物，通过尾静脉注入动物体内。注射结束，将注射器和棉花放入废料收集桶。根据具体实验研究内容，注射相应剂量的放射性示踪剂标记的药物。参考剂量如下：

心脏：29g小鼠，130MBq的^{99m}Tc标记的药物，24MBq的^{18}F标记的药物。注射10min后开始扫描。

脑：23g小鼠，40MBq的^{18}F标记的药物，30MBq的^{123}I标记的药物，15min后开始扫描。

骨：33g小鼠，220MBq的^{99m}Tc标记的药物，60MBq的^{18}F标记的药物，30min后开始扫描。

肿瘤：27g小鼠，30MBq的^{111}In标记的药物，48h后开始扫描。

药代动力学研究：26g小鼠，145MBq的^{99m}Tc标记的药物，每15s全身成像一次。

不同体重的动物进行严格的剂量换算。

4. 扫描前动物固定   将动物放置在VECTor$^+$/CT系统的动物床上，用美纹纸胶带对动物进行固定，并再次确认动物的麻醉状态平稳。如进行长时间持续检测，需使用气体麻醉系统给动物持续麻醉。

5. 扫描步骤

（1）启动VECTor$^+$/CT系统扫描软件对动物进行CT快速平扫。

（2）快速平扫结束后，在扫描软件中进行设定扫描区域，设定扫描参数：单次扫描时间、扫描模式、扫描次数（每2min进行一次重复扫描，共计扫描10次）；设定CT扫描参数：扫描电压、电流、扫描区域。

（3）点击"start acquisition"按钮开始扫描。

（4）扫描结束后，取出样本，将动物处死，可采用国内外常用的甲醛（福尔马林）溶液浸渍法或微波干燥处理，或根据当地的放射性实验废弃物处理要求统一处理。清洁动物床，以免放射性示踪剂残留污染下一次扫描样本。

七、注 意 事 项

（1）不同动物个体对麻醉药的耐受性是不同的。因此，在麻醉过程中，除参照一般用量标准外，必须密切注意观察动物的状态，以决定麻醉药的用量。在注射麻醉药物时，先用麻醉药总量的2/3，密切观察动物生命体征的变化，如已达到所需麻醉的程度，余下的麻醉药则不用，避免麻醉过深抑制延髓呼吸中枢导致动物死亡。

（2）放射性示踪剂在实验动物体内扩散、富集和排泄快慢因注射方式和药物种类而异，因此需设置预实验摸索恰当的扫描时间。

（3）注意动物样本的固定，需尽量保持样本体位不变，避免造成运动伪影。

（4）实验后动物尸体、放射性试剂针头等，需按放射性废弃物处理要求谨慎处理，以免对环境和人员造成损伤。

八、结果与意义分析

（1）数据重构：启动重构软件，打开扫描数据，对 SPECT/PET 扫描数据进行重构，重构数据自动保存至相应的文件夹；对 CT 数据进行重构，数据保存至相应的文件夹。

（2）图像融合：打开分析软件，导入 SPECT/PET 重构图像数据和 CT 进行图像融合。

（3）图像分析：选择 SPECT/PET 图像中研究的脏器或部位的 VOI，软件自动分析给出数据，并作出动态图像和折线图等。

（4）数据和图像的保存和导出：在分析软件中，将结果和数据进行保存和导出。

九、出现问题与解决办法

（1）图像模糊，有较多伪影。经均匀度校准后，图像质量仍无好转。

解决办法：扫描前注意探头准直器的清洁，可用专门的清洗剂，使用医用纱布轻轻擦拭探头，去除污染。

（2）前台采集工作站在扫描过程中报扫描故障，无法执行扫描。

解决办法：更换保险。

（3）扫描定位时，探头上下移动，Body Contour 无法找到正确位置。

解决办法：Body Contour 由数排红外线发射、接收管组成，可以根据动物的位置调整探头位置，以便最大限度地靠近动物，获得更佳的图像质量。用95%乙醇轻轻擦拭发射、接收管。

十、思　考　题

（1）PET/SPECT 的主要用途是什么？

（2）PET/SPECT 的主要特点是什么，在实验过程中要注意哪些？

第六章 小动物荧光活体成像

一、简　介

IVIS Spectrum 系统同时具备二维及三维断层水平的生物发光、荧光、切伦科夫辐射成像功能，能够无创伤地在活体动物水平对疾病的发生发展及治疗、细胞的动态变化、基因的实时表达进行长期观测。基于硬件配置和高灵敏度的生物发光及荧光成像性能，同时具备生物发光和荧光三维成像性能的系统，其能够和其他模式的三维影像系统（如 MRI、CT 及 PET 等）联合使用，将不同模式的三维影像进行融合，实现功能性成像与结构性成像的结合。

二、实　验　原　理

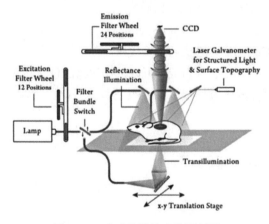

图 1-6-1　小动物活体成像原理图

IVIS 光谱成像系统是一种高灵敏度，低噪声，在体内成像技术平台下能够非侵入性可视化地实时追踪活体组织细胞和基因的活动，该系统提供生物发光和荧光成像。对于荧光成像，仪器可以在反射中运行透照方式，宽带灯的滤光提供了两种模式的激发源，在反射模式下，光被传送到位于成像室顶部的四个反射器上。在传递模式下，激发光被传送到一个 x-y 转换装置并聚焦于直径为 2mm 的光束定向到动物主体下方的特定位置（图 1-6-1）。IVIS 光谱成像系统包括 10 个激发光和 18 个发射滤波器，扫描范围为 480～850nm。

该系统还包括一个结构光学投影仪。荧光的三维位置和强度可以通过结构化的光和透射荧光图像计算出来。发光源的三维位置和强度可由结构光和发光图像数据计算出来。IVIS 技术能够看到体内发出的微弱的可见光。一是高灵敏度的制冷 CCD 镜头，可达到 −90℃，使体内发出的非常少的光子也能够被检测。二是绝对密封的暗箱装置，可以屏蔽包括宇宙射线在内的所有光线。

IVIS 光谱成像系统包括：位于成像室的 CCD 相机、相机电源装置、热电冷却装置、荧光光源、基于 Windows 的数据采集和分析计算机系统、用于最佳图像采集的透镜和滤波器系统、激光/电镀仪表、摄影照明系统、综合荧光系统、成像平台避碰系统（图 1-6-2）。

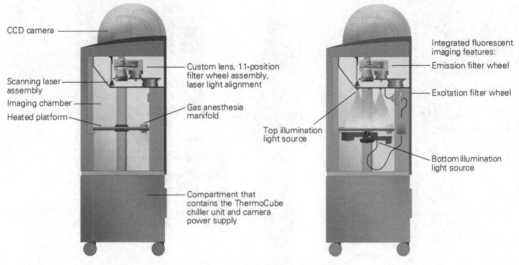

图 1-6-2　小动物活体成像系统组成

三、应　　用

小动物活体光学成像技术已在生命科学基础研究、临床前医学研究及药物研发等领域得到广泛应用（图 1-6-3）。

1. 广泛应用于感染性疾病的研究　常用的标记方法及应用领域包括：

（1）利用萤火虫荧光素酶基因、海肾荧光素酶基因或细菌荧光素酶基因标记细菌、病毒、真菌、寄生虫等病原体，在活体水平观测这些病原体在动物体内的感染情况及抗生素、疫苗等药物的治疗效果。

（2）通过荧光素酶基因或荧光蛋白基因标记免疫细胞，以及利用特定基因——荧光素酶基因转基因动物，观测病原体感染所引发的机体免疫应答及致病机制。

2. 在活体光学成像实验中，常用于干细胞光学　主要集中于以下几个方面：监测干细胞的移植、存活和增殖；示踪干细胞在体内的分布和迁移；用于多能诱导干细胞、肿瘤干细胞等新兴研究。

3. 广泛应用于基因和细胞的治疗，可实时监测非侵入性基因送递和治疗　利用萤火虫荧光素酶（Firefly Luciferase）或者荧光蛋白作为报告基因，通过转基因技术标记细胞、病毒、细菌或者基因，进而观测基因和细胞治疗效果。或通过外源注射功能性荧光探针，观测基因和细胞治疗效果。

4. 在肿瘤研究中，主要集中于三个方面　①长时间监测肿瘤生长及转移；②抗肿瘤药物研发；③癌症分子机制研究。

5. 广泛应用于免疫学的研究　监测免疫细胞的免疫应答作用；利用荧光素酶作为报告基因标记神经疾病相关基因构建转基因动物，进行免疫疾病机制研究。

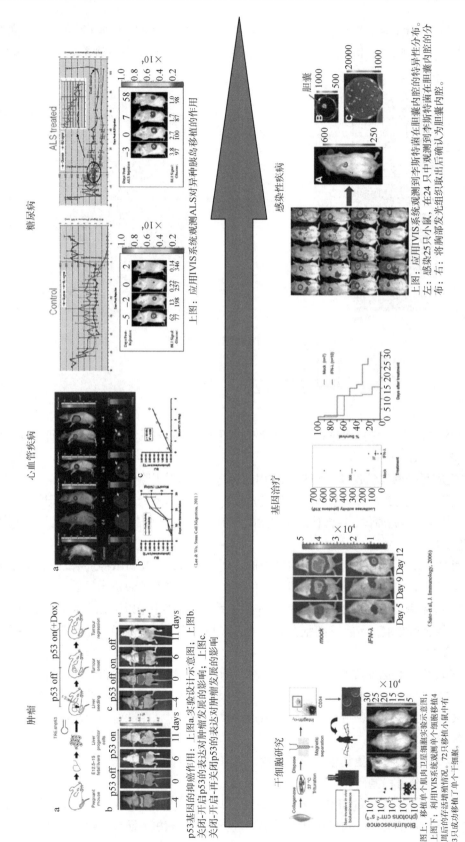

图1-6-3 小动物活体成像在部分疾病研究中的应用示意图

6. 适用于神经病学研究　可进行神经肿瘤、神经发育及细胞治疗的相关研究；构建转基因动物，进行神经疾病机制研究；利用功能性荧光探针监测神经疾病的发生发展。

7. 适用于心血管病的研究　应用生物发光技术，研究细胞治疗心血管疾病效果；应用功能性荧光探针，了解疾病发展的分子机制和药物治疗心血管疾病的效果；了解心血管疾病相关基因的作用及其治疗。

8. 广泛应用于糖尿病的研究中　从特异构建的发光转基因小鼠中获取具有发光特性的胰岛，进行胰岛移植相关研究；利用荧光素酶基因标记相关治疗用细胞，观测治疗用细胞在活体动物体内的分布、器官靶向及对糖尿病的治疗效果；通过构建荧光素酶基因表达载体或转基因动物，研究糖尿病相关基因表达及信号通路。

四、特　　点

1. 简单优点　适用于小动物的研究，灵敏度高，特异性好，生物发光成像在接种后当天就可以实时观察到癌细胞的转移和走向。操作简单，无放射性。

2. 缺点　无法标记小分子药物，暂不适用于人类和临床（正在研究中），分辨率低，体内精确定位有限。

五、实验材料与准备

实验所需试剂、耗材：口罩、手套、1mL 注射器、异氟烷、荧光素酶底物（用于荧光素酶活性检测实验）等。

六、实　验　操　作

（一）开机步骤

1. 启动程序　确认后面板开关关闭，前面板切换开关在里面向下的位置（处于待机状态），电源线插入控制台和壁插座；打开电脑，启动操作软件；打开后面板上的主电源开关，可见状态灯为蓝色；打开前面板切换开关，将开关关闭向上，可见状态灯为蓝色并且闪烁着。在动态图像软件中，单击 Initialize IVIS 系统控制面板（图 1-6-4），可见状态灯是红色的；等到相机冷却到工作温度（需要 10min）。当系统准备好运行时，状态灯是绿色的。

2. 启动气体麻醉系统　倒入适量异氟烷，打开氧气阀门进行老鼠麻醉，将昏迷的动物放入小动物活体成像仪器的暗室中，排放好位置（图 1-6-5）。

（二）操作步骤

1. 生物发光和荧光二维成像步骤
（1）将麻醉的小鼠放入成像箱并关门。

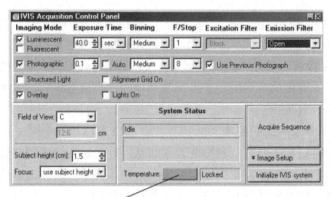

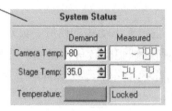

图 1-6-4　Initialize IVIS 系统控制面板

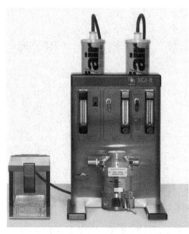

图 1-6-5　气体麻醉系统

（2）IVIS Acquisition Control Panel 选择成像模式：Luminescent（生物发光）或 Fluorescent（荧光）。

（3）选择曝光参数，默认值为 Auto[注：也可手动调节成像参数，包括 Exposure Time（曝光时间），Binning，f/stop 光圈]。

（4）勾选 Photography，Overlay 和 Alignment Grid 选项。

（5）选择成像视野大小：ABCD。A 适用于小鼠局部成像，B 和 C 分别适用于 1 只和 3 只小鼠成像，D 可同时成像 5 只小鼠。

（6）选择小鼠成像高度（Subject height）为 1.50cm。

（7）选择激发（Excitation Filter）和发射（Emission Filter）滤光片。

注：生物发光成像 Excitation Filter 选择 Block，Emission Filter 选择 Open。

（8）点击 Acquire 按钮获取成像图片。

（9）获取图片后，点击 Tool Palette 中的 ROI Tools，选取 Circle，Square，Free Draw 或 Grid 进行 ROI 圈选。

（10）点击 Measure ROIs，获取 ROI 区域的定量数值。

2. 荧光光谱分离步骤（Automatic）

（1）IVIS Acquisition Control Panel 点击 Imaging Wizard，并选择 Fluorescence。

（2）Fluorescence-Spec Unmix/Filter Scan 选择探针类型，并选择波长扫描方式和成像物体（Imaging Subject）。

（3）点击 Acquire Sequence 获取序列图像。

（4）Tool Palette 选择 Automatic，并点击 Start Unmixing。

（5）选择需要光谱分离的成分，点击 Finish，获取光谱分离成像结果。

3. 生物发光三维重构成像

（1）IVIS Acquisition Control Panel 点击 Imaging Wizard，并选择 Bioluminescence。

（2）Imaging Wizard-Bioluminescence 选择 DLIT，点击 Next，选择生物发光类型和成像物体（Imaging Subject）。

（3）点击 Acquire Sequence 获取序列图像。

（4）获得序列图像后，Tool Palette 点击 Surface Topography，选择小鼠成像姿势（Orientation）和物体类型（Subject），并点击 Generate Surface。

（5）Single View Surface Topography Analysis 获取表面拓扑区域，并点击 Finish，获得小鼠表面拓扑成像图像。

（6）Tool Palette 点击 DLIT 3D Reconstruction，Analyze 选择拓扑成像所需滤光片，Properties 选择光源类型（Source Spectrum），并点击 Start，并接下来点击 Reconstruct 获取生物发光三维图像。

4. 荧光三维重构成像

（1）IVIS Acquisition Control Panel 点击 Imaging Wizard，并选择 Fluorescence。

（2）Imaging Wizard-Fluorescence 选择 FLIT，点击 Next，选择类型和成像物体（Imaging Subject）。

（3）Imaging Wizard-Fluorescence-FLIT 点击 Transillumination Setup，选择荧光透射区域并点击 OK。

（4）点击 Next，并点击 Acquire Sequence 获取序列图像。

（5）获得序列图像后，Tool Palette 点击 Surface Topography，选择小鼠成像姿势（Orientation）和物体类型（Subject），并点击 Generate Surface。

（6）Single View Surface Topography Analysis 获取表面拓扑区域，并点击 Finish，获得小鼠表面拓扑成像图像。

（7）Tool Palette 点击 FLIT 3D Reconstruction，Analyze 选择拓扑成像所需滤光片，Properties 选择组织类型（Tissue Properties），并点击 Start，接下来点击 Reconstruct 获取荧光三维图像。

（三）关机步骤

1. 保存数据后将该软件关闭。
2. 关闭电脑。
3. 关闭气体麻醉系统。
4. 关闭位于 IVIS 后面的主电源开关，从墙上的插座上切断电源线。

5. 用遮蔽胶带封住气口和出口端口，防止进入灰尘。

七、实验结果分析

1. 数据分析　打开 IVIS 软件，对图像进行数据分析，软件自动分析给出数据，数据保存至相应的文件夹。

2. 图像分析　打开 IVIS 软件，进行相对应的图像标尺设定、荧光强度分析等。

3. 数据和图像的保存和导出　在分析软件中，将结果和数据进行保存和导出。

八、注 意 事 项

1. 不要在仪器的背面、侧面、前或内嵌板上取下激光驱动。注意，激光可以很容易反射出来。因此打开暗室门时，须将手表、首饰等物品取下。

2. 设备不使用时，应正常关机。并注意防潮、防火。

3. 实验后动物尸体、试剂、针头等废弃物需谨慎处理，以免对环境和人员造成损伤。

九、注意事项、出现问题与解决办法

1. 相机警报：验证相机是否被冷却到要求温度。①检查相机控制面板的测量温度，以确保它是锁定的，如果相机的温度是锁定的，相机的温度盒是绿色的。②如果相机的温度盒是红色的，可点击红色的盒子来显示实际的温度。

2. 荧光素酶活性检测实验应在首次实验时对发光效率、发光时间等做不同条件的摸索，以便确定曝光的时间点，随后的检测都采用相同的曝光时间点（从注射荧光素酶底物到曝光）。

3. 荧光素酶底物的用量应该严格按照小鼠体重进行计算。

十、结果与意义分析

相对于其他成像方法，小动物活体成像适用于小动物的研究，灵敏度高，特异性好，操作简单，无放射性。小动物 CT 的基本原理是利用 X 线成像，通过观察小动物体内的密度变化，进行动物内部结构方面的研究。它的优点是分辨率高，不需标记。缺点是特异性差，在肿瘤很小时无法区分肿瘤细胞和正常细胞，并且对于肿瘤细胞的活跃程度不敏感。例如，2005 年 1 月 JCI 的一篇关于乳腺癌骨转移的文章里，详细比较了小动物 CT 与生物发光成像在肿瘤转移方面的灵敏度。小动物 CT 要在接种 16 天以后，成瘤很明显后才能够观察到骨转移的存在，而生物发光成像在接种后当天就可以实时观察到癌细胞的转移和走向。

第七章　超高分辨率小动物超声成像

一、简　　介

Vevo®2100 型超高分辨率小动物超声实时分子影像系统是 Vevo 系列中新一代的全数字型临床前应用影像综合平台。在图像采集技术上采用的是 256 振元电子线阵探头技术，同时采用了标准的 DICOM3.0 接口，多数临床超声检测均可以在此高分辨率小动物超声影像系统上得以实现，广泛应用于大、小鼠疾病研究中。

二、实　验　原　理

超声在介质中以直线传播，有良好的指向性，这是通过超声对生物体器官进行探测的基础。当超声在传播过程中会发生反射、折射、散射、衰减等，反射回来的超声为回声，检测这种回声并转化成影像即为超声影像。各种器官与组织，包括病理组织有它特定的声阻抗和衰减特性，因而构成声阻抗上的差别和衰减上的差异。超声射入体内，由表面到深部，将经过不同声阻抗和不同衰减特性的器官与组织，从而产生不同的反射与衰减。这种不同的反射与衰减是构成超声图像的基础。探头发出超声束，通过各层组织，反射的回波在探头发射超声波的间隙被接收，通过正压电效应转变为电能，再经检波、放大，根据接收到的回声强弱，可在荧光屏上显示为强弱不同的光点，超声波脉冲可以不断穿透组织及产生回波，显出组织的断面超声图像。不同时间反射回来的声波，依反射界面的先后而呈一系列纵向排列的光点显示于荧光屏上。慢扫描电路的水平偏转板使纵向排列的光点在示波屏上从左向右扫描，可以呈现连续波动的曲线及图形。Vevo®2100 采用专利技术的高频电子线阵技术，超高频率的电子线阵探头可达 70 MHz，分辨率达到了 30μm，图像采集速率达 1000 帧/秒。相比于医用超声大大提高了清晰度，扩展了其功能性、灵活性和图像质量。

三、应　　用

1. 心血管学　结合其专利的心电图采集分析、超声多普勒血流测量、彩色超声和心脏 B 型、M 型超声技术，可以有效实时记录心动周期内心脏各形态结构的动态改变及心功能测量，测量血流量和血流速度，血压改变与血流速度、血流量、心腔体积改变间的关系；应用于多数临床心血管疾病的基础医学小动物实验研究，常见的如心肌梗死、心肌肥大、心力衰竭、高血压及各种以小鼠为模型研究先天性心脏病等，见图1-7-1、图1-7-2。

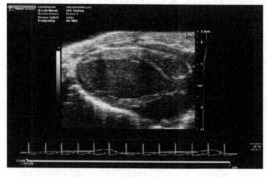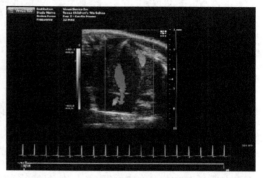

图1-7-1　小鼠心脏左室长轴超声成像　　　　　图1-7-2　二尖瓣彩色多普勒成像

2. 血管生物学　B超检测不同血管的切面影像，精确测量大鼠或小鼠的动脉管壁的厚度、管腔的大小，测量血管壁的内膜、中膜、外膜等，动态观察动脉粥样硬化的发生、发展和预后，见图1-7-3。观测动脉粥样硬化斑块的形成与消融、血栓的形成与消融；通过超声弹性成像分析斑块的性质、软硬度等。同时可以通过脉冲多普勒测量粥样硬化/血栓所导致的血流量和血流速度等变化，彩色超声观测血流方向改变甚至涡流。

3. 肿瘤生物学　Vevo®2100在不需要任何标记物的条件下即可精确检测小至0.1 mm²肿瘤组织的三维结构、任意径向的距离，面积和肿瘤组织的体积。可用于肿瘤转移研究、凋亡研究等。用于肿瘤内部中空坏死、肿瘤周边脂肪及相关组织病变、淋巴结病变研究等。采用能量多普勒显示肿瘤组织内新生微血管的生长和分布情况、微血管/肿瘤体积比及肿瘤的供血情况，为肿瘤学的研究提供前所未有的帮助，见图1-7-4。

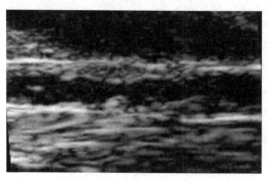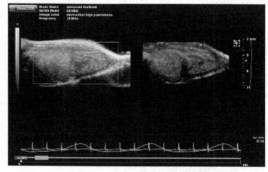

图1-7-3　血管生物学像　　　　　　　　　图1-7-4　肿瘤生物学像

4. 肾脏生物学　Vevo®2100可以对肾脏进行高分辨率二维和三维实时成像，在体检测肾脏的血流和进行组织灌注成像。这种在体高分辨率成像的方法，可以长期持续地在活体动物模型中进行研究，大大减少动物模型数量的同时，结果的可重复性更高。

5. 发育生物学　Vevo®2100具有超高的分辨率，结合其优异的功能模块，可以实现从胚胎发育第五天开始到新生再到成年小鼠的发育研究，分析小动物如神经系统发育、心脏发育等重大遗传性疾病的发生发展规律及治疗方案等。

6. 图像引导注射　Vevo®2100 可以在超声图像引导下，将细胞/药物等进行精确的特定位置注射，或特定部位的细胞取材。例如，可以精确地将干细胞/药物/细胞因子等注射至跳动的心肌组织治疗心肌梗死，或注射至血栓、粥样硬化/斑块部位，以及应用在肿瘤原位种植等研究中。进行体内转染和基因治疗，其精确性可达纳升（nL）级，为疾病治疗研究及疾病模型等建立提供方便。

7. 分子生物学　Vevo®2100 除了上述医学影像学常用应用功能以外，还开发了用来靶向研究分子的造影剂标记抗体，在体研究细胞因子/膜受体的表达变化，如细胞生长相关的 VEGF-R2 研究肿瘤血管新生、炎症相关的 P-选择素、黏附因子 VCAM 和 ICAM、整合素等任意靶向膜分子。同时，还可以通过造影剂微泡破碎来进行药物/基因的靶向输送和治疗研究。

四、特　　点

1. 实时、动态和高分辨率成像　采用超高频电子线阵探头技术，图像分辨率最高可达 30 μm，是临床人用超声探头无法匹敌的精度；时间分辨率＞1000 帧/秒，提供无与伦比的时间分辨率，优越的分辨率和图像一致性贯穿于整个视野。

2. 多点、多模式聚焦，聚焦深度可调。动物平台整合了温控、呼吸监控、心电监控和门控等功能。

3. 更高的准确性和可重复性，可显示图像解剖及血流动力学的细节；更高通量的数据处理，更广泛的测量和计算能力，更精确的量化，且不同操作者可重复分析。提供高级测量、定量分析软件包，数据导出各种格式（TIFF/BMP/AVI/DICOM 等），开放式数据管理体系，可输出射频原始数据。

4. 提供非线性造影模式，扩展应用范围，实现多种模式下三维扫描，并进行体积分析，流程化软件设计实现图像采集、存储、标准、分析、注释一体化方案。

5. 最安全的影像技术。非侵入式成像，同一实验动物在可控条件下的长时程成像，可以纵向研究同一动物，作为自身对照，获得可靠、可定量、可重复的数据。

6. 较其他影像技术操作简单，易学好用，瞬时成像，常规成像参数快捷键一键调用成像，易于移动，即插即用，更加灵活。

7. 成像范围广　除了对正常的肺成像困难外，其他部位一般均可，最擅长成像软组织脏器如心肾肝胆胰脾、病变组织如肿瘤等。扩大了应用研究领域，如心血管、癌症、发育生物学、对比成像、再生医学、药物开发、泌尿外科、生殖医学等。可用于多种实验动物，包括小鼠、大鼠、兔子、斑马鱼、鸡胚等。

8. 精密定位的图像可导引介入手段，更准确。

9. 科研结果容易进行临床转化，可转化医学研究手段——小鼠到人，同比精度或更高。

五、实验材料与准备

实验所需试剂、耗材：口罩、手套、棉签、胶布、脱毛膏、异氟烷、导电胶、耦合剂等。

六、实 验 操 作

（一）系统开机操作

1. 主机　两个电源开关，先背后再侧边。

2. 操作台　插上测量心率的电源；连接麻醉管道，固定于操作台。

3. 麻醉　连接好麻醉橡胶管，倒进异氟烷，可见液平面上升。先逆时针打开氧气瓶，再旋开麻醉的左边总开关，最后旋开右边两个小的旋钮。

4. 探头　将探头（小鼠400Hz，大鼠250Hz）放置于操作台上用固定器固定好。

（二）系统测量步骤

1. 打开系统软件Vevo LAB3.1.0，点击"New"，选择"New Study"，输入Study Name（总文件夹名称），Series Name（每一只大/小鼠的编号），Owner选择TIM，点击Create。做完一只大/小鼠，按Studyment键回到首页，只需在Series Name命名大/小鼠编号。

2. 固定老鼠　将气体麻醉后的大/小鼠仰躺于操作台上，将大/小鼠口鼻对着麻醉管，持续气体麻醉状态。在四肢电极板上涂上导电胶（耦合剂），用胶布固定大/小鼠四肢。脱去大/小鼠胸部毛发，在心脏涂上导电胶（耦合剂）。

3. 以心脏超声为例　首先先测量心脏长轴，将探头逆时针旋转45°左右，可以看到心脏的心尖及与之在同一水平面的通畅的流速道。按Cline键保存B model模式（心脏形态），测量M model模式时（心脏功能），将测量线置于乳头肌后缘，按Cline键保存测量的心脏功能。接下来再测量心脏短轴，将固定好的心脏长轴的角度顺时针旋转90°左右。同理测量B model与M model。

4. 数据导出　插入专用U盘，选择自己建的文件夹，点击Export To，双击U盘，即可。

（三）系统关机操作

1. 实验完成后，取下探头，用纱布擦干。

2. 取下实验动物。

3. 关闭麻醉机与氧气瓶。

4. 导出数据。

5. 关闭主机电源（切记主机背后按钮），拔掉操作台的电插。

6. 用湿布清理台面，切勿用乙醇擦拭操作台。

七、实验结果分析

1. 图像分析　打开 Vevo®2100 软件，可以选择某一图像进行分析，选择合适的测量工具包进行测量。Vevo®2100 软件提供给操作者多种不同的测量和计算参数。在 B 超图像中，可以做常规的形态测量，包括面积和容积测量。如在多普勒和造影成像模式下，可以对血管的多种参数进行评估。测量完成后，系统会对这次测量产生一个可编辑的标签，并且测量值会显示在图片上。

2. 数据和图像的保存与导出　在分析软件中，点击 Export Report 窗口，浏览选择所要导出文件的位置，对结果和数据进行保存和导出。

八、注意事项

1. 超声仪由稳压器提供 220V 稳压电源。开机前必须先接通稳压器电源，待指示电压为工作电压范围后方可打开仪器电源开关。仪器正常通电后，稳压器电源稳定在工作电压范围，仪器功能菜单显示正常，调节好显像条件，探头预热 5 分钟左右，才可进行操作。

2. 待检部位脱毛后涂适量耦合剂，需要轻巧拿放探头和按压功能键盘，探头为精密仪器，避免摔落、碰撞、重压、敲击。图像采集结束后，冻结探头，擦净探头上耦合剂。要先关闭仪器并断开仪器电源开关，再关掉稳压器电源，并用软纸巾清洁探头，切勿用腐蚀剂涂擦探头。

3. 仪器工作时间按要求恒温恒湿，注意防尘，定期保养。不使用时，应正常关机。并注意防潮、防火，主机及探头内不可进水和其他液体。

4. 实验后动物尸体、试剂、针头等需废弃物要求谨慎处理，以免对环境和人员造成损伤。

九、注意事项、出现问题与解决办法

1. 若操作中途显示采集图像错误，及时报告主管负责人，中断操作，重新启动仪器。
2. 若操作中途突然停电，应立即断开仪器电源开关。再次通电，应 5～10 分钟后启动仪器电源。发现故障要及时报告主管负责人。

十、结果与意义分析

Vevo®2100 超高分辨率小动物彩色多普勒超声实时影像系统可应用于心血管疾病、肿瘤生物学、神经生物学、发育生物学、基因传递、肾脏生物学、肝脏病学、眼科学、生殖生物学、风湿病学 & Muscuskeletal 再生医学和干细胞等多个领域。该系统优质 B-Mode（二维）成像：帧频至多可达 1000 fps，多中心区加强图像的均一性；M 型评价运动，应用于心血管系统；脉冲多普勒量化血流量；彩色多普勒显示血流方向、平均速度，确定 B 型超声无法看到的小血管；能量多普勒相对量化血流量，可进行同步模式和指导，使研究更方便和更快；可进行 MicroMarker 对比成像：用于获得相对灌注&靶向分子数据；三维成像，回放，重建与体积分析；提供高级测量、随附各种定量分析软件包；VevoStrain 分析评估全心&节段性心肌功能及三维体积分析，提供多种数据处理分析方式。通过一个灵活的开放式系统，分析、注释和存档图像及研究，追踪成像和测量数据，同时比较研究。

第二篇

细胞生物学技术

第八章　细胞培养技术

第一节　细胞培养

一、简　介

细胞培养技术是生命科学中常用的研究手段，该方法能排除神经体液因素的影响及肝肾解毒功能的干扰，观察某些因素或药物对培养细胞的直接作用。细胞培养泛指所有体外培养，其含义是指从动物活体体内取出组织，于模拟体内生理环境等特定的体外条件下，进行孵育培养，使之生存并增殖。若以培养物而言，可分为组织培养、细胞培养和器官培养。体外培养的细胞种类繁杂，所需要的基本成分和营养成分也是多种多样，但是主要方法不外乎两种，即原代培养和传代培养。

二、主 要 应 用

目前利用细胞培养技术已经可以生产出多种生物制品，如狂犬病、小儿麻痹症等病毒疫苗，表皮生长因子等生长因子，激素、干扰素、白细胞介素等生物调节剂，单克隆抗体及酶制剂等。具有临床应用发展前景的干细胞培养（如培养干细胞移植或在体外定向诱导分化干细胞后移植）、组织工程（如组织工程皮肤、骨和软骨缺损的修复）、试管婴儿等也离不开细胞培养技术。

三、实 验 原 理

将动物机体的各种组织从机体中取出，经各种酶（常用胰蛋白酶或胶原酶）、螯合剂（常用EDTA）或机械方法处理，使其分散成单细胞，置合适的培养基中培养，使细胞得以生存、生长和繁殖，这一过程称原代培养。

原代培养后由于细胞游出数量增加和细胞的增殖，单层培养细胞相互汇合，整个瓶底逐渐被细胞覆盖。这时需要进行分离培养，否则细胞会因生存空间不足或密度过大，营养障碍，影响细胞生长。细胞由原培养瓶内分离稀释后传到新的培养瓶的过程称为传代。

四、特　　点

1. 体外培养技术的优点　研究的对象是活的细胞，研究的条件可以人为控制，研究的样本具有均一性，研究的内容便于观察、检测和记录，研究的范围比较广泛，研究的费用相对较经济。

2. 体外培养技术的缺点　最根本的问题是尽管培养技术不断发展，并努力创造条件以模拟动物体内状况，但是体外培养的环境与体内环境并不完全相同，特别是培养环境缺乏神经和内分泌系统等的调节。缺乏这些控制，体外的细胞可能比体内细胞的代谢恒定，但并不能真实代表细胞来源的组织。因此，对于体外培养的细胞，应该把它们视作一种既保持动物体内原细胞一定的性状、结构和功能，又具有某些改变的特定的细胞群体，而不能将之与体内的细胞完全等同。

五、主要实验仪器/器材/试剂

仪器：培养箱（调整至 37℃，5% CO_2），离心机、水浴锅（37℃），培养瓶、不锈钢筛网、平皿、吸管、移液管、离心管、纱布、手术器械、血球计数板。

材料：动物组织块。

试剂：1640 培养基或 DMEM 低糖培养基（含 10%胎牛血清），0.25%胰酶，PBS，碘酒。

六、实　验　操　作

（一）原代培养

常用细胞的原代培养内容详见本章第二节。

（二）传代

1. 贴壁型细胞（用消化法传代）　直接吹打对细胞损伤较大，细胞也有较大数量的丢失，因而绝大部分贴壁生长的细胞需消化后，才能吹打传代。

（1）吸除或倒掉瓶内旧培养液。

（2）用 PBS 洗 1～2 次。

（3）以 25cm^2 培养瓶为例，向瓶中加入 1～2mL 消化液（胰蛋白酶或与 EDTA 混合液）轻轻摇动培养瓶，使消化液流遍所有细胞表面。消化最好在 37℃或室温 25℃以上环境进行。消化 2～5min 后把培养瓶置显微镜下观察，发现胞质回缩、细胞间隙增大后，应立即停止消化。

（4）加适量含血清的培养液终止消化。

（5）用弯头吸管吸取瓶中培养液，反复吹打瓶壁细胞，吹打过程要顺序进行，遵循"从上到下""从左往右"的原则，从培养瓶底部一边开始，到另一边结束，以确保所有底部都被吹到。吹打时动作要轻柔，不要用力过猛，同时尽可能不要出现泡沫，这些都对细胞有损伤。细胞脱离瓶壁后形成细胞悬液。

（6）计数，分别接种在新的培养瓶中。

（7）置 37℃，5% CO_2 培养箱中继续培养。第二天观察贴壁生长情况。

2. 悬浮细胞传代　因悬浮细胞不贴壁，故传代时不必采用酶消化法，而可直接传代或离心收集细胞后传代。

悬浮细胞多采用离心方法传代，即将细胞连同培养液一起转移到离心管中，800～1000r/min 离心 5min，去除上清液，加新的培养基到离心管内，用吸管吹打使之形成细胞悬液，传代接种。直接传代即让悬浮细胞慢慢沉淀在瓶底后，将上清液吸掉 1/2～2/3，然后用吸管吹打形成细胞悬液后，再传代。

3. 部分贴壁生长细胞　不经消化处理直接吹打也可使细胞从壁上脱落下来，再进行传代。这种方法仅限于部分贴壁不牢的细胞，如 HeLa 细胞等。

七、注 意 事 项

1. 原代取材的组织最好尽快培养，因故不能及时培养的，可将组织浸泡于培养液内，放置于冰浴或 4℃冰箱中。如果组织块很大应先将其切成 $1cm^3$ 以下的小块再低温保存，但时间不能超过 24h。

2. 传代培养时要注意无菌操作并防止细胞之间的交叉污染。所有操作要尽量靠近酒精灯火焰。每次最好只进行一种细胞的操作。每一种细胞使用一套器材。培养用液应严格分开。

3. 每天观察细胞形态，掌握好细胞是否健康的标准：健康细胞的形态饱满，折光性好，生长致密或者汇合率达到 80%以上时即可传代。

八、结果与意义分析

体外培养的细胞状态良好，得出的实验数据可信，否则会降低实验数据的可信度。

九、出现问题与解决办法

如发现细胞有污染迹象，应立即采取措施，一般应弃置污染的细胞，如果必须挽救，可加含有抗生素的 PBS 或培养基反复清洗，随后培养基中加入较大量的抗生素，并经常更换培养基等。

十、思　考　题

细胞培养的定义是什么？

第二节　常用细胞原代培养

一、软　骨　细　胞

（一）实验动物与主要试剂

1. 实验动物　SPF 级 4 周龄 SD 大鼠，体重 80～90g。

2. 试剂　DMEM 完全培养液[含 DMEM 低糖培养基、10%胎牛血清（FBS）、青链霉素混合液等]，Ⅱ型胶原酶，PBS。

（二）取材步骤

1. 准备　取各种已消毒的培养用品置于净化台面，紫外线消毒 30min。开始工作前先洗手、75%乙醇擦拭手至肘部，戴无菌手套、口罩等。

2. 布局　点燃酒精灯，配制含 10%胎牛血清低糖培养基，0.2% Ⅱ型胶原酶。

3. 获取大鼠膝关节　将大鼠颈椎脱臼处死后，用 75%乙醇浸泡 5min，无菌条件下游离并用咬骨剪截取膝关节，置入内含 75%乙醇的玻璃蓝盖瓶中，带入超净工作台。

4. 获取软骨组织　先用 PBS 充分漂洗膝关节，刮除关节周围附着的组织如肌肉、脂肪、骨膜、滑膜后，再用 PBS 充分漂洗。用刀片削取每个关节表面的软骨至含 PBS 的平皿中。

5. 剪切　PBS 充分漂洗软骨小块 3 次后，用手术刀片切碎至 1mm×1mm×1mm 大小，置入含 5mL 0.2% Ⅱ型胶原酶（组织量与酶液比例约为 1：4）的 50mL 离心管中。

6. 消化　将以上离心管置于 37℃恒温水浴床中振荡消化，100r/min，每 2h 吸取 1 次上清液，120 目无菌尼龙网筛过滤，所得滤液转移至 15mL 离心管，1000r/min 离心 5min，弃上清液，收集细胞沉淀。原消化瓶中再加入 5mL 0.2% Ⅱ型胶原酶，如前法消化 2h，消化后的处理同上，共重复 3 次。

7. 计数　用 DMEM 完全培养液重悬细胞，血球计数板计数调整软骨细胞悬液浓度为 $2.5×10^5$/mL，接种至培养瓶中。

8. 培养　置 37℃、5% CO_2 饱和湿度二氧化碳培养箱培养。

（三）注意事项

1. 原代取材的组织最好尽快培养，因故不能及时培养的，可将组织浸泡于含 10%FBS

低糖培养基中，放置于4℃冰箱中，但时间不能超过24h。

2. 获取软骨组织时，不要误带软骨下骨和骨膜，一般以不渗血为度。

3. 为了避免把未贴壁软骨细胞丢弃，一般48h后首次换液。

4. 每天倒置显微镜下观察细胞生长情况，每2天更换一次培养基，细胞生长致密或者汇合率达到80%以上，即可传代。

二、成骨细胞

（一）实验动物与主要试剂

1. 实验动物 24h内新生的SPF级SD大鼠。

2. 试剂 F12完全培养液（含F12培养基、15%胎牛血清、青链霉素混合液等），0.25%胰蛋白酶，0.1% Ⅱ型胶原酶（用F12培养基配制）。

（二）取材步骤

1. 准备 取各种已消毒的培养用品置于净化台面，紫外线消毒30min。开始工作前先洗手、75%乙醇擦拭手至肘部，戴无菌手套、口罩等。

2. 布局 点燃酒精灯；配制F12完全培养液，0.25%胰蛋白酶，0.1%Ⅱ型胶原酶。

3. 获取大鼠颅骨 将SD大鼠颈椎脱臼处死后，75%乙醇浸泡5min，取出头盖骨，分离顶骨和额骨。

4. 获取骨组织 用预冷生理盐水反复洗涤大鼠乳鼠颅盖骨标本，除去脂肪组织及残留血，放入另一盛有F12完全培基液的培养皿中再洗涤。

5. 剪切 将颅骨剪成2～5mm²碎片，将洗涤过的骨碎片用0.25%胰蛋白酶2mL预消化15min，以清除纤维组织细胞，弃去上清液（其中主要含成纤维细胞）。

6. 消化 以0.1% Ⅱ型胶原酶10mL，在37℃环境中消化20min，室温下磁力搅拌消化20min。

7. 培养 静置数分钟，收集消化液，室温下以1200r/min，离心10min。去除上清液，用含15%胎牛血清的F12完全培养液4mL悬浮细胞，接种于75mL培养瓶中，补培养液8mL使每瓶液体量达到12mL；对静置后沉淀部分可再重复以Ⅱ型胶原酶消化20min、磁力搅拌消化15min、离心10min。将获得的3瓶细胞放置于二氧化碳培养箱，在5% CO_2，95%空气，37℃温度下培养，24h后可见细胞贴壁生长，胞质开始伸展，换新鲜培养液，以后每隔48h换培养液（注：消化视具体情况而定，也可多消化1遍）。

（三）注意事项

成骨细胞包绕在硬组织中，致使处理困难，可采用骨组织块法、酶消化法、骨膜组织块法、骨髓培养法及薄层骨片经EDTA处理并经胶原酶消化，均可培养出成骨细胞。体外培养的成骨细胞保持有骨组织细胞的某些特征。

三、脑微血管内皮细胞培养

（一）实验动物与主要试剂

1. 实验动物　2～3 周龄 SPF 级 SD 大鼠，雌雄均可，体重 40～60g。

2. 试剂　纤连蛋白（fibronectin）、Ⅳ型胶原、鼠尾胶、葡聚糖（dextran，分子质量 100～200kDa）和 DNA 酶Ⅰ（DNaseⅠ）；D-Hank's 液、PBS；Ⅱ型胶原酶；明胶、牛血清白蛋白（BSA）、HEPES；Percoll；DMEM、肝素钠、NaHCO₃；青链霉素混合液。胎牛血清（FBS）；碱性成纤维细胞生长因子（bFGF），胶原酶/分散酶（collagenase/dispase）。

（二）取材步骤

1. 准备　取各种已消毒的培养用品置于净化台面，紫外线消毒 30min。开始工作前先洗手、75%乙醇擦拭手至肘部，戴无菌手套、口罩等。

2. 布局

（1）试剂配制：1mg/mL 鼠尾胶（用 0.2%乙酸配制），1%明胶（用 D-Hank's 液配制），1%Ⅱ型胶原酶（用 DMEM 配制，用时稀释成 0.1%的浓度），1%胶原酶/分散酶（用 DMEM 配制，用时稀释成 0.1%），15%葡聚糖（用 PBS 配制），20%BSA（用 DMEM 配制，调 pH 至 7.4 后用 0.22μm 滤膜过滤除菌），DNaseⅠ（用冷 PBS 配制成 2U/μL），以上试剂经 0.22μm 滤膜过滤除菌后分装保存于-20℃；50%Percoll（配 12mL，需 6mL Percoll 原液，0.67mL 10×PBS，0.4mL FBS，4.93mL PBS）；DMEM 培养液（含 4000mg/L D-葡萄糖，4mmol/L L-谷氨酰胺，添加 3.7g/LNaHCO₃，20mmol/L HEPES，肝素钠 100mg/L，青霉素 100U/mL，链霉素 100μg/mL），pH 调至 7.4，过滤除菌后分装保存于 4℃，用时加入 20% FBS 及 1ng/mL bFGF。

（2）培养皿预处理：涂布 3 种不同的基质，培养前一天加入 1mL 1%明胶于 35mm 塑料培养皿，置于 37℃培养箱过夜，接种前用 D-Hank's 液漂洗 2 次；接种前 4h，加入鼠尾胶 6～10μg/cm²，在密闭的器皿里用氨气熏 5～10min 后，置于室温 1～2h 晾干后，用 D-Hank's 液漂洗 2 次；50μL 0.1%纤连蛋白、50μL 1mg/mL Ⅳ型胶原和 400μL 双蒸水混合后，加入每个培养皿中涂布均匀后吸出，可涂布 10 个培养皿，置于 37℃培养箱 1～2h 晾干后，用 D-Hank's 液漂洗 2 次。

（3）获取大鼠全脑：大鼠颈椎脱臼处死后浸泡于 75%乙醇中消毒 3～5min，断头后置于玻璃培养皿中，打开颅腔后取出全脑置于盛有冷 D-Hank's 液的玻璃培养皿中。

（4）获取大脑皮质：解剖去除小脑、间脑（包括海马），随后将大脑半球在干滤纸上缓慢滚动以吸除软脑膜及脑膜大血管后置于新的含冷 D-Hank's 液玻璃培养皿中，用细解剖镊去除大脑白质、残余大血管和软脑膜，保留大脑皮质，用 D-Hank's 液漂洗 3 次后，加入 1mL DMEM 培养液。

（5）剪切：用虹膜剪将其剪碎成 1mm³ 大小，加入 0.1% Ⅱ型胶原酶（含 30U/mL DNase Ⅰ，1mL/大脑）混匀后 37℃水浴消化 1.5h，离心（1000r/min，8min，室温），去上清液，加入 20% BSA 悬浮混匀后离心（1000r/min，20min，4℃）或加入 15%葡聚糖悬浮混匀后离心（4000r/min，20min，4℃），去除中上层神经组织及大血管。

（6）消化：保留底部沉淀，加入 2mL 0.1%胶原酶/分散酶（含 20U/mL DNase I）悬浮混匀后于 37℃水浴消化 1h，离心（1000r/min，8min，室温），去上清液，加入 2mL DMEM 培养液悬浮后铺于经离心形成连续梯度的 12mL 50% Percoll（25 000r/min，60min，4℃）中，离心（1000r/min，10min，4℃），靠近底部的红细胞层之上的白黄色层面即为纯化的微血管段。

（7）培养：吸出后用 DMEM 漂洗 2 次，离心（1000r/min，5min，室温），去上清液，加入 DMEM 完全培养液（含 20% FBS，100µg/mL 肝素钠）悬浮后接种于涂布基质的 35mm 一次性塑料培养皿（1.5mL/培养皿，可接种 1 个培养皿/大脑）。置于 37℃、5% CO_2 培养箱内静置培养，12～4h 后换液，并加入 1ng/mL bFGF，随后隔天换液。

（三）注意事项

1. 2～3 周龄哺乳期的 SPF 级 SD 大鼠作为培养材料。脑微血管内皮细胞原代培养的关键是首先分离获得纯度较高且活力好的脑微血管段。

2. 在解剖过程中仔细去除软脑膜、大血管及大脑白质，收集大脑皮质，可减少成纤维细胞和平滑肌细胞的生长，对于提高内皮细胞的纯度具有重要意义。

3. 由于胶原酶对内皮细胞的损伤较小，采用酶消化法可避免组织匀浆对内皮细胞的损伤，从而有利于提高细胞的活力。在酶消化过程中加入适量的 DNA 酶可分散消化过程中释放的 DNA 所引起的微血管段凝结块，有利于增加微血管段的得率。

4. 对于 Percoll 离心，采用 50% Percoll 效果最好。

四、心肌微血管内皮细胞

（一）实验动物与主要试剂

1. 实验动物　出生 5～7 天的 Wistar 大鼠乳鼠。

2. 试剂　Ⅱ型胶原酶、PBS、胰蛋白酶、DMEM 普通培养基、肝素、内皮细胞生长因子、2%碘酊、75%乙醇。

（二）取材步骤

1. 准备　取各种已消毒的培养用品置于净化台面，紫外线消毒 30min。开始工作前先洗手、75%乙醇擦拭手至肘部，戴无菌手套、口罩等。

2. 布局　点燃酒精灯，配制 0.2% Ⅱ型胶原酶、0.02%的胰蛋白酶。

3. 获取乳鼠心脏　将乳鼠的头和四肢仰卧固定，用 2%碘酊消毒胸部，再用 75%乙醇脱碘消毒皮肤后，剪开皮肤，暴露皮下组织。更换手术器械，开胸摘取心脏。

4. 获取心肌组织　用 PBS 洗除血液，去除瓣膜、大血管及结缔组织等。剪开左心室，将心脏放于 75%乙醇中浸泡 30s，以灭活心外膜和心内膜内皮细胞。

5. 剪切　PBS 冲洗后，剪碎心肌组织，再用 PBS 清洗 2～3 遍。

6. 消化　将洗过的组织沉淀用 2mL 0.2% Ⅱ 型胶原酶吹打，在 37℃摇摆水浴孵育消化 30min；加入等体积终浓度为 0.02%的胰蛋白酶，轻轻吹打组织 10 次，37℃水浴消化 10min。加入等量含血清培养基中和，分离下的细胞过 200 目筛网，弃未过筛网的沉淀，取过滤液，离心，重复两次。

7. 计数　所得细胞重悬于 DMEM 普通培养基中，并调整细胞浓度到 10^4～10^5/mL，接种于 1%明胶处理的培养瓶中，37℃培养 4h，以除去未黏附细胞。

8. 培养　更换含 50mg/L 肝素、10mg/内皮细胞生长因子的 DMEM 完全培养基培养。每 2～3 天换液 1 次。

（三）注意事项

1. 出生 5～7 天的 Wistar 大鼠乳鼠作为培养材料。心肌微血管内皮细胞原代培养的关键是首先分离获得纯度较高且活力好的心肌组织。

2. 在解剖过程中仔细去除瓣膜、大血管及结缔组织，灭活心外膜和心内膜内皮细胞。对于提高心肌微血管内皮细胞的纯度具有重要意义。

五、心 肌 细 胞

（一）实验动物与主要试剂

1. 实验动物　出生 1～4 天的 SD 乳鼠。

2. 试剂　低糖 DMEM，胰酶（含 EDTA），青链霉素混合液，$NaHCO_3$，胎牛血清，谷氨酰胺，D-Hank's 液，0.1%苯扎溴铵（新洁尔灭），碘酒，75%乙醇。

（二）取材步骤

1. 准备　取各种已消毒的培养用品置于净化台面，紫外线消毒 30min。开始工作前先洗手、75%乙醇擦拭手至肘部，戴无菌手套、口罩等。

2. 布局　点燃酒精灯；将胰酶用 D-Hank's 液配成 0.06%的浓度，并放置于 37℃水浴中温育好。

3. 获取乳鼠心脏　将乳鼠放入 0.1%新洁尔灭浸泡一下后拿出，用另一把大镊子取碘酒棉球擦乳鼠皮肤，再用酒精棉球脱碘。左手捏紧乳鼠颈背部皮肤以充分展露其胸部，右手取一把眼科直剪剪开皮肤，充分撕拉开，再用酒精棉球消毒后，取一把眼科弯剪沿胸骨柄左下缘向上剪开肋骨，然后在切口中间横剪胸骨。这样只要左手稍顶，乳鼠的心脏就会直接跳出来。然后用眼科弯剪从心脏中部直接将心室部分剪下，放入冰浴的 D-Hank's 液中。重复以上过程。取材完毕后，撤掉取材的手术器械。

4. 获取心肌组织　用第二套手术器械进行下列操作：用眼科直镊和眼科弯剪把培养皿中的心脏周边的血凝块及纤维组织剔除掉，放在另一个预先装好 D-Hank's 液的培养皿中，把心脏组织再洗一遍后，将心脏组织放在另外一个培养皿中，加少许 0.06%胰酶。

5. 剪切 用眼科弯剪将心脏组织剪成 1mm³ 大小的碎块, 将剪碎的心脏和胰酶液转入加了搅拌子的锥形瓶中, 另外吸取 2~3mL 新鲜的胰酶冲洗平皿和剪刀并转入锥形瓶中, 补加胰酶至终体积 10mL, 加上塞子。

6. 消化 将锥形瓶放在 37℃ 水浴中 (可以用一个消毒的 500mL 烧杯, 装好无菌的蒸馏水, 加够水量, 水位线稍低于 250mL 锥形瓶的刻度线即可, 水位过低则温度会不均匀, 过高容易污染。打开磁力搅拌器电源, 预先将水温调节至 37℃), 调节转速至 60r/min 左右, 消化 15min (务必保证水浴温度恒定在 37℃, 并且消化时间不超过 15min)。如果采用的是水浴振荡器的话, 不用加搅拌子, 直接放在水浴振荡器中消化亦可, 转速和消化时间相同。从水浴中取出锥形瓶, 小心吸去上清液, 上清液中的主要成分是红细胞和成纤维类细胞。加入 10mL 新的胰酶, 用一支新的吸管吹打溶液几次, 机械分散细胞 (组织消化后会成为黏稠的胶体状), 注意不要过分吹打, 否则会导致组织过度消化, 37℃ 水浴搅拌再消化 10~15min; 如果乳鼠数目少 (比如 5、6 只的时候), 消化时间可以减少为 5~10min, 否则很容易消化过度。上述消化处理的同时, 往一支 50mL 的一次性无菌离心管中加入 20mL 预冷的含 10% 胎牛血清的培养液, 并放置冰台上。消化处理之后, 小心移出上清液转至上述加有培养液的离心管中, 第一次消化收集分离出的细胞, 第一次消化结束后; 继续第二次消化, 余下的组织块加入 10mL 新胰酶继续消化。重复上述消化步骤, 直至剩余少许组织块为止, 一般消化 4~5 次可以消化绝大多数的组织块 (不含弃去消化液的那次)。

7. 计数 第 1、2 次含细胞的消化液加入一支离心管中, 过 180 目筛网后, 一起离心; 第 3、4 次含细胞的消化液放在一支心管中, 过 180 目筛网后, 一起离心。最后, 分别用 8mL 含 20% 胎牛血清的培养液重悬两管细胞, 接种到一个 75cm² 的塑料培养瓶中, 放置在培养箱中 1.5h 后, 取出, 弃贴壁细胞 (主要是成纤维细胞和内皮细胞), 将未贴壁的细胞悬液取出, 锥虫蓝拒染法计数后, 加入培养液调整细胞浓度为 (5~6)×10⁵/mL, 接种到目的培养器皿中。

8. 培养 接种后 24h, 用温的培养基或者平衡盐液轻轻冲洗培养的心肌细胞一次, 以去除未贴壁的细胞 (部分细胞会在 24h 后贴壁, 结果很多细胞重叠生长), 再更换培养液即可。可以按照实验需要在培养 48h 或 72h 后施加处理因素。

(三) 注意事项

1. 乳鼠心肌细胞属于原代生长细胞, 培养过程较为烦琐; 0.06% 胰酶对细胞损害较小, 但这个浓度消化所需时间较长。采取多次反复低浓度消化的方法, 每次消化一些后, 用吸管抽取出上清液, 离心所得即为心肌细胞。

2. 利用心肌细胞和成纤维细胞贴壁时间的不同, 采用差速贴壁 1.5h, 充分去除成纤维类细胞, 达到纯化的目的。成纤维细胞胞体呈梭形或不规则三角形, 中央有卵圆形核, 胞质突起, 生长时呈放射状, 并且会增殖, 不搏动, 很容易和心肌细胞鉴别。

3. 消化和吹打一定不要过度, 是保证心肌细胞活力最重要的一个原则。而接种密度 (一般不低于 10⁵/mL), 也将影响心肌细胞的搏动及同步化搏动。

六、平滑肌细胞

（一）实验动物与主要试剂

1. 实验动物　成年同龄雄性新西兰白兔，体重 2.5～3kg。

2. 试剂　DMEM，Ⅱ型胶原酶，α-平滑肌肌动蛋白抗体（α-SMA），胎牛血清，胰蛋白酶。

（二）取材步骤

1. 准备　取各种已消毒的培养用品置于净化台面，紫外线消毒 30min。开始工作前先洗手、75%乙醇擦拭手至肘部，戴无菌手套、口罩等。

2. 布局　点燃酒精灯；配制含 10%胎牛血清低糖培养基，0.1%Ⅱ型胶原酶，0.25%胰蛋白酶。

3. 获取兔膀胱组织　肌内注射盐酸氯胺酮 200mg 及氟哌利多 5mg 麻醉，待兔进入麻醉状态后消毒，下腹正中切口，迅速切取膀胱组织。超净工作台内依次用庆大霉素溶液（浓度为 100U/mL）、生理盐水及 D-Hank's 液中浸泡洗涤 5min，然后放入 D-Hank's 液中除去黏膜、黏膜下及浆膜层。

4. 剪切、消化　肌肉剪成肉糜后用 0.1% Ⅱ型胶原酶（2mg/mL）溶液 40℃过夜消化（10～12h）。然后加 0.25%胰蛋白酶 37℃消化 30min，消化液变浑浊呈絮状提示消化良好。用 100 目细胞筛过滤该絮状液，混悬液离心（1000r/min，离心半径 13cm）5min。

5. 培养　置于 5%CO_2、37℃饱和湿度孵育箱中静置培养，培养液每周更换 2～3 次。待培养的细胞通过增殖达到约 80%汇合状态时做传代处理。弃去原培养瓶中的旧培养液，加入适量的 PBS（因培养液中的胎牛血清对胰蛋白酶有抑制作用），轻轻摇动，清洗残留的培养液后弃之。加入适量的消化液，使其覆盖整个细胞，将培养瓶放置于 CO_2 培养箱，不时在倒置显微镜下观察，当细胞胞质回缩，胞间间隙增大后，吸出消化液，并向培养瓶中加入含 10%胎牛血清的培养液终止消化。用吸管吸取培养瓶中的培养液，反复吹打瓶壁制备细胞悬液，吹打时不能用力过猛，尽量不出现气泡，以免损伤细胞。细胞进行计数后，按照 10^5～10^6 细胞/mL 将细胞接种于培养瓶中。

（三）注意事项

1. 仔细彻底剥除膀胱黏膜、黏膜下及浆膜层，是确保获得大量高质单个膀胱平滑肌细胞的基础。

2. 膀胱平滑肌组织应尽量剪碎以确保充分消化。

3. 严格控制胶原酶和胰蛋白酶的浓度和消化时间，见消化液浑浊、组织块呈絮状，或在倒置显微镜下见消化液中有较多单个细胞或细胞小团块时即终止消化。

4. 细胞筛的运用也是获得高质单个膀胱平滑肌细胞的基础。

七、滑 膜 细 胞

（一）实验动物与主要试剂

1. 实验动物　SPF 级 Wistar 大鼠，体重 140～150g。

2. 试剂　DMEM 培养基，青霉素及庆大霉素，L-谷氨酰胺，EDTA-胰酶消化液，胎牛血清，Ⅱ型胶原酶。

（二）取材步骤

1. 准备　取各种已消毒的培养用品置于净化台面，紫外线消毒 30min。开始工作前先洗手、75%乙醇擦拭手至肘部，戴无菌手套、口罩等。

2. 布局　点燃酒精灯；配制含 10%胎牛血清低糖培养基，0.2% Ⅱ型胶原酶。

3. 获取大鼠滑膜组织　大鼠脱臼处死，置于 75%乙醇中浸泡 2min，膝关节局部乙醇消毒，于膝关节正中纵行切开皮肤，分离肌肉，露出膝盖骨，继续向下分离，可见平滑光亮的滑膜组织，用手术剪分离关节囊的滑膜层和纤维层，然后取出滑膜层组织。用同法采集另一侧膝关节滑膜层组织。将获取得的滑膜组织放于装有含青霉素/庆大霉素双抗的生理盐水中。

4. 剪切　将分离的滑膜组织用含青霉素/庆大霉素双抗的 PBS 浸泡 5min 后，再用 PBS 漂洗 3 次放入培养皿中；用眼科剪剪碎滑膜组织成 1mm×1mm×1mm 的小块，送入培养瓶中。

5. 消化　加入含 10%胎牛血清的Ⅱ型胶原酶约 6mL（胶原酶浓度为 4mg/mL）进行消化，瓶口拧紧放入培养箱中。消化过程中每隔 1h 振摇一次培养瓶；待消化 3h 后，取出培养瓶。

6. 计数　吹打混匀细胞悬液，将其转入离心管中，1000r/min，离心 10min，弃部分含有脂肪细胞上清液 1～2mL，再加入 2mL DMEM 培养液混匀后，200 目筛网过滤，将过滤液转至离心管，1200r/min，离心 10min；弃上清液，加 DMEM 培养液 4mL 吹打混匀细胞沉淀。用计数板观察细胞并计数。

7. 培养　转入干净的培养瓶中，另加 1mL 胎牛血清（20%终浓度），置于培养箱中培养。次日去掉未贴壁的细胞。2～3 天更换 1 次培养液。

（三）注意事项

1. 取材必须保证无菌操作，取材后应立即进行分离消化。

2. 滑膜组织需仔细修剪，以剔除滑膜下层组织，且剪碎成 1mm×1mm×1mm 的小块利于组织消化。为保证消化充分，在消化过程中需不间断吹打组织碎片。

3. 用于实验的细胞以原代或 2～3 代为好，传代超过 3 次后会出现细胞老化现象，4～5 代细胞增殖活性显著下降。

八、骨髓间充质干细胞

（一）实验动物与主要试剂

1. 实验动物　选取普通级健康日本大耳白兔，雌雄不限，兔龄（10±2）个月，体重（2500±100）g。

2. 试剂　α-MEM 培养基，PBS 粉剂，胎牛血清，胰蛋白酶，肝素，青霉素及链霉素注射液，Percoll 淋巴细胞分离液，3%戊巴比妥钠。

（二）取材步骤

1. 准备　取各种已消毒的培养用品置于净化台面，紫外线消毒 30min。开始工作前先洗手、75%乙醇擦拭手至肘部，戴无菌手套、口罩等。

2. 布局　点燃酒精灯；配制含体积分数为 10%胎牛血清、青霉素及链霉素的 α-MEM 培养基。

3. 获取兔骨髓液　抽取碘酒乙醇浸泡消毒大耳白兔双耳后，于耳缘静脉注射 3%戊巴比妥钠（1mL/kg）麻醉，采取仰卧位将兔四肢及头部固定于兔台上，行髂前上棘骨髓穿刺，抽取 5mL 骨髓液，5g/L 肝素抗凝。

4. 分离　将抽取的骨髓加入等量 PBS 混匀，室温 1000r/min 离心 6min，弃骨髓混合溶液的上层脂肪组织及上清液，加入等量 Percoll 淋巴细胞分离液（调节分离液密度为 1.073g/mL），4℃ 2500r/min 离心 20min。离心后可以使细胞分层，呈云雾状的白膜层即为实验所需的单核细胞层，轻轻用吸头吸取单核细胞层的单个核细胞。将分离的单核细胞置于新的离心管中，加入 PBS 再次离心 5min。

5. 计数　弃上清液后加入 α-MEM 培养基（含体积分数为 10%的胎牛血清、青霉素及链霉素）悬浮，充分混匀，密度达到（$10^6 \sim 10^7$）/mL 后转入即进行原代培养。

6. 培养　放置于 37℃，体积分数为 5%的 CO_2 及饱和湿度条件下的细胞培养箱中培养。培养两三天后半量换液，根据细胞生长状态给予每 3 天或 4 天全量换液。培养 10～14 天时，细胞逐渐融合，融合 80%以上时，进行细胞传代：弃去培养液后，用 0.25%胰蛋白酶消化 1～2min 后，按 1：2 比例传代培养。每 2 天或 3 天更换培养液 1 次。每日在倒置显微镜下观察骨髓间充质干细胞的形态变化。

第三节　细胞的冻存、复苏与运输

一、简　介

为了防止污染或技术原因使长期培养功亏一篑，考虑到培养细胞因传代迟早会出现变异，有时因寄赠、交换和购买，培养细胞须从一个实验室转运到另一个实验室，此时最佳的策略是进行低温保存。这对于维持一些特殊细胞株的遗传特性极为重要。现在细胞低温冷冻储存已成为细胞培养室的常规工作和通用技术。细胞冻存就是将体外培养的细胞悬浮在加有或不加冷冻保护剂的溶液中，以一定的冷冻速率降至零下某一温度，并在此温度下对其长期保存的过程。复苏是以一定的复苏速率将冻存的细胞恢复到常温的过程。

二、主 要 应 用

不论是微生物、动物细胞、植物细胞还是体外培养的器官都可以进行冻存，并在适当条件下复苏。

三、实 验 原 理

1. 在低于-70℃的超低温条件下，有机体细胞内部的生化反应极其缓慢，甚至终止。因此，采取适当的方法将生物材料降至超低温，即可使生命活动固定在某一阶段而不衰老死亡。当以适当的方法将冻存的生物材料恢复至常温时，其内部的生化反应可恢复正常。

2. 水在低于零度的条件下会结冰。如果将细胞悬浮在纯水中，随着温度的降低，细胞内外的水分都会结冰，所形成的冰晶会造成细胞膜和细胞器的破坏而引起细胞死亡。这种因细胞内部结冰而导致的细胞损伤称为细胞内冰晶的损伤。

3. 如果将细胞悬浮在溶液中，随着温度的降低，细胞外部的水分会首先结冰，从而使得未结冰的溶液中电解质浓度升高。如果将细胞暴露在这样高溶质的溶液中且时间过长，细胞膜上脂质分子会受到损坏，细胞便发生渗漏，在复温时，大量水分会因此进入细胞内，造成细胞死亡。这种因保存溶液中溶质浓度升高而导致的细胞损伤称为溶质损伤或称溶液损伤。

4. 当温度进一步下降，细胞内外都结冰，会产生冰晶损伤。

5. 如果在溶液中加入冷冻保护剂，则可保护细胞免受溶质损伤和冰晶损伤。因为冷冻保护剂容易同溶液中的水分子结合，从而降低冰点，减少冰晶的形成，并且通过其摩尔浓度降低未结冰溶液中电解质的浓度，使细胞免受溶质损伤，细胞得以在超低温条件下保存。

6. 在复苏时，一般以很快的速度升温，$1\sim2min$内即恢复到常温，细胞内外不会重新形成较大的冰晶，也不会暴露在高浓度的电解质溶液中过长的时间，从而无冰晶损伤和溶质损伤产生，冻存的细胞经复苏后仍保持其正常的结构和功能。

7. 冷冻保护剂对细胞的冷冻保护效果还与冷冻速率、冷冻温度和复温速率有关，而且不同的冷冻保护剂其冷冻保护效果也不一样。

四、特　　点

该方法操作相对简单，易于进行，而且冻存的细胞活力较高。

五、主要实验仪器/器材/试剂

1. 仪器　倒置显微镜、普通冰箱、–80℃超低温冰箱、液氮冻存罐、离心机、电子计算机程序降温仪、超净工作台、恒温水浴箱等。

2. 耗材　冻存管（容量为 1mL 或 1.5mL）、离心管、Tips、微量移液器等。

3. 冻存液　一般是血清培养基：血清：DMSO=7：2：1 混合而成。一般现配现用，或配制后放入普通冰箱冰盒内冷冻保存，使用前于室温下水浴溶解。

六、实　验　操　作

（一）细胞冻存

1. 待冻存细胞悬液的制备

（1）按常规方法消化处于对数生长期的细胞，制备单细胞悬液，并计算细胞总数。

（2）将细胞悬液以 800～1000r/min 离心 5min，去上清液。

（3）向细胞沉淀物中缓慢加入冻存液，轻轻吹打混匀，使细胞密度达 10^6～10^7/mL。

（4）按每管 1～1.5mL 的量分装于冻存管内，拧紧管盖。

（5）在冻存管上做好标记，包括细胞代号及冻存日期。

2. 分级冷冻（或使用程序降温仪）

（1）先将冻存管放入普通冰箱冷藏室（4～8℃），约 40min。

（2）接着将冻存管置于普通冰箱冷冻室（–20℃），约 60min。

（3）然后将冻存管转移到超低温冰箱（–80℃），过夜。

（4）最后将冻存管投入液氮保存。

或直接使用程序降温盒，将冻存管放入程序降温盒后，直接放入–80℃超低温冰箱，4h 后将冻存管移入冻存管盒架。注意程序降温盒内异丙醇的量必须高于最低刻度线，冻存 5 次后异丙醇需要更换一次。

3. 记录　做好冻存记录。记录内容包括冻存日期、细胞代号、冻存管数、冻存过程中降温的情况、冻存位置及操作人员。

（二）细胞复苏

1. 调配 37～40℃的温水，或将恒温水浴箱的温度调节至 37℃。

2. 从液氮中取出冻存管，立即投入 37℃温水中迅速晃动，直至冻存液完全溶解。

3. 将细胞冻存悬液转移到离心管内，加入约 5 倍体积培养液，轻轻吹打混匀。

4. 将细胞悬液经 800～1000r/min，离心 5min，弃上清液。

5. 向细胞沉淀内加入完全培养液，轻轻吹打混匀，将细胞悬液转移到培养瓶内，补足培养液进行培养。

（三）细胞运输

1. 长距离运输（几天）

（1）选择生长良好的单层细胞或细胞悬液，去掉培养液，补充新培养液至瓶颈部，保留微量空气，拧紧瓶盖。这样可避免由于液体晃动导致的细胞损伤。

（2）瓶口用封口膜密封，并用棉花包裹做防震、防压处理，放在携带者贴身口袋带回，或用包装盒空运。

2. 短距离运输（几小时）　去掉大部分培养液，仅留少量液体覆盖单层细胞，防止细胞干燥，将细胞附着面朝上带回。

3. 液氮冻存运输　利用 1L 液氮罐或大号暖瓶装液氮，将冻存细胞管移入液氮中，这样可将细胞种子转送到其他实验室。因液氮挥发快，此法适于短距离运输。

七、注 意 事 项

1. 在使用含有 DMSO 的冻存液时，因为 DMSO 在室温状态易损伤细胞，所以在细胞加入冻存液后应尽快放入 4℃环境中。

2. 准确记录细胞的种类、冻存时间、冻存液的品种和冻存者的姓名。

3. 复苏时，冻存管在 37℃温水中迅速晃动完全溶解之前，勿离开液面。

八、结果与意义分析

按照这种方法冻存的细胞，其存活率可达 90%以上，复苏后的细胞也应该保持其冻存时的活力，活细胞数达 90%以上。

九、出现问题与解决办法

1. 在使用 DMSO 前，不要对其进行高压灭菌，因其本身就有灭菌作用。高压灭菌反而会破坏其分子结构，以致降低冷冻保护效果。在常温下，DMSO 对人体有毒，故在配制时需戴手套。

2. 在将细胞冻存管投入液氮时，动作要小心、轻巧，以免液氮从液氮罐内溅出。若液氮溅出，可能对皮肤造成冻伤。操作过程中最好戴防冻手套、面罩、工作衣或穿防冻鞋。

3. 应注意控制冻存细胞的质量。既要在冻存前保障细胞具有高活力，还要确保无微生物污染，这样的细胞才具有冻存价值。另外，在每批细胞冻存一段时间后，要复苏 1～2 管，以观察其活力及是否受到微生物的污染。

4. 冻存管宜采用塑料冻存管，不宜使用玻璃安瓿。因为在复苏时，需要从-196℃的液氮中取出冻存管，立即投入 37℃温水中，温差很大，玻璃安瓿瓶容易爆炸而发生危险。

5. 细胞冻存悬液一旦融化后，要尽快离心除去冷冻保护剂，防止冷冻保护剂对细胞产生毒性。实验人员在复苏细胞过程中，同样应具有自我保护意识，避免被液氮冻伤。

十、思　考　题

细胞冻存与复苏的原理是什么？

第四节　细　胞　计　数

一、简　介

细胞计数是细胞培养研究中的一项基本技术，它是了解培养细胞生长状态，测定培养基、血清、药物等物质生物学作用的重要手段。常用的细胞计数有血球计数板计数法和电子细胞计数仪计数法。

血球计数板，又名血细胞计数板，是一种常用的手工细胞计数工具。自动计数方法主要用于大量的单个样本计数，诸如 Coulter 生产的细胞计数设备。本法虽精确度稍差但有时又是必要的一种细胞计数方法，是对几个显微镜下视野的细胞计数后，与接种于组织培养瓶中的已知数量的细胞标本做比较。

二、主　要　应　用

细胞计数常用于细胞培养，进行生长曲线绘制等；自动计数方法主要用于大量的单个样本计数，用于估测细胞群体中的细胞数，进行下一步实验。

三、实　验　原　理

血细胞计数板含有 2 个室，每个室充满并盖上盖玻片后总体积为 9×10^{-3} mL。每个室有 9 个大方格，因此盖上盖玻片后每个大方格的容积为 0.1mm^3 或 1.0×10^{-4} mL。

在适当稀释细胞悬液后，将其移入样品杯，在自动细胞计数仪的微孔管下，计数仪吸取 0.5mL 样品进行计数。被吸取的细胞穿过微孔时改变了流经微孔的电流，产生一系列脉冲信号，计数仪借以进行分类、计数。

四、特　点

手动计数简单方便，价格低廉，但是精确度稍差；自动计数精确度较高，但是价格偏贵。

五、主要实验仪器/器材/试剂

1. **仪器** 倒置显微镜，Countstar 自动细胞计数仪。
2. **器材** 移液器，Countstar 计数板。
3. **试剂** 0.2%的锥虫蓝。

六、实 验 操 作

（一）血细胞计数板计数法

1. 按前述方案用胰蛋白酶处理细胞，细胞重悬于细胞培养液中。

2. 用毛细吸管吸出欲计数的两份细胞标本。依靠毛细管作用，细胞悬液进入覆盖盖玻片的计数板。液体刚好充满室，勿溢入计数器表面外的小槽中。第一份标本装入一室，第二份标本装入另一室。

3. 对细胞计数板两边的 9 个大方格中各 5 个格即共 10 个格进行计数。采用 10×物镜和 10×目镜时，视野应包含 9 个大方格中的一格，这样计数较为方便。在大方格两边的压边细胞应计数，而另两边则不应计数。如果初始稀释度导致细胞数多于 50～100 细胞/格，应再行稀释以提高精确度和加快计数的速度。

4. 合计 10 个大方格的细胞数（每室 5 个，共 2 室），算出 $1×10^{-3}$mL 中的细胞数（每个大方格 $1×10^{-4}$mL×10 个大方格=10^{-3}mL 容积）。细胞总数乘以 1000 即得每毫升计数细胞悬液的细胞数，如图 2-8-1 所示。

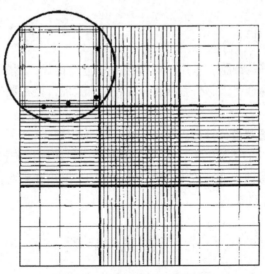

图 2-8-1 标准的红细胞计数室

圆圈表示 100×显微镜放大倍数（10×目镜和 10×物镜）下所包含的面积。在上边和左边压粗线的细胞（空心圆）计数，在底边和右边压粗线的细胞（实心圆）勿计数，即数上不数下，数左不数右。

对 2 个室的 4 个角落的和中间的大方格进行细胞计数（这里呈现的是一个室的情况）

5. 计数完毕后立即用双蒸水清洗计数板和盖玻片，然后用 70%乙醇清洗，用擦镜纸擦干。勿让细胞悬液在计数器上干燥。

（二）Countstar 自动细胞计数仪计数法

1. 打开计数仪和软件　启动计算机和显示器，登录到 Windows 系统中，双击桌面上的 Countstar 快捷图标，启动 Countstar 软件，启动 Countstar 自动细胞计数仪。

2. 进入测量模块　点击控制软件中的 Cell Mode 按钮，根据样本类型选择 Cell/Object 模式；点击 Count cell 按钮进入检测窗口；在测量窗口，输入一个特定的 Sample ID（样本名称）；输入样本的 Dilution（稀释比例）；选择样本的 Cell Type 类型，即可进行计数测量。

3. 准备样本开始检测

（1）将细胞样本与 0.2%的锥虫蓝按照 1：1 比例混匀染色后，立即吸取 20μL 样本加入 Countstar 计数板对应样本槽中；将 Countstar 计数板插入载物台中，确保计数板的第 1 个槽进入 Countstar 自动计数仪待检测位置；调节右侧位置旋钮将计数板调节到适当的位置，计数板移动到检测位置时会听到定位声，此时对应位置指示灯变亮；点击 Start 按钮开始进行检测。检测的所有结果将在结果界面自动显示出来。

（2）一个样本多个视野检测：如果一个样本进行多视野检测，点击 Next Record 按钮来检测同一样本的不同视野，同时将样本槽通过位置旋钮调到不同视野位置并按 Start 键，下一个视野将自动进行检测。

（3）多个样本检测：如果进行多个样本检测，点击 Next Sample 按钮检测下一个样本，同时将样本槽移动到正确位置并按 Start 键，下一个样本将自动进行检测。

4. 关闭仪器　在系统菜单中选择退出或者在软件主界面直接关闭 Countstar 软件，关闭计数仪电源。

（三）细胞生长曲线

1. 取生长状态良好的细胞，采用一般传代方法进行传代，制成细胞悬液。

2. 经计数后，精确地将细胞分别接种于 24 孔细胞板，接种数量以 7～10 天能长满而不发生生长抑制为度。

3. 每天取出 3 孔细胞进行计数，计算均值。连续观察 1～2 周或到细胞总数开始减少为止（一般需要 10 天左右）。培养 3～5 天后需要给未计数的细胞换液。

4. 以培养时间为横轴，细胞数为纵轴（取对数），描绘在半对数坐标纸上。连接成曲线后即为该细胞的生长曲线。

七、注 意 事 项

1. 消化单层细胞时，务求细胞分散良好，制成单细胞悬液，否则会影响细胞计数结果。

2. 取样计数前，应充分混匀细胞悬液。在连续取样计数时，尤应注意这一点。否则，前后计数结果会有很大误差。

八、结果与意义分析

1. 细胞计数时，如果原始细胞悬液已作稀释，应考虑到稀释倍数：

例如：10mL 细胞悬液中取 1mL 加入 4mL 培养液，用毛细吸管吸取稀释液。取一份稀释液于计数器的一室中，取另一份稀释液于另一室中。每室计数 5 个大方格。

细胞数/大方格：45，37，52，40，60，48，54，70，58，60。总数 524。

稀释倍数：（1+4）=5

细胞数/mL（原液）：$524 \times 10^3 \times 5 = 2.62 \times 10^6$/mL 细胞

2. 标准的细胞生长曲线近似"S"形，如图 2-8-2：用于实验的细胞要选择指数增长期的，因为该期内细胞数随时间变化成倍增长，活力最佳，最适合进行实验研究。细胞是否处于对数生长期并不是以数量来定的，一般接种数量多，潜伏期相对会缩短一些，反之，潜伏期会稍长。并且不同细胞潜伏期是不一样的，故建议最好在实验以前做一下生长曲线。

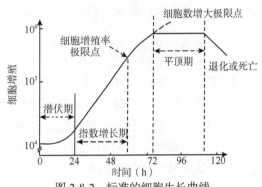

图 2-8-2　标准的细胞生长曲线

九、出现问题与解决办法

镜下计数时，遇见 2 个以上细胞组成的细胞团，应按单个细胞计算。如细胞团占 10% 以上，说明消化不充分；或细胞数少于 2 个/mm^2 或多于 50 个/mm^2 时，说明稀释不当，需重新制备细胞悬液、计数。

十、思　考　题

欲配制 10mL，10^6 个/mL 细胞密度的细胞悬液，现有 10^7 个/mL 的细胞悬液若干毫升，应如何稀释？

第五节　培养细胞的常规观察

一、简　　介

细胞培养后，需要对其生长状况、形态甚至生物学性状连续地进行观察。由于细胞小而复杂，若不借助适当的手段，则难以观察其形态、结构，更难发现细胞内各种成分的蛋白组成及其功能。目前，已有多种研究细胞的技术，从光学显微镜到电子显微镜；从一般细胞化学法到免疫化学法。细胞在体外培养过程中需要每天进行常规性检查，及时了解细胞生长状态、数量改变、细胞形态、细胞有无移动、污染、培养基 pH 是否变酸、培养基是否变黄需要更换等，根据细胞动态变化做不同处理。

二、培养细胞的常规观察

观察细胞形态是细胞接种或传代以后辨认细胞最简单、最直接的技术。常规检查包括污染与否、细胞生长和 pH 等动态变化等。细胞常规检查观察的方法主要有以下 4 种。

（一）肉眼观察

活细胞直接观察，培养液正常情况下呈桃红色，清亮透明。多数细胞的适宜 pH 为 7.2～7.4，当 pH 在 6.5 以下时，细胞开始脱落死亡。培养基中加适当浓度的 Hepes 缓冲液或用 5% CO_2 恒温箱可使 pH 维持稳定，利于细胞生长。加入细胞在培养瓶中置于恒温箱培养时，随着细胞生长时间的延长，细胞代谢产生的酸性物质会使培养基 pH 下降，引起颜色变浅变黄。在超越缓冲范围后便易酸化变黄，如不及时调节 pH，会影响细胞的生长，甚至造成细胞退变死亡。一般更换培养基的时间依营养物的消耗而定，正常情况生长稳定的细胞 2～3 天换液，生长缓慢的细胞 3～4 天换液，若发现培养基很快变黄，要注意是否有细菌污染。

（二）显微镜观察

倒置相差显微镜是细胞培养实验中不可缺少的观察工具，由于细胞培养用的器皿比较厚，因此采用了从上边照明、从下边观察的倒置显微镜，这也限制了物镜的放大倍数只有40 倍。在光路中加相应的暗环遮挡，光以不同的相位照到细胞不同部位，使细胞轮廓明显，层次清晰，让没有染色的活细胞也能观察到。

1. 细胞形态　生长状态良好的细胞，在一般显微镜下观察时可见，细胞透明度大、折光性强、轮廓不清。只有细胞状态良好才宜用于实验，细胞生长不良时，轮廓增强，胞质中常出现空泡、脂滴和其他颗粒状物，细胞之间空隙加大，细胞形态可变得不规则甚至失去原有特点，如上皮细胞变成类上皮细胞等。当细胞死亡时某些染料能透过变性的细胞膜与解体的细胞核 DNA 结合，而令其着色。锥虫蓝（trypan blue）染色就是利用此特点鉴别细胞死活，活细胞不着色，死细胞核呈蓝色。

2. 细胞生长　初代培养或传代的细胞悬液接种以后，经过长短不同的潜伏期后开始增殖。传代细胞系、胚胎组织或幼体组织一般在第二天即可见细胞生长，一周内便可连接成片。接种细胞长满瓶壁后，应及时传代再培养。否则由于营养物消耗和代谢积累，细胞即进入停止期或退化期。此时细胞轮廓增强，细胞内常出现颗粒状堆积物，为膨胀的线粒体，细胞质呈空泡化，细胞变圆、粗糙，严重时细胞从瓶壁脱落，只有及时再做传代处理，才能使细胞继续生长繁殖。

3. 微生物污染　微生物污染培养细胞培养物后会出现 pH 改变，培养液呈现浑浊状。细菌感染后，由于细菌的运动，光镜观察可见有微闪光；真菌感染则在镜下见许多细丝状菌丝，有时还密集有群集孢子；支原体的污染需要借助一些检测手段才可检出。细胞污染以后一般应当废弃，对于重要的细胞株，可以参考相关专著，采取一些措施清除污染。比较重要的实验、珍贵的细胞，须至少由两个实验人员独立培养操作，或由一个人分次（不同时）操作。除培养实验室的卫生条件外，空气中的湿度与微生物污染关系密切。重要的、周期长的实验尽量安排在空气湿度低的秋冬季进行。

三、实 验 操 作

1. 相差显微镜基本操作步骤

（1）打开电源，由低到高调节灯光强度。

（2）将可变光阑成像调整到视野中央。

（3）调节聚光转盘内的照明相差环，使之与物镜相差环重合，即两环合一将相差环调至中央。

（4）观察细胞。

2. 免疫组化（荧光）**实验操作**

（1）从培养器皿中取出爬片（贴壁细胞）或甩片（悬浮细胞）。

（2）PBS 冲洗，5min/次×3 次。

（3）预冷丙酮或甲醇溶液固定 10min。

（4）PBS 冲洗，5min/次×3 次。

（5）封闭液室温下封闭 10min。

（6）一抗 37℃培养箱孵育 60min，或 4℃过夜。

（7）PBS 冲洗，5min/次×3 次。

（8）二抗（酶标记、荧光标记等）室温或 37℃ 30～60min。

（9）PBS 冲洗，5min/次×3 次。

（10）DAB 溶液显色，自来水冲洗，苏木精复染，中性树胶封片。（金标记或荧光标记可在镜下直接观察）

3. 电镜实验操作　置尖底离心管，离心收集细胞，弃上清液，采用戊二醛-锇酸双固定法固定，同电镜样品的常规制备，详见第一篇动物影像与形态学研究技术中的电镜常规样品制备。

四、思 考 题

细胞培养的常规观察有哪些？

第六节　细胞培养的污染与控制

一、主要污染来源

凡混入培养液中对细胞生存有害或者造成细胞不纯的物质都应视为污染物，包括生物和化学物质。最常见的污染物是微生物。细胞培养过程中污染的主要途径包括：

1. 组织标本　组织本身含有细菌，取材时碘酒消毒后脱碘不彻底，容易造成碘混入组织细胞中，影响细胞生长。

2. 实验器材　各种培养用器皿、器械洗刷不净或灭菌不彻底引入微生物和有毒物质。另外，CO_2培养箱要定期消毒。

3. 空气　空气中含有微生物，如果操作场所与外界隔离不严或消毒不充分，容易造成外界不洁空气入侵。另外，超净工作台未定期更换滤板，滤孔受尘埃堵塞，或者外界气流过强，污染空气进入操作区导致污染。此外，梅雨季节空气湿度大、含菌量多，也易造成污染。

4. 操作　操作者无菌观念不强，未戴口罩、帽子，或者技术不熟练，器皿和溶液没有消毒灭菌，或者虽经处理，但时隔已久又未重新处理。

二、污染类型

（一）细菌污染

细菌是细胞培养中最常见的污染物，即使在细胞培养液中加入了抗生素（一般为预防剂量），也可能因为操作不慎而引起污染。最常见的有葡萄球菌、大肠杆菌、假单胞菌等。

细菌污染初期，由于培养体系内抗生素的作用，其繁殖处于抑制状态，细胞生长不受明显影响。可随着细菌量的不断增大，培养液开始出现浑浊变黄、pH 改变。也有的培养液肉眼观察无多少改变，但镜下有大量点状的细菌颗粒。污染后细胞可发生许多病理改变，如胞内颗粒增多、增粗，最后变圆脱落死亡等。用青霉素、链霉素预防细菌污染有效。

（二）真菌污染

真菌也是细胞培养过程中常见的污染源，在梅雨季节进行细胞培养更易污染。常见的真菌有烟曲霉、黑曲菌、毛霉菌、孢子霉、白色念珠菌和酵母菌。

培养的细胞受真菌污染后，可见白色或浅黄色的小点漂浮在培养液中。倒置显微镜下可见有的散在细胞周边和细胞之间，呈丝状、管状或树枝状，纵横交错，也有的呈链状排列，个体细小，生长迅速。真菌污染后，细胞生长变慢，最后可因为营养耗尽或产生毒性物质而使细胞死亡。抗真菌制剂对预防和排除真菌污染有效。

（三）支原体污染

支原体是介于细菌与病毒之间能独立生活的最小微生物，大小为 $0.1\sim0.8\mu m$，可以通过滤菌器。光镜下难以看清它的形态结构，不易被发现。它能在 pH 7.6~8.0 条件下生存，对青霉素有抗药性，多吸附于细胞表面或散在于细胞之间。电镜下可见其有三层结构，无细胞壁，中央有电子密度大的颗粒或丝状的中心囊。

支原体污染后，培养基一般无浑浊，多数细胞无明显变化，或出现生长变慢，不易察觉。若不及时处理，可能产生交叉污染。目前有一些特殊手段对支原体进行检测，如相差显微镜观察、低张处理地衣红染色观察、Hoechst33258 染料染色、电镜检查、^{3}H-胸腺嘧啶掺入法、PCR 法等。

（四）病毒污染

一些组织培养物存在潜在病毒，可能会产生病毒污染。常见的病毒有人乳头瘤病毒、疱疹病毒等。它们常整合到细胞染色体中，或以质粒形式存在于胞质中，随细胞分裂传到子代细胞中。可通过动物接种检查、在异种组织培养物上检查、电子显微镜观察、免疫学方法或 PCR 法对病毒进行检查。

（五）细胞交叉污染

由于细胞培养操作时各细胞株所需的器材和溶液没有严格分开，操作不当，往往会使一种细胞被另一种细胞污染。目前，世界上已有几十种细胞被 HeLa 细胞所污染，致使许多实验宣告无效。常用观察细胞形态、分析生长特性和核型、检测细胞的标记物等方法检测交叉污染的细胞。

三、污染后的解决方法

培养细胞一经污染，多数较难处理。如果污染细胞价值不大，可高压灭菌后弃之。预先有细胞株冻存的或可购置的，可在环境消毒后复苏或重新购置。若污染细胞价值较大，且污染程度较轻，可通以下几种方法挽救：

1. 抗生素排除法　抗生素是杀灭细菌的有效手段。由于不同的微生物对抗生素的敏感性不同，联合用药比单独用药效果好，预防用药比污染后再用药效果好。一般用 100U/mL 的青霉素加 100μg/mL 的链霉素作为预防用药。污染后用药可采用常用量 5~10 倍的冲洗法，于加药后作用 24~48h，再换常规培养液，有时可能奏效。所用抗生素品种除青霉素、链霉素外，还可用庆大霉素、卡那霉素、多黏菌素、四环素、制霉菌素等。

对于支原体污染，通常用滤过除菌的方法是没有作用的。我们可选用抗生素处理、抗血清处理、抗生素加抗血清和补体联合处理等方法干预。要注意的是：支原体没有细胞壁，故作用于细胞壁生物合成的抗生素，如内酰胺类、万古霉素等对其是不敏感的，对多黏菌素、利福平、磺胺类药物也普遍耐药。对支原体最有抑制活性的是四环素类和大环内酯类。此外，支原体耐热性能差，可将受支原体污染的细胞置于 41℃中作用 5~10h 以杀灭支原体。不过，此方法对细胞本身的影响也较大。

2. 动物体内接种除菌法　把受支原体污染的细胞接种在同种动物皮下或腹腔中，借动物免疫系统消灭支原体，而细胞却能在体内继续生长，一定时间后，从体内取出细胞再进行培养繁殖。

3. 巨噬细胞吞噬法　利用巨噬细胞在体外培养条件下仍然可以吞噬微生物的特性，从动物腹腔取巨噬细胞并纯化，与受支原体污染的细胞共培养。在培养过程中，为检查支原体是否已被消除干净，可利用支持物培养法验证，逐日观察，至支原体已被消除干净为止。

后两种方法均较麻烦，且效果不确定。所以一旦发生支原体污染，除非有特别重要的价值，一般均应弃之重新培养。

四、污染的预防

预防是防止细胞培养污染的关键。只有将预防工作贯穿整个细胞培养的过程，才能将发生污染的可能性降到最小。一般预防可从以下几方面着手：

1. 物品的消毒　细胞培养所用的器皿、耗材一定要清洗干净并灭菌，所用液体也要灭菌除菌。

2. CO_2 培养箱的消毒　CO_2 培养箱用乙醇和新洁尔灭擦拭，并定期高温消毒或者紫外线照射，同时培养箱内的水也应高温灭菌。梅雨季节可用硫酸铜溶液擦拭，往水盘里也加上饱和量的硫酸铜，或者在培养箱的托盘加入饱和的消毒磷酸氢二钠高盐液体，防止真菌污染。

3. 操作过程中的预防　操作者要有无菌意识，技术要熟练；操作前应消毒双手，按规定穿隔离衣，戴好口罩、帽子，将超净工作台擦拭干净，紫外线消毒半小时后开始工作。操作者动作要轻，必须在火焰周围无菌区内打开瓶口，并将瓶口转动烧灼。操作时尽量不要谈话，少走动。勤换移液枪头，一旦发现枪头接触了其他污染物品应弃去。在进行换液或传代操作时，移液枪头不要触及细胞培养瓶瓶口，以免把细胞带到培养液中污染其他细胞。实验完毕应及时收拾，用消毒水浸泡的纱布擦拭台面。

4. 其他方面的预防　所有细胞都应及早留种冻存，一旦发生污染可弃之，重新复苏，培养。购入未灭活血清应放置在 56℃ 水浴灭活 30min，以灭活血清中的补体和支原体。为避免诱导抗药细菌，应定期更换培养液中的抗生素，或不用抗生素，定期清洗或更换超净工作台的空气滤网等。

第九章 细胞活力检测

第一节 MTT法检测细胞增殖

一、简 介

四氮唑盐法（MTT法）主要用于检测细胞增殖和细胞活性的测定。

二、主 要 应 用

MTT法广泛应用于细胞毒性实验、新药筛选、生物活性因子检测、肿瘤放射敏感性实验等。

三、实 验 原 理

MTT可以与细胞线粒体中的琥珀酸脱氢酶发生反应，产生蓝紫色的甲臜，而死亡的细胞是不能与MTT发生反应的。使用裂解液将细胞裂解后加入二甲基亚砜（DMSO），它能溶解细胞中的甲臜并在490nm波长处产生吸光度值，因此利用酶标仪就可以通过检测吸光度值来判断活细胞的数量。

四、特长与不足

1. MTT法只能测定细胞相对活力，不能测定细胞的绝对数值。
2. 其吸光度值与活细胞数量呈正相关。但该方法在使用过程中会受到多种因素的干扰，如细胞接种浓度、细胞贴壁生长所占面积及DMSO的纯度等。

五、主要实验仪器/器材/试剂

对数生长期细胞、MTT（以PBS配制成5mg/mL，抽滤除菌，避光保存在4℃）、受试因素（药物或细胞）、DMSO、96孔板、酶联免疫检测仪、细胞培养箱。

六、实 验 操 作

1. 收集对数期细胞，调整细胞悬液浓度，将待测细胞调密度至 $3 \times 10^5/\text{mL}$，接种于 96 孔板，100μL/孔（边缘孔用无菌水填充），5% CO_2，37℃孵育。

2. 5% CO_2，37℃培养箱孵育至细胞单层铺满孔底，即可加入浓度梯度的药物。

3. 根据设置的药物孵育时间，孵育 16～48h，于倒置显微镜下观察。

4. 每孔加入 20μL MTT 溶液（5mg/mL，即 0.5% MTT），继续培养 4h。

5. 终止培养，小心吸去孔内培养液。

6. 每孔加入 100μL DMSO，置摇床上低速振荡 10min，使结晶物充分溶解。在酶联免疫检测仪波长 570nm（630nm 校准）处测量各孔的吸光度值。

七、注 意 事 项

1. 实验时应设置对照孔、加药孔、空白对照孔。对照孔和加药孔都要加细胞、培养液、MTT、DMSO，不同的是对照孔加溶解药物的介质，而加药孔加入不同浓度的药物。空白对照孔则不加细胞。

2. 每孔中的细胞数可以根据细胞生长的速度调整，细胞太多敏感性降低，太少观察不到差异。

3. MTT 一般 4℃保存两周，注意避光保存，或配制成 5mg/mL 在−20℃长期保存。避免反复冻融，最好小剂量分装，用避光袋或黑纸、锡箔纸避光保存。

4. DMSO 溶解后呈紫（红）色，570nm 有最大吸收值，并且建议以 630nm 作为参考波长。

八、结果与意义分析

所有数值以 $\bar{x} \pm s$ 表示，用统计软件进行分析，$P < 0.05$ 具有统计学差异。可以以时间为横轴，光吸收度值为纵轴绘制细胞生长曲线，可求出抑制率（%）=[（对照组平均 OD 值−给药组平均 OD 值）/（对照组平均 OD 值−空白对照组平均 OD 值）]×100。

九、出现问题与解决方法

1. 由于培养箱具有一定的温度，若湿度不够，96 孔板边缘的孔水分蒸发较快，培养基中各种成分浓度变化增大，导致细胞状态不同，结果出现异常。为了防止这种现象发生，边缘孔用无菌水填充并要保证培养箱中的湿度，减少开关培养箱的次数和时间。

2. 注意细胞悬液一定要混匀，以避免细胞沉淀下来，导致每孔中的细胞数量不等，可以每接一两排就混匀吹打再接种。

3. 没有去掉上清液直接加 DMSO，沉淀会很难溶解。因此加 DMSO 前要把液体吸掉，但培养液里的紫色结晶可能会被吸去，也可在加 DMSO 之前先用平板离心机离心 96 孔板，1000r/min，5min，吸掉上清液。

4. 为了减少误差，培养板的四边孔只加培养基或只接种细胞，而不作为指标检测孔。

十、思 考 题

简述 MTT 法检测细胞活性的实验原理。

第二节　CCK8 法检测细胞增殖

一、简　介

CCK8（cell counting Kit-8）法主要用于检测细胞的增殖情况和活性。

二、主 要 应 用

CCK8 法广泛应用于药物筛选、细胞毒理测定、肿瘤药敏试验等。

三、实 验 原 理

CCK8 试剂中含有 2-（2-甲氧基-4-硝基苯基）-3-（4-硝基苯基）-5-（2，4-二磺酸苯）-2H-四唑单钠盐（WST-8），它在电子耦合试剂的作用下，被细胞线粒体中的脱氢酶还原成水溶性的黄色甲臜。甲臜颜色的深浅与活细胞的数量成正比。

四、特 长 与 不 足

（一）CCK8 法的优点

1. CCK8 法的重复性优于 MTT 法（表 2-9-1）。
2. CCK8 法检测时间短，灵敏度高，可以测定较低密度的细胞。
3. 使用方便，省去了洗涤细胞，不需要放射性同位素和有机溶剂。
4. CCK8 法对细胞毒性小，试剂稳定性好。

表 2-9-1 CCK8 法与 MTT 法的优劣势比较

检测方法	MTT 法	CCK8 法
甲臜产物的水溶性	差	好
使用方法	配成溶液后使用	即开即用
检测灵敏度	高	高
检测时间	较长	较短
细胞毒性	高，细胞形态完全消失	很低，细胞形态不变
试剂稳定性	一般	好
重复性	一般	好

（二）CCK8 法的缺点

1. CCK8 试剂的价格较 MTT 贵。
2. CCK8 试剂的颜色为淡红色，与含酚红的培养基颜色接近，容易产生漏加或多加。

五、主要实验仪器/器材/试剂

对数生长期细胞、CCK8、受试因素（药物或细胞）、酶联免疫检测仪、细胞培养箱等。

六、实 验 操 作

1. 收集对数期细胞，调整细胞悬液浓度，种于 96 孔板，100μL/孔（边缘孔用无菌水填充），5% CO_2，37℃孵育。
2. 5% CO_2，37℃培养箱孵育至细胞单层铺满孔底，即可加入浓度梯度的药物。
3. 根据设置的药物孵育时间，孵育 16～48h，倒置显微镜下观察。
4. 更换培养基，加入 10μL CCK8，或者直接配制含 10% CCK8 的培养基，以换液的形式加入，继续培养 1～4h。
5. 酶联免疫检测仪测定 450nm 处吸光度：建议采用双波长进行测定，检测波长 450～490nm，参比波长 600～650nm。

七、注 意 事 项

1. 由于每孔加入 CCK8 量比较少，有可能因试剂沾在孔壁上而带来误差，建议在加完试剂后轻轻敲击培养板以帮助混匀。不要插到培养基液面下加，容易产生气泡，会干扰 OD 值读数。
2. 建议先做几个孔摸索接种细胞的数量和加入 CCK8 试剂后的培养时间。
3. 细胞的最小接种量至少为 $1×10^3$ 个/孔（100μL 培养基）。

4. CCK8 可以检测大肠杆菌，但不能检测酵母细胞。

5. 在做加药实验时，应考虑药物的吸收，可在加入药物的培养基中加入 CCK8，培养一定的时间，测定 450nm 的吸光度值作为空白对照。

八、结果与意义分析

所有数值以 $\bar{x}\pm s$ 表示，应用统计软件进行分析，$P<0.05$ 表示具有统计学差异。

细胞活力（%）=[OD（加药）–OD（空白）]/[OD（未加药）–OD（空白）]×100

OD（加药）：含细胞、CCK-8 和药物的孔的吸光度值；OD（空白）：含培养基和 CCK-8 而没有细胞的孔的吸光度值；OD（未加药）：含细胞、CCK-8 而没有药物的孔的吸光度值。

九、出现问题与解决方法

1. 由于培养箱具有一定的温度，若湿度不够，96 孔板边缘的孔水分蒸发较快，培养基中各种成分浓度变化增大，导致细胞状态不同，结果出现异常。为了防止这种现象发生，边缘孔用无菌水填充并要保证培养箱中的湿度，减少开关培养箱的次数和时间。

2. 注意细胞悬液一定要混匀，以避免细胞沉淀下来，导致每孔中的细胞数量不等，可以每接一两排就混匀吹打再接种。建议采用多通道移液器，可以减少平行孔间的差异。

十、思　考　题

简述 CCK8 检测细胞活性的实验原理。

第十章　细胞迁移和侵袭实验技术

一、简　介

Transwell 是一种常用实验技术，是将 Transwell 小室放入培养板中（小室内称上室，培养板内称下室），上下层培养液以聚碳酸酯膜相隔，上室内盛装上层培养液，下室内盛装下层培养液，上下层培养液不同。由于聚碳酸酯膜有通透性，下层培养液中的成分可以影响到上室内的细胞，应用不同孔径和经过不同处理的聚碳酸酯膜，可以进行共培养、细胞趋化、细胞迁移、细胞侵袭等多种方面的研究。

二、主 要 应 用

主要应用于：①共培养：一种细胞分泌或代谢产物对另一种细胞的影响。②细胞趋化作用：细胞对细胞因子或另外一种细胞的分泌或代谢产物的趋化作用。③细胞迁移：评估细胞（包括内皮细胞、肿瘤等细胞）在胎牛血清（FBS）或其他特定刺激因子作用下迁移到下室的能力。④细胞侵袭：研究细胞分泌细胞外金属蛋白酶降解基质胶的能力并最终侵袭到下室的能力。

三、基 本 原 理

Transwell 实验常用于细胞迁移和侵袭的检测。以此为例，其基本原理为当 Transwell 小室被放置入培养板后，小室内为上室，培养板为下室，可分别加入不同的培养液，而上下层培养液以聚碳酸酯膜相隔；将细胞培养在上室，由于小室膜的孔径，下室培养液能影响上室的细胞，使上室的细胞穿透膜从 Transwell 小室的上室内部迁移至外部，并因膜上的黏附成分而附着在膜的外部生长。迁移和侵袭的主要区别在于，侵袭实验时应在聚碳酸酯膜上室铺上一层 Matrigel（基质胶），用以模拟体内细胞外基质，故细胞欲进入下室，需先分泌基质金属蛋白酶以降解基质胶，才能穿过聚碳酸酯膜进入下室。故通过计数进入下室的细胞可用于评价细胞迁移及侵袭能力改变。

四、主要实验仪器/器材/试剂

Transwell 板：Corning 公司无基质胶包被的 Transwell 板较常用，BD 公司预包被胶的

Transwell 板较常用（也可购买无基质胶包被的 Transwell 板，根据实验目的自行包被基质胶或胶原蛋白）（图 2-10-1）。

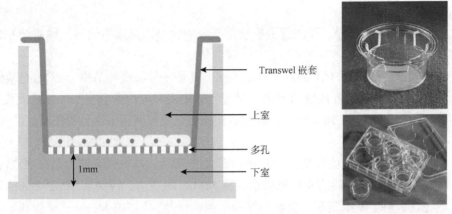

图 2-10-1　Transwell 示意图

细胞培养相关试剂和仪器设备：无血清培养基、FBS、PBS、0.25%胰酶、超净工作台、显微镜、培养瓶、吸管、棉签等。

固定液：4%多聚甲醛或染色试剂盒中配套的固定剂。

染色液：0.1%结晶紫染色液。

五、实 验 操 作

1. 基底膜水化　Transwell 小室使用前需进行基底膜水化，即预先在下室加入相应体积（一般 600～700μL）的含 10% FBS 培养基（FBS 的浓度可根据细胞迁移和侵袭能力不同而适当调整）。

2. 制备细胞悬液　消化细胞，终止消化后离心弃上清液，用 PBS 洗 1～2 遍，用无血清培养基重悬。调整细胞密度至 $2.5×10^5$/mL（细胞接种密度、细胞的迁移侵袭能力及时间有较大的关系，可根据细胞迁移和侵袭能力强弱进行调整）。

3. 接种细胞　取细胞悬液 200μL 加入 Transwell 小室。24 孔板下室一般加入 600～700μL 含 10%～20% FBS 的完全培养基。

4. 培养细胞　常规培养 12～48h（根据细胞迁移、侵袭能力而定）。发生迁移和侵袭的细胞数量与培养时间有较大关系，可通过检测不同时间点细胞的迁移、侵袭能力，确定检测的时间点。

5. 细胞染色　取出 Transwell 小室，弃去孔中培养液，用 PBS 洗 2～3 遍，用固定液（4%多聚甲醛等）固定 10～20min，将小室适当风干。0.1%结晶紫染色 20min，用棉签轻轻擦掉上层未迁移细胞，用 PBS 洗 2～3 遍。

6. 拍照及计数　200 或 400 倍显微镜下随机五个视野观察细胞，计数。通过计算进入膜下表面的细胞量，可评价细胞迁移、侵袭能力改变；也可用溶解液将结晶紫溶解，并采用酶标仪检测其吸光度值，通过吸光度值评价细胞迁移、侵袭能力改变。

六、注 意 事 项

1. Transwell 板的选择，要注意根据膜上孔径的大小选择适当的板，肿瘤细胞的迁移和侵袭实验常选用 8μm。

2. 基质胶常使用的是 BD 公司的 Matrigel，其是一种细胞外基质，4℃时是液体，在 37℃会逐渐凝固成胶状，此反应为不可逆过程，故使用时应注意温度。一般基质胶放 4℃过夜解冻，第二天分装放-20℃保存，避免多次冻融。建议使用 BD 公司预铺好的侵袭板，较为稳定可信。

3. 实验细胞应选对数生长期，细胞活力需大于 95%。具有侵袭能力是开展 Transwell 侵袭实验的前提，建议实验前先用酶谱法检测 MMPs 的表达，特别是 MMP-2 的表达。

4. 避免计数时上室细胞存在会影响穿膜细胞的计数，应擦去 Matrigel 凝胶和聚碳酸酯膜上表面的细胞。

5. 通常先根据细胞的侵袭能力估计每孔小室加入的细胞数量，侵袭能力强的细胞，可适当减少细胞数量，而侵袭能力弱的细胞可以适当提高细胞数量。

6. 避免产生气泡，下层培养液和小室间常会有气泡产生，一旦产生气泡，气泡处的趋化作用就减弱甚至消失了，在种板的时候要特别留心，小室在放入时要倾斜缓慢放入（注意小室中的液体不要流出），可以避免产生气泡。

7. 培养时间需要根据文献做预实验，寻找合适的时间点。时间点的选择要考虑细胞迁移、侵袭能力，细胞数及处理因素对细胞数目的影响等，穿过的细胞数在 100～200 最好。

8. 棉签清洗或擦拭上表面细胞时一定要轻柔，防止戳破多孔膜或用力过度导致膜变形而无法拍照。

七、思 考 题

（1）细胞迁移、侵袭实验有何异同？在研究中有何应用？

（2）简述 Transwell 计数在共培养、细胞趋化方面的应用。

（3）简述 Transwell 膜的孔径常见大小、如何选择及其主要应用。

第十一章　细胞转染技术

一、简　　介

细胞转染是将外源核酸转移或运送到真核细胞内的过程，可分为瞬时转染和稳定转染（永久转染）两大类。

二、主 要 应 用

随着分子生物学和细胞生物学研究的不断发展，转染已成为研究和控制真核细胞基因功能的常规工具。在研究基因组功能、调控基因表达、突变分析和基因治疗研究中广泛应用。

三、基 本 原 理

常规转染技术可分为两大类：一类是瞬时转染；一类是稳定转染。瞬时转染指的是转染的核酸不整合到染色体上，结果是短暂的高水平表达，可在24～96h内检测表达效果，表达水平与位置无关，不会受到周围染色体元件的影响。稳定转染是转染的质粒DNA整合到染色体上，或者相当于附加子可持续存在，使得转染的细胞可长期表达。

细胞转染的主要方法包括脂质体转染法、电穿孔法、显微注射法、磷酸钙法、多种阳离子物质介导法、病毒介导法等。脂质体转染法中带电的脂质体可以靠静电作用结合到DNA或RNA的磷酸骨架上及带负电的细胞膜表面，形成DNA-阳离子脂质体复合物，复合物通过细胞的内吞作用携带DNA或RNA进入细胞内。电穿孔法是指在细胞上短时间暂时性地穿孔让外源质粒进入。显微注射法是用显微操作将DNA直接注入靶细胞核。磷酸钙法和脂质体法是利用不同的载体物质携带质粒通过直接穿膜或者膜融合的方法使得外源基因进入细胞。病毒介导法是利用包装了外源基因的病毒感染细胞的方法使得其进入细胞。

四、特　　点

（一）脂质体转染法

1. 优点　能把外源性的 DNA 和 RNA 转染到各种细胞中，可用于瞬时转染和稳定转染，具有高转染效率和适用性广的特点，转染的稳定性好，可重复性高。

2. 缺点 阳离子脂质体细胞毒性相对较高，对敏感细胞有一定的毒性作用。

（二）电穿孔法

1. 优点 转染效率较高。

2. 缺点 需要昂贵的仪器（电穿孔仪）；对细胞的损害较大，每次转染需要更多的细胞和DNA；每种细胞的电转条件都需要进行多次优化。

（三）显微注射法

1. 优点 转染效率高，可用于瞬时转染和稳定转染。

2. 缺点 导入DNA时需要一个细胞一个细胞地注射，不适合大量转染，适用于制备转基因动物。

（四）磷酸钙法

1. 优点 能用于将任何DNA导入哺乳动物，可以用于瞬时转染和稳定转染。

2. 缺点 转染效率低，进入细胞的DNA只有1%～5%可以进入细胞核，其中只有不到1%的DNA可以与细胞DNA整合，在细胞中进行稳定表达。重复性不佳，pH、钙离子浓度、沉淀反应时间、细胞孵育时间乃至各组分别加入顺序和混合的方式都可能对结果产生影响。

（五）病毒介导法

1. 优点 整合效率高，可使外源基因在宿主细胞中长期表达。适用于常规细胞转染及其他方法难以转染的原代细胞。

2. 缺点 存在潜在的安全危险性。

五、主要实验仪器/器材/试剂

1. 主要实验仪器/器材 培养箱、超净工作台、低速离心机、倒置显微镜、荧光显微镜、移液器。

2. 试剂 宿主细胞、培养液、FBS（Gibco公司）、OPTI-MEM（Gibco公司 cat 31985-088）、脂质体（以Invitrogen公司生产的Lipofectamine ™ 3000 Reagent为例；可根据转染质粒、小RNA或共转染分别选择不同公司的不同转染试剂）、细胞培养板（6孔板、12孔板、24孔板、96孔板）、无RNA酶EP管（1.5mL）、无RNA酶枪头（10μL、200μL）、待转染质粒DNA和包被有质粒慢病毒。

六、实验操作（以质粒 DNA 转染和慢病毒感染 HCT-8 细胞株为例）

（一）细胞培养与铺板

1. RPMI 1640 培养液培养人结肠癌 HCT-8 细胞株。

2. HCT-8 细胞于转染前 16～24h，用胰酶消化细胞并计数，根据细胞的生长情况和不同实验目的以适当的密度将细胞接种到 24 孔板中。然后用完全培养液于含 5% CO_2 的 37℃ 培养箱培养 16～24h。

（二）质粒 DNA 转染

1. 处于良好生长状态的细胞，在转染当天细胞汇合度应达 40%～50% 为宜，且均匀分布。

2. 将 25μL OPTI-MEM 加入到无 RNA 酶的 EP 管中，加入 0.75μL/1.5μL（可根据预实验结果和转染效率进行适当调整）的 Lipofectamine ™ 3000 Reagent，用移液器轻轻混匀后室温下静置 5min。

3. 将 0.5μg DNA（需要根据预实验结果或实验目的进行调整）加入到无 RNA 酶的 EP 管中，用 25μL OPTI-MEM 进行稀释，用移液器轻轻混匀后在室温下静置 5min。

4. 将上述第 2 点中的试剂加入上述第 3 点中的试剂中，用移液器轻轻混匀后室温下孵育 10～15min，形成 DNA-脂质体复合物。

5. 每孔加入 50μL DNA-脂质体复合物，轻柔摇动 24 孔板，使试剂充分混匀后放入 5% CO_2、37℃ 培养箱内培养。

6. 如质粒 DNA 携带有 GFP，可在转染后 48～96h 在荧光显微镜下观察细胞的转染情况，并通过 Q-PCR 和 Western-blot 对转染效果进行验证。

附各种不同板的推荐转染体系，如图 2-11-1 所示。

（三）慢病毒感染

1. 预实验

（1）目的：确定慢病毒对细胞的复感染指数（MOI）和最佳的感染条件，如接种的细胞量、感染时的总体积、感染后换液时间，这些将为正式试验提供参考。

复感染指数，是指病毒对细胞的感染能力，MOI 越高，细胞越难被感染。通常把某株细胞有 80% 被感染时所用的病毒颗粒数和细胞数目的比值作为该细胞的 MOI。

$$MOI=（病毒滴度×病毒体积）/细胞数目$$

（2）操作步骤：为了确定合适的感染条件，按照不同的培养条件将实验分 4 组，见表 2-11-1。

M 组：常规培养基组，观察常规培养条件下病毒对细胞的感染效果。

A 组：常规培养基+HiTransG A 组，观察 HiTransG A 是否可以提升感染效果。

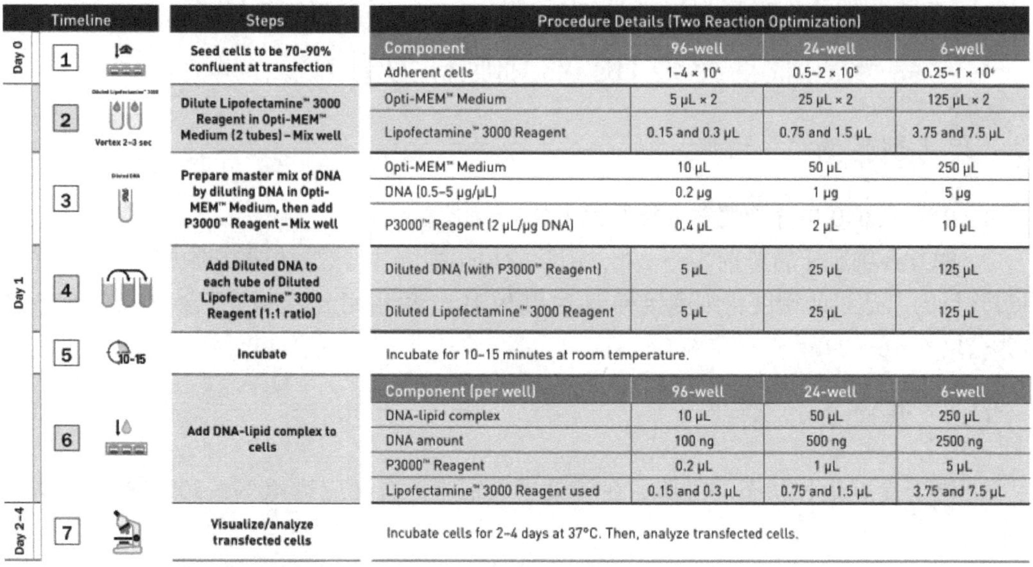

图 2-11-1 不同孔板推荐的转染体系

P 组：常规培养基+HiTransG P 组，观察 HiTransG P 是否可以提升感染效果。

Control 组：监控实验过程中细胞生长是否正常。

Day1：接种细胞

用完全培养基制备 2mL 密度为（3～5）×10^4 个/mL 的细胞悬液，取 100μL/孔加入 96 孔板中，共 12 个孔，其中 3 个孔作为 Control 组，37℃培养 16～24h，至细胞汇合度为 20%～30%。

Day2：感染

1）从冰箱取出病毒，冰上缓慢融化。用无血清培养基依次将病毒稀释至 1×10^8 TU/mL，1×10^7 TU/mL，1×10^6 TU/mL，各 50μL。

2）吸掉各孔中的上清液，加入病毒及相应感染增强液，混匀，继续培养。感染后 12h 换回常规培养基，过程中观察细胞形态，发生变化时提前到 8h 换液，保持细胞正常生长。

表 2-11-1 感染预实验实验分组和感染条件

感染条件病毒量	Control 组	M 组	A 组	P 组
MOI=1	常规培养基：100μL	常规培养基：90μL	常规培养基：86μL	常规培养基：86μL
1×10^6 TU/mL		病毒：10μL	病毒：10μL	病毒：10μL
			A 感染液：4μL	P 感染液：4μL
MOI=10	常规培养基：100μL	常规培养基：90μL	常规培养基：86μL	常规培养基：86μL
1×10^7 TU/mL		病毒：10μL	病毒：10μL	病毒：10μL
			A 感染液：4μL	P 感染液：4μL
MOI=100	常规培养基：100μL	常规培养基：90μL	常规培养基：86μL	常规培养基：86μL
1×10^8 TU/mL		病毒：10μL	病毒：10μL	病毒：10μL
			A 感染液：4μL	P 感染液：4μL

Day3～4：继续培养

中途可根据细胞的生长状况进行换液，保持细胞活性。

Day5：感染效果确认

感染约 72h，荧光表达丰度较高时，用荧光显微镜观察。感染效率 80%左右，且细胞生长良好的组所对应的感染条件和 MOI 即可以作为后续感染试验的依据。

（3）感染条件及 MOI 的选择原则

1）在细胞形态不受影响的情况下尽可能用少的病毒感染细胞。

2）选择感染效率 80%左右的作为最佳感染条件。

2. 正式实验

（1）为了保证细胞处于良好的生长状态，感染当天细胞汇合度需达 30%左右为宜（可根据实验目的进行调整），且均匀分布，在显微镜下观察完细胞状态良好后，进行慢病毒感染。

（2）根据细胞 MOI 及病毒滴度，加入相应病毒量（表 2-11-2），如以 HCT-8 细胞为例，MOI=10，病毒滴度为 $1×10^8$ TU/mL，感染 24 孔板，则加入 500μL 完全培养基于 EP 管中，加入 5μL 病毒和 10μg/mL Polybrene 助感染试剂，可根据预实验结果进行调整，用枪头轻轻混匀后加入 24 孔板中，轻柔摇动 24 孔板，使试剂充分颠倒混合分布均匀后放入 5% CO_2、37℃培养箱内培养。

（3）12～16h 后更换为常规培养基继续培养（如细胞形态发生变化，可提前到 8h 换液，保持细胞正常生长），在感染 72h 后，荧光显微镜下观察感染效率，检测感染水平。

表 2-11-2　$1×10^8$ TU/mL 病毒感染细胞所用培养基体积和病毒量参考

	单孔底面积	正常培养体积	感染时体积	MOI=10 加病毒体积
96 孔板	0.3cm²	100μL	100μL	1μL
48 孔板	0.6cm²	200μL	200μL	2μL
24 孔板	2cm²	500μL	500μL	5μL
12 孔板	4cm²	1mL	500μL	10μL
6 孔板	10cm²	2mL	1mL	20μL
T25 瓶	25cm²	5mL	2.5mL	50μL

七、注 意 事 项

1. 转染效率受培养细胞生长密度的影响较大，保持统一标准的细胞接种程序在实验中是很重要的，转染细胞最好处在对数生长期，而理想的细胞生长密度随不同细胞的生长速率不同而不同。

2. 转染 miRNA 或 siRNA 时要使用无 RNase 的枪头和 EP 管。

3. 转染试剂和外源核酸混匀时动作要轻柔，不可剧烈振荡。

4. 转染时细胞铺板要均匀，否则会影响细胞转染效率。

5. 转染时切勿加血清，血清对转染效率有很大影响。

6. 转染时最好有阴性对照和阳性对照。

7. 慢病毒感染需要在生物安全柜中操作，必须做好防护工作和废液处理。

八、结果与意义分析

1. 荧光显微镜观察细胞中绿色荧光蛋白等标记物的表达 所转染质粒带有 GFP 等荧光蛋白是常用于观察细胞转染效率的方法之一，可通过观察细胞在倒置显微镜下的白光和荧光下的标记物表达情况，初步判断细胞的转染效率，如图 2-11-2 所示。

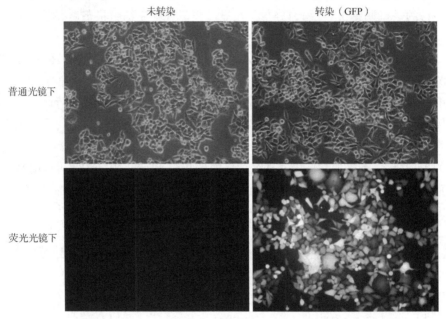

图 2-11-2　荧光显微镜观察细胞中绿色荧光蛋白等标记物的表达

2. Q-PCR 和（或）Western-blot 检测相关基因表达 转染的成功与否需要通过 Q-PCR 和（或）Western-blot 检测相关基因在 mRNA 和蛋白水平的表达进一步验证转染效果，转染成功常常导致基因的显著高表达或低表达，如图 2-11-3 所示。

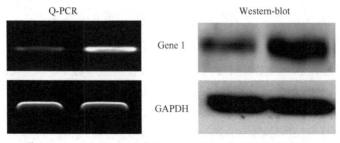

图 2-11-3　Q-PCR 和（或）Western-blot 检测相关基因表达

九、出现问题与解决办法

（一）转染效率低

1. 转染试剂不合适。
2. 转染试剂和核酸的比例不合适，没有使用优化条件。
3. 检测基因表达时间不对：一般在 24～72h 内转染效率最高。
4. 副作用：细胞毒性。
5. 不恰当的细胞密度：转染时汇合度应为 50%～70%。
6. 质粒纯化的问题。

（二）细胞死亡率高

1. 转染试剂用量过高，减少试剂用量。
2. 细胞状态差，重新复苏细胞。
3. 细胞量太少，适当增加细胞接种密度。
4. DNA 的量太高。
5. 在转染过程中使用抗生素。
6. 阳离子脂质体试剂已氧化。

十、思　考　题

（1）如果是使用非荧光蛋白基因重组质粒进行转染，如何检测转染的效率？
（2）影响转染效率的因素有哪些？

第十二章 细胞凋亡的检测方法

细胞凋亡又称程序性细胞死亡，指细胞为维持内环境稳定，由基因控制的细胞自主有序的死亡。细胞凋亡与细胞坏死不同，凋亡不是一个被动的过程，而是主动过程，其涉及一系列基因的激活、表达及调控等。并不是病理条件下自体损伤的一种现象，而是为更好地适应生存环境，主动争取的一种死亡。

细胞凋亡一般以细胞核染色质的形态学改变为指标来评判凋亡进展情况。常用的 DNA 特异性染料有 HO 33342（Hoechst 33342）、HO 33258（Hoechst 33258）、DAPI。三种染料与 DNA 的结合是非嵌入式的，主要结合在 DNA 的 A-T 碱基区。本节主要介绍 DAPI 染色、TUNEL 染色及 DNA 琼脂糖凝胶电泳。

第一节　DAPI 染色

一、简　介

DAPI 即 4，6-二脒基-2-苯基吲哚（4，6-diamino-2-phenylindole），是一种能够与 DNA 强力结合的荧光染料，常用于荧光显微镜观测。因为 DAPI 可以透过完整的细胞膜，它可以用于活细胞和固定细胞的染色。其与溴化乙锭（ethidium bromide，EB）等染色剂的作用机制类似：它们与 DNA 双螺旋的凹槽部分可以发生相互作用，从而与 DNA 的双链紧密结合。能与细胞核中的双链 DNA 结合产生比 DAPI 自身强 20 多倍的荧光，和 EB 相比其对双链 DNA 的染色灵敏度要高很多倍，且对活细胞无毒副作用。

二、主 要 应 用

DAPI 染色常用于细胞凋亡检测，染色后用荧光显微镜观察或流式细胞仪检测。DAPI 也常用于普通的细胞核染色及某些特定情况下的双链 DNA 染色。

三、实验的基本原理

利用固定剂（通常是甲醛或多聚甲醛）将细胞固定，使得细胞膜的通透性大大增加，并且利用 Triton-X-100 使得一部分膜蛋白变性，从而使通透性进一步加强。利用正常羊血清封闭，可以令许多蛋白先与血清内的非特异性抗体结合，而特异性的抗体由于动力学的关系可以通过竞争性的反应与目的蛋白结合，这一过程可以保证抗体识别的特异性。二抗可以特异性识别一抗的 Fc 区域，利用二抗连接不同的荧光基团，就可以在荧光显微镜下观察到不同的荧光，从而显示目的基因的表达情况。另外，免疫荧光实验由于其较高的敏感性可以显示出基因表达的亚细胞情况（核内、核外、膜上及一些较大的细胞器上），所以通常被用来作为基因定位的方法。

四、主要实验仪器/器材/试剂

1. 设备与耗材　200μL/1mL 微量移液器及 Tip 头、量筒、脱色摇床或涡旋振荡器、铝箔纸、荧光显微镜和 CCD、冰箱/37℃培养箱。

2. 试剂　MyoD 抗体（一抗）、TRITC[罗丹明（红色）]或 FITC[异硫氰酸（绿色）]连接的抗体（二抗）、NGS（正常羊血清）、PBS、甲醛或多聚甲醛、Triton-X-100、Tween-20、DAPI 染色液。

五、实　验　操　作

1. 染色前的细胞密度约是 1×10^5/孔（6 孔板）。
2. 移去完全培养基，用 PBS 清洗一次。
3. 用 10%的甲醛溶液或者 4%的多聚甲醛 PBS 在室温固定 20min。
4. 用 PBS 在室温漂洗 3 次，每次 10min。
5. 用含 0.5%Triton-X-100 的 PBS 在室温通透化处理 15min。
6. 用 PBS 在室温漂洗 3 次，每次 10min。
7. 在室温用含 10%NGS 的 PBS 封闭 1h，或者在 4℃封闭过夜。
8. 用特异性一抗于 37℃孵育 30min，或在室温下孵育 1h 以上或 4℃孵育过夜。
9. 用含 0.1% Tween-20 的 PBS 在室温漂洗 3 次，每次 10min。
10. 用铝箔包裹后在 37℃用二抗孵育 30min 以上，或者在室温下孵育 1h 以上。
11. 去除二抗，加入 DAPI 染色液室温作用 15min 以上。
12. 用含 0.1% Tween-20 的 PBS 在室温漂洗 3 次，每次 10min。
13. 在荧光显微镜下观察，用合适波段激发，照相保存实验结果。

六、注　意　事　项

1. DAPI 强烈致癌，操作时要戴上手套。
2. DAPI 贮存液用 70%乙醇配制，浓度 100mg/mL，可用黑纸包住，长期冻存。使用液按 1∶1000 用 PBS 稀释，最终浓度 100ng/mL。

3. DAPI 是非常优秀的 DNA 染料，固定过和没有固定过的活细胞均可用 DAPI 染色。

4. Hoechst 是可与 DNA 特异结合的活性染料，储存液用蒸馏水配成 1mg/mL 的浓度，使用时用 PBS 稀释成终浓度为 2～5mg/mL。

七、结果与意义分析

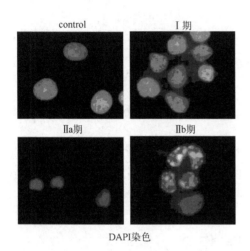

图 2-12-1　荧光显微镜下 DAPI 染色结果

附：图摘自 Jaeyong Cho, et al. Biochimie, 93：1873-1879, 2011.

DAPI 染色在紫外光激发时发射明亮的蓝色荧光，细胞凋亡过程中细胞核染色质的形态学改变分为三期：Ⅰ期的细胞核呈波纹状（rippled）或呈折缝样（creased），部分染色质出现浓缩状态；Ⅱa 期细胞核的染色质高度凝聚、边缘化；Ⅱb 期的细胞核裂解为碎块，产生凋亡小体（图 2-12-1）。通常根据形态学特征和荧光强度综合分析结果。

八、思　考　题

简述 DAPI 染色的实验原理及实验注意事项。

第二节　TUNEL 染色

一、简　　介

细胞凋亡中，染色体 DNA 双链断裂或单链断裂而产生大量的黏性 3'-OH 端，可在脱氧核糖核苷酸末端转移酶（terminal deoxynucleotidyl transferase，TdT）的作用下，将脱氧核糖核苷酸和荧光素、过氧化物酶、碱性磷酸酶或生物素形成的衍生物标记到 DNA 的 3'-端，从而可进行凋亡细胞的检测，这类方法称为脱氧核糖核苷酸末端转移酶介导的缺口末端标记法（terminal -deoxynucleotidyl transferase mediated nick end labeling，TUNEL）。

二、主　要　应　用

由于能准确地反映细胞凋亡典型的生物化学和形态特征，可用于石蜡包埋组织切片、冰冻组织切片、培养的细胞和从组织中分离的细胞形态测定，并可检测出极少量的凋亡细胞，因而在细胞凋亡的研究中被广泛采用。

三、实验的基本原理

细胞在发生凋亡时，会激活一些 DNA 内切酶，这些内切酶会切断核小体间的基因组 DNA。基因组 DNA 断裂时，暴露的 3′-OH 可以在 TdT 的催化下加上荧光素（FITC）标记的 dUTP（fluorescein-dUTP），从而可以通过荧光显微镜或流式细胞仪进行检测。正常的或正在增殖的细胞几乎没有 DNA 的断裂，因而没有 3′-OH 形成，很少能够被染色。TUNEL 实际上是分子生物学与形态学相结合的研究方法，对完整的单个凋亡细胞核或凋亡小体进行原位染色。

四、主要实验仪器/器材/试剂

4%中性甲醛，蒸馏水，含 2%过氧化氢的 PBS，市售的荧光素标记的 TUNEL 试剂盒（含过氧化酶）、TdT 酶缓冲液、TdT 酶反应液、异硫氰酸荧光素（FITC）、PI 染液，PBS，二甲苯及滤纸，显微镜，计时器。

五、实 验 操 作

1. 标本常规预处理，4%中性甲醛固定 30min（4℃）后，用 80%乙醇再固定 2h（–20℃）。
2. 加入含 2%过氧化氢的 PBS，室温下处理样本 5min，PBS 清洗 2 次，5min/次。
3. 滤纸吸掉多余液体，样本上滴 2 滴 TdT 酶缓冲液，室温孵育 1～5min。
4. 滤纸吸掉多余液体，样本上滴加 54μL 的 TdT 酶反应液，置湿盒中 37℃下反应 1h。
5. 标本置预热 37℃的洗涤液中终止反应。于 37℃下保温 30min，每 10min 将载玻片轻轻提起和放下一次，使液体轻微搅动。
6. 洗涤后载玻片用滤纸吸去多余液体，按 50μL/cm² 滴加 FITC 反应液，室温下避光孵育 10min。
7. 用 PBS 清洗 2 次，每次 5min。
8. 室温下避光用 PI 染液复染 30min。
9. 水性封片剂封片。显微镜下观察结果。

六、注 意 事 项

1. 一定要设阳性和阴性对照，阳性对照可用 DNase Ⅰ 酶部分降解的标本或 DNA 酶预处理的细胞，阴性对照不加 TdT 酶，其余步骤相同。
2. TdT 酶反应液应现用现配，试验在冰上进行，不宜长期保存。

七、结果与意义分析

选用蓝色激发光，可见凋亡细胞被 FITC 标记而显示出黄绿色荧光，细胞核被 PI 着色显示红色荧光。详见动物影像和形态学技术篇。

八、思　考　题

简述 TUNEL 染色的实验原理及实验注意事项。

第三节　DNA 片段化检测细胞凋亡

一、简　介

琼脂糖凝胶电泳是用于分离、鉴定和提纯 DNA 片段的标准方法。细胞发生凋亡或坏死时，其细胞的 DNA 均发生断裂，小分子量的 DNA 片段增加，大分子量的 DNA 片段减少，细胞质中出现 DNA 片段，因此在琼脂糖凝胶电泳上表现为梯形电泳图谱（DNA ladder）。

二、主　要　应　用

用于分析检测细胞凋亡。

三、实验的基本原理

细胞凋亡时主要的生化特征是其染色质发生浓缩，染色质 DNA 在核小体单位之间的连接处断裂，形成 50～300kbp 长的 DNA 大片段，或 180～200bp 整数倍的寡核苷酸片段，在凝胶电泳上表现为梯形电泳图谱（DNA ladder）。细胞经处理后，采用常规方法分离提纯 DNA，进行琼脂糖凝胶和溴化乙锭染色，在凋亡细胞群中可观察到典型的 DNA ladder。

四、主要实验仪器/器材/试剂

电泳仪，紫外透射反射仪，恒温水浴锅，微波炉，EDTA，琼脂糖，溴酚蓝，溴化乙锭，细胞凋亡检测试剂盒，DNA 提取试剂盒。

五、实 验 操 作

1. 离心（1500g，5min）收集细胞 1×10⁶，PBS 洗涤 2 次。
2. 沉淀加入细胞裂解液 100μL Lysis Buffer，涡旋振荡 10s，离心取上清液，重复 2 次。
3. 合并上清液后加入 20μL Solution A，加入 20μL Enzyme A，55℃反应 1h。
4. 加 20μL Enzyme B 37℃孵育 1h 后，加入 130μL Precipitant 和 950μL 无水乙醇 4℃过夜。
5. 4℃离心 15~30min（12 000~14 000r/min），收集沉淀 DNA。
6. 70%预冷乙醇 0.5mL 洗涤沉淀，4℃离心 20min（12 000~14 000r/min）。
7. 弃上清液，DNA 沉淀于室温干燥 10min 后，加入 10~15μL TE Buffer，充分溶解 DNA。
8. 10~15μL 样品加入 2~3μL Loading Buffer，1.5%琼脂糖凝胶电泳（5V/cm²）。
9. 紫外灯下观察并拍照。

六、注 意 事 项

1. DNA ladder 出现在凋亡晚期，建议凋亡细胞形态学表现比例占 30%以上时进行检测。
2. DNA ladder 出现在一个较短的时间内，凋亡早期无 DNA ladder，晚期易产生与细胞死亡相似的 DNA 弥散条带。
3. 收集细胞最好不用胰酶消化，采用细胞刮收集。

七、结果与意义分析

化学发光仪下检测拍照（图 2-12-2）。

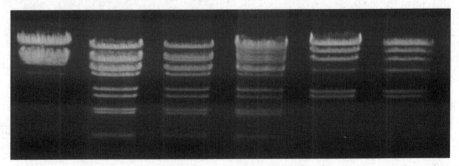

图 2-12-2　DNA ladder 结果

附：图摘自 Paviter Kaur, et al. Indian J.Anim.Res，52：1482-1487，2018.

八、思 考 题

简述 DNA 片段化检测凋亡的实验原理及实验注意事项。

第十三章 自 噬 检 测

一、简 介

自噬是广泛存在于真核细胞中的生命现象，不仅是细胞的一种基本生理活动及在应激状态下的自我保护机制，同时也被认为是一种与凋亡、坏死并列的细胞程序性死亡机制。生命体借此维持蛋白质代谢平衡及细胞环境稳定，在细胞废物清除、结构重建、细胞器更新和生长发育中起重要作用。自噬是真核细胞中的一种细胞内分解途径，与蛋白酶体把被泛素化的蛋白质作为对象，进行选择性分解的过程不同，在自噬中会将细胞内部包入囊泡的物质整个消化。在哺乳动物的自噬泡形成过程中，由 ATG 家族和 LC3 参与组成的两条泛素样蛋白加工修饰过程：Atg12 结合过程和 LC3 修饰过程起着至关重要的作用。

二、主要应用意义

自噬太多或太少对细胞生存都不利，细胞自噬的检测对于临床上通过调节自噬活性作为治疗手段，有很重要的实用价值。

三、基 本 原 理

自噬是一个基本的生物学过程，即将不再发挥作用的细胞器及侵入进来的细菌、病毒等用膜包住形成称为自噬体的囊泡。自噬体与具有水解酶的细胞器溶酶体相融合，对其内容物进行分解。溶酶体约有 70 种分解酶，蛋白质、脂质、糖、核酸等都可以被其分解。通过这种结构使被分解的物质重新被利用，而不需要的物质则会被囊泡包裹并运送到细胞膜，最终通过膜的融合被丢弃到细胞外（胞吐作用）。但是，如果无法完全分解的话，蛋白质就会产生聚集。凝集反应，作为最终的解决手段，细胞会选择自杀。这种伴随着自噬的程式化细胞死亡，与细胞凋亡是不同的。

四、分 类 特 点

（一）根据细胞内底物运送到溶酶体腔内方式的不同分类

1. 大自噬（macroautophagy） 由内质网来源的膜围绕待降解物形成自噬体，然后与溶酶体融合并降解其内容物。

2. 小自噬（microautophagy） 溶酶体或酵母液泡表面通过突起、内陷或分隔细胞器的膜直接摄取胞质、内含物（如糖原）和细胞器（如核糖体过氧化物酶）的自噬形式。

3. 分子伴侣介导的自噬（chaperone-mediated autophagy，CMA） 细胞质内蛋白结合到分子伴侣后被转运到溶酶体腔中，然后被溶酶体消化。CMA 的底物是可溶的蛋白质分子，在清除蛋白质时有选择性，而前两者无明显的选择性。

（二）根据自噬对降解底物的选择性不同分类

1. 非选择性自噬 指细胞内的细胞器随机运输到溶酶体降解。

2. 选择性自噬 指对降解的底物蛋白有专一性，根据对底物蛋白选择性的不同又可以分为以下几类：线粒体自噬（mitophagy）、过氧化物酶体自噬（pexophagy）、内质网自噬（reticulophagy）、细胞核的碎片状自噬（piece-meal autophagy of the nucleus）、核糖体自噬（ribophagy）等。

五、主要实验研究方法

1. 电子显微镜观察（金标准） 自噬体、溶酶体等细胞器的观察。

2. 荧光染色 基于晚期自噬体与溶酶体融合呈酸性，使用嗜酸性染料 MDC、吖啶橙、LysoSeneor 和 LysoTRacker Red 标记自噬溶酶体。

3. LC3 荧光融合蛋白检测法 例如，mRFP-GFP-LC3 双荧光自噬指示体系，用于标记及追踪 LC3 及自噬流的变化。其中 GFP 是酸敏感型蛋白，而 mRFP 是稳定的荧光表达基团，不受外界影响。

六、实 验 操 作

具体实验步骤和注意事项可参考电镜及荧光染色章节。

七、自噬的生物学意义

1. 应激功能 细胞在饥饿条件下的一种存活机制。当营养缺乏时，细胞自噬增强，使非关键成分降解，释放出营养成分，以保证过程的继续。

2. 防御功能 在细胞受到致病微生物感染时，自噬起到一定防御功能。

3. 维持细胞稳态 在骨骼肌和心肌中，自噬有特殊的"看家"（house keeping）功能，帮助细胞质成分包括线粒体进行更新。

4. 延长寿命 自噬可降解损伤的细胞器、细胞膜和变性蛋白等胞内成分；如果细胞自噬受损衰竭，细胞损伤就会堆积、累加产生老化。

5. 控制细胞死亡及癌症 当前细胞自噬与细胞死亡之间的因果关系还没有定论。

第十四章　细胞低氧培养

一、简　介

细胞低氧培养是指当细胞培养的氧气含量低于正常生理氧气水平时的培养状态。

二、主 要 应 用

广泛用于肿瘤、干细胞、胚胎细胞、组织细胞等研究领域。

三、实 验 原 理

很多哺乳动物细胞在体内是在较低的氧气浓度下生长并繁殖的。低氧工作站就是在模拟体内低氧气浓度的环境下，完成各种研究工作。低氧工作站提供一个密闭的环境，精确控制氧气、二氧化碳、温度和湿度 4 个参数。氧气控制范围：0.1%～20%，精度 0.1%；二氧化碳控制范围：0.1%～15%，精度 0.1%。温度：5～45℃；湿度：可放置托盘加湿，也可选主动增湿装置最大至 90% 相对湿度。

四、特点（特长与不足）

低氧工作站的优势是操作界面人性化，功能强大，操作者可在工作站内接种、培养和观察细胞，使细胞样品始终处于一致的环境条件下，不会因为换液或观察导致细胞培养条件出现大的波动，从而影响细胞本身。由于细胞低氧培养的气体条件要长时间保持相对恒定的状态，因此气瓶耗气量较大，要及时关注气体余量，否则容易造成仪器故障或实验误差。

五、主要实验仪器/器材/试剂

适用于低氧培养的细胞，细胞低氧工作站，细胞培养常规试剂及耗材。

六、实 验 操 作

（一）开机及气体设置

先逆时针把气瓶打开，然后调节各气瓶的压力值。CO_2 气瓶压力值为 0.3，空气瓶压力值为 0.3～0.4，N_2 气瓶压力值为 0.4（图 2-14-1）。

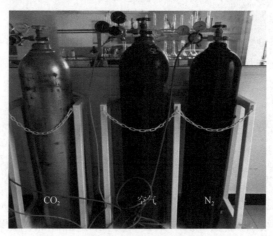

图 2-14-1 气瓶展示

（二）低氧工作站主界面设置

1. 打开低氧工作站的电源。

2. 点击主屏幕左上角的 ，设置权限密码→点击锁匙 →设置 level 为 3 →输入密码 75000 →退出该界面 。

3. 设置气体浓度和温度：双击 O_2 ，输入需要设置的数值（注意，O_2 的浓度不能为 0）；双击 CO_2 ，输入需要设置的数值，而 N_2 浓度不需要设置 ，仪器会根据用户设置的 O_2 浓度和 CO_2 浓度自动计算出 N_2 浓度。双击温度 ，输入需要设置的数值。

4. 设置完毕后，长按反馈系统按键 约 2s，该按键开始闪烁时，说明低氧工作站开始进气。

（三）舷窗系统操作

1. 打开旋钮 ，把样品放入托盘，关门。
2. 在主界面上，按转移阀按钮 ，直至整个按钮运行为稳定绿色为止。

（四）手套操作

1. 转移闸为绿色时，确定外门关闭。

2. 戴上无菌手套，把手伸入低氧工作站的手套内 ，打开脚踏板后的开关，用脚踩抽真空板 ，把手套内气体抽真空，抽得越彻底越好，然后再用脚踩充气板，把气体充入手套。该操作重复 2 次。

3. 打开手套中的门，再按内门按钮 ，将舷窗内的样品放入操作台内，用手推内门到底并停留 2～3s ，确保内门完全关闭。

4. 完成物品转移后，关上手套中的门，把手从手套内伸出来。

5. 将细胞样品移出时，戴上无菌手套，把手伸入低氧工作站的手套内，重复步骤 4，打开手套内门，再按内门按钮，将样品从操作台移至舷窗，把舷窗内门关上，把手从手套内伸出来，打开进样窗口的门，取出样品，关上外门。

七、注 意 事 项

1. O_2 的浓度不能为 0。

2. 手套内的门一定要关上。

3. 请在使用工作站的袖套前确认未佩戴手表、手链等配饰，以保证顺利使用袖套并保护袖套不被划伤。

4. 请在使用后将气瓶进气闸按逆时针操作关闭。

5. 擦拭台面时请使用乙醇和次氯酸钠轻轻擦拭，切记仪器前面的面板不能使用试剂擦拭，需要清洁时使用清水。

八、结果与意义分析

低氧工作站可以提供严格的低氧培养环境，培养结果主要通过相应指标检测进行判断和分析，取决于不同的实验方案。

九、出现问题与解决办法

如果低氧培养结果不符合要求，一方面可能需要保证细胞样品本身的状态良好；另一方面低氧培养箱的操作要熟练，培养用气体可以持续供给，同时保持低氧培养时间。

十、思 考 题

低氧工作站的主要应用有哪些？

第十五章　流式细胞分析

一、概　　述

流式细胞技术是一种在液流系统中，快速测定单个细胞或细胞器的生物学性质，并把特定的细胞或细胞器从群体中加以分类收集的技术。其特点是通过快速测定库尔特电阻、荧光、光散射和光吸收度值来定量测定细胞。根据 DNA 含量、细胞体积、蛋白质含量、酶活性、细胞膜受体和表面抗原等许多重要参数将不同性质的细胞分开，以获得供生物学和医学研究用的纯细胞群体。流式细胞仪根据其功能的不同可以分为分析型流式细胞仪和分选型流式细胞仪。目前最高分选速度已达到 3 万个/分钟。

二、工　作　原　理

流式细胞仪通常以激光作为发光源。经过聚焦整形后的光束，垂直照射在样品流上，被荧光染色的细胞在激光束的照射下，产生散射光和激发荧光。这两种信号同时被前向光电二极管和 90°方向的光电倍增管接收。光散射信号在前向小角度进行检测，这种信号基本上反映了细胞体积的大小；荧光信号的接收方向与激光束垂直，经过一系列双色性反射镜和带通滤光片的分离，形成多个不同波长的荧光信号。这些荧光信号的强度代表了所测细胞膜表面抗原的强度或其核内物质的浓度，经光电倍增管接收后可转换为电信号，再通过模/数转换器，将连续的电信号转换为可被计算机识别的数字信号（图 2-15-1）。

三、主　要　用　途

自 20 世纪 70 年代以来，随着流式细胞技术水平的不断提高，其应用范围也日益广泛。流式细胞技术已普遍应用于免疫学、血液学、肿瘤学、细胞生物学、细胞遗传学、生物化学等临床医学和基础医学研究领域。

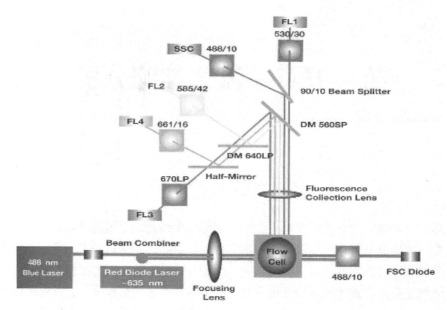

图 2-15-1   BD FACSCalibur 流式细胞仪光路构造图

第一节   Annexin V 检测细胞凋亡

一、主 要 用 途

通过检测磷脂酰丝氨酸是否外翻检测细胞的凋亡。

二、实 验 原 理

Annexin V 是检测细胞早期凋亡的灵敏指标之一。它是一种 Ca^{2+} 依赖性磷脂结合蛋白，可以与早期凋亡细胞的脂膜结合，而细胞脂膜的改变是细胞凋亡最早的改变之一。磷脂酰丝氨酸（PS）正常情况下位于细胞脂质双层内侧，细胞凋亡早期，PS 由脂膜内侧翻向外侧。Annexin V 与 PS 具有高度亲和力，可与细胞外侧的 PS 结合（图 2-15-2）。将 Annexin V 以绿色荧光（FITC 或 EGFP）标记，利用流式细胞仪可检测细胞凋亡的发生。核酸染料（PI 或 7-ADD），不能透过正常细胞或早期凋亡细胞的完整细胞膜，但对凋亡中晚期的细胞和坏死细胞,PI 能够透过细胞膜而使细胞核染红。因此将 Annexin V 与 PI 或 7-ADD 匹配使用，可以将处于不同凋亡时期的细胞区分开来。在双变量流式细胞仪的散点图上，左下象限显示活细胞，右下象限为早期凋亡细胞，右上象限是凋亡晚期细胞和坏死细胞（图 2-15-3）。

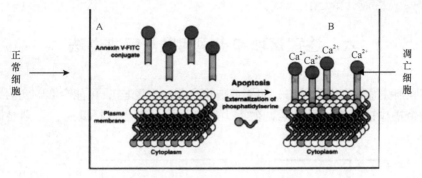

图 2-15-2　Annexin V 实验原理图

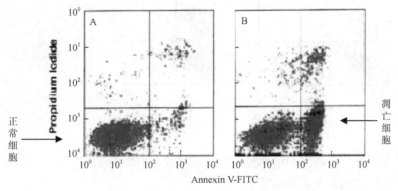

图 2-15-3　Annexin V 结果分析

三、特　　点

该方法能够准确区分早期凋亡和晚期凋亡细胞，操作简单，特异性和灵敏度高。

四、主要实验仪器/器材/重要试剂配制

流式细胞仪、低速离心机、Annexin V、核酸染料、胰酶、培养基、PBS 等。

五、实　验　操　作

1. 收集单细胞悬液（1～5）×10^6 个/mL，800～1000r/min 离心 5min，弃上清液，用预冷的 PBS 洗涤 2 次。

2. 加入 100μL binding buffer 重悬细胞。

3. 染色：取 100μL 上述细胞加 FITC 标记的 Annexin V 5μL，再加入 PI 核酸染料 5μL，轻轻涡旋细胞，室温避光孵育 15min，加入 400μL binding buffer。

4. 检测：FACS 流式细胞仪上样检测。

5. Cell Quest 软件：获取和分析数据。

六、注意事项和出现问题与解决办法

1. 实验前注意观察细胞状态，如果细胞状态不好（衰老），可能会影响实验结果。

2. 整个操作过程应尽量轻柔，勿用力吹打细胞。离心选择低速，否则会影响结果（图 2-15-4）。

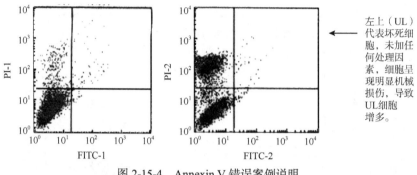

左上（UL）代表坏死细胞，未加任何处理因素，细胞呈现明显机械损伤，导致 UL 细胞增多。

图 2-15-4　Annexin V 错误案例说明

3. 上机检测时，应确保是单细胞悬液，细胞数目不少于 1×10^5 个。

4. 需先开流式细胞仪后开电脑。

5. 注意对照组的设立（表 2-15-1）。

表 2-15-1　Annexin V 各管试剂加样说明

管号	名称	荧光标记 Annexin V	核酸染料
1	阴性对照	−	−
2	单阳 1	+	−
3	单阳 2	−	+
4	样本	+	+

6. 对于转染的细胞，为避免绿色荧光干扰，可以选择不同的荧光标记 Annexin V 和核酸染料。

7. 注意电压和荧光补偿的调节，荧光补偿遵循"横平竖直"原则（图 2-15-5、图 2-15-6）。

8. 染色完尽快上机检测，否则会影响实验结果。

9. 正确设门，尽量将不同群细胞区分开来（图 2-15-7）。

七、结果与意义、分析

凋亡细胞对所有用于细胞活性鉴定的染料如 PI 有抗染性，坏死细胞则不能。细胞膜损伤的细胞其 DNA 可被 PI 着染产生红色荧光，而细胞膜保持完好的细胞则不会有红色荧

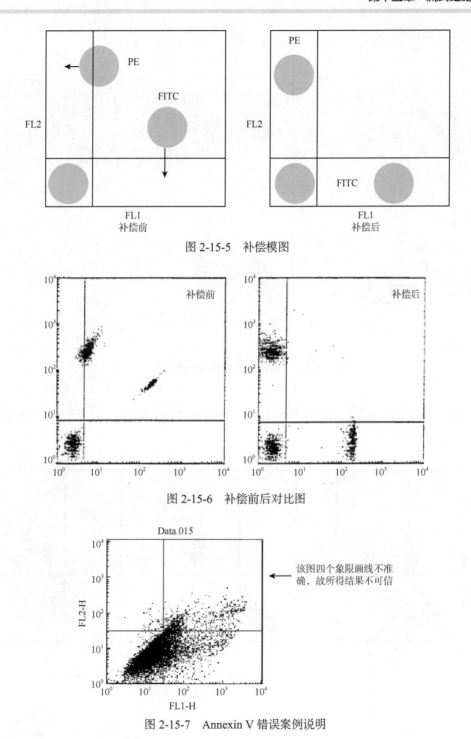

图 2-15-5 补偿模图

图 2-15-6 补偿前后对比图

图 2-15-7 Annexin V 错误案例说明

光产生。因此，在细胞凋亡的早期 PI 不会着染而没有红色荧光信号。正常活细胞与此相似。在双变量流式细胞仪的散点图上，左下象限显示活细胞，为（FITC–/PI–）；右上象限是非活细胞，即坏死细胞，为（FITC+/PI+）；而右下象限为凋亡细胞，显现（FITC+/PI–）（图 2-15-8）。

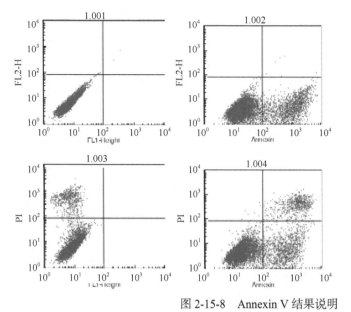

4个样本分别是阴性对照（1.001）、Annexin V单阳管（1.002）、PI单阳管（1.003）和样本检测管（1.004）

图 2-15-8　Annexin V 结果说明

八、应用概述与简例

　　某中药干预某肿瘤细胞 24h 后检测发现，该药物可以诱导肿瘤细胞凋亡，呈现剂量依赖性（图 2-15-9）。

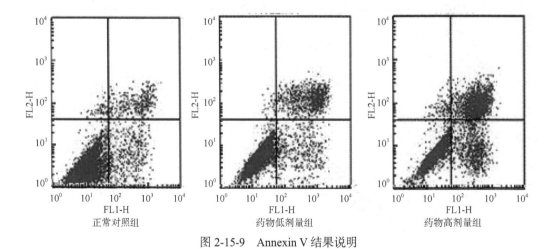

图 2-15-9　Annexin V 结果说明

九、思　考　题

　　本实验设立不同对照组的理由是什么？

第二节　线粒体膜电位的检测（JC-1）

一、主 要 用 途

通过线粒体膜电位的检测评价细胞是否发生凋亡。

二、实 验 原 理

线粒体膜电位的下降是细胞凋亡早期的一个标志性事件。它发生在细胞核凋亡特征（染色质浓缩，DNA断裂）出现之前，一旦线粒体跨膜电位崩溃，细胞凋亡则不可逆转。JC-1是一种广泛用于检测线粒体膜电位（mitochondrial membrane potential）$\triangle\Psi m$ 的理想荧光探针。可以检测细胞、组织或纯化的线粒体膜电位。在线粒体膜电位较高时，JC-1聚集在线粒体的基质（matrix）中，形成聚合物（J-aggregates），可以产生红色荧光；在线粒体膜电位较低时，JC-1不能聚集在线粒体的基质中，此时JC-1为单体（monomer），可以产生绿色荧光。这样就可以非常方便地通过荧光颜色的转变来检测线粒体膜电位的变化。常用红绿荧光的相对比例来衡量线粒体去极化的比例。

三、特　　点

操作简便而且重现性很好。

四、主要实验仪器/器材/重要试剂配制

流式细胞仪，低温水平离心机，微量移液器，预冷PBS，CO_2培养箱；JC-1（分子量652.23，用DMSO溶解，储存浓度为5mg/mL，终浓度稀释为10μg/mL）。

五、实 验 操 作

1. 用所需的方法诱导细胞凋亡，同时设立阴性对照组和阳性对照组（已知的能够诱导细胞凋亡的药物），干预适当时间后，收集细胞。
2. 用预冷的PBS洗涤细胞2次，离心，1000r/min，5min，收集不多于1×10^6的细胞。
3. 加入0.5mL JC-1染色工作液，颠倒数次混匀。细胞培养箱中37℃孵育30min。
4. 孵育结束，室温，离心，1000r/min，5min，收集细胞。
5. 用500μL预冷的PBS重悬。
6. 流式细胞仪分析：绿色荧光通过FL1通道检测，红色荧光通过FL2通道检测。

六、注意事项和出现问题与解决办法

1. –20℃避光保存。

2. JC-1 染色液小管分装，避免反复冻融。

3. 细胞数不宜超过 $1×10^6$，否则会影响实验结果的真实性。

4. 稀释 JC-1 时要迅速，否则易聚集，不易溶解。

5. 不同的细胞种类和实验条件可能会导致设门的位置改变，因此，该实验需要设立未经处理的正常细胞作为阴性对照和凋亡诱导剂干预的阳性对照组，并且根据阴性和阳性对照组的双散点图来确定门的位置。

七、结果与意义、分析

结果分析：正常细胞（FL1 强，FL2 强），凋亡细胞（FL1 强，FL2 弱）。

JC-1 可能出现散点图：根据不同的散点图需要选择设立不同的门。

数据分析要根据实际情况，根据凋亡发生时产生膜电位的原理进行分析，图 2-15-10 中是同一种细胞用不同的药物干预后形成了不同的流式散点图。注：A1，B1 为对照组；A2，B2 为药物处理组。

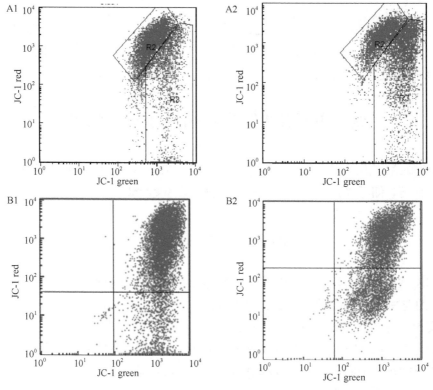

图 2-15-10　JC-1 结果说明

八、思 考 题

JC-1 用于线粒体膜电位，应怎样进行定性和定量分析？

第三节 PI 染色检测细胞周期

一、主 要 用 途

流式细胞仪检测细胞周期评价细胞增殖情况。

二、实 验 原 理

细胞周期（cell cycle）是指连续分裂的细胞从上一次有丝分裂结束到下一次有丝分裂完成所经历的整个过程，在这一过程中，细胞的遗传物质复制并均等地分配给两个子细胞。正常人静止体细胞有 46 条染色体，为二倍体细胞，而正常增殖细胞则存在不同的 DNA 含量。在细胞周期的各个时期（G_0、G_1、S、G_2、M）中 DNA 含量随各时相呈现出周期性变化，在 G_1 期细胞开始合成 RNA 和蛋白质，但 DNA 含量仍保持二倍体，进入 S 期后开始合成 DNA，此时细胞核内 DNA 的含量介于 G_1 和 G_2 期之间（图 2-15-11）。当 DNA 复制成 4 倍体时细胞进入 G_2 期并继续合成 RNA 和蛋白质，直到进入 M 期，因此单纯从 DNA 含量无法区分 G_2 期和 M 期，一旦有丝分裂分裂成 2 个细胞，同样 G_0 和 G_1 期的 DNA 含量也无法区分。PI 荧光染料与 DNA 结合，其结合量与 DNA 含量成正比。因此，通过流式细胞术 PI 染色法对细胞内 DNA 含量进行检测时将细胞周期各时相区分为 G_1/G_0 期、S 期和 G_2/M 期。G_1/G_0 期具有二倍体细胞的 DNA 含量（2N），而 G_2/M 期具有四倍体细胞的 DNA 含量（4N），而 S 期的 DNA 含量介于二倍体和四倍体之间。用流式细胞仪进行细胞周期分析是通过测定细胞中 DNA 的含量而完成的。简而言之，就是细胞在有丝分裂的过程中 DNA 会加倍。

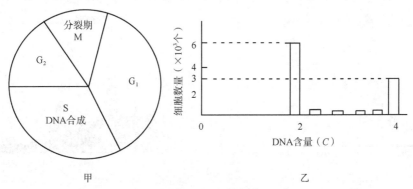

图 2-15-11 细胞周期

注：图甲表示一个细胞周期，图乙表示流式细胞术测得的一个细胞周期中各个时相的细胞数目

三、特　点

操作简单，通过细胞周期的检测可以直观地分析处于各个时相细胞的分布情况。

四、主要实验仪器/器材/重要试剂配制

流式细胞仪，70%乙醇，0.2% Triton X-100，溴化丙锭（PI），RNA酶，PBS等。

五、实　验　操　作

1. 离心收集细胞，弃上清液，用预冷PBS洗细胞2次。

2. 加入预冷70%乙醇，于4℃固定过夜，或–20℃长期固定（4℃过夜一般隔天就可进行检测，如果想推迟几天检测，就保存在–20℃，有资料显示–20℃可以保存一个月，个人建议尽量在最短时间内检测，有些实验是在不同时间点上收集细胞，可等最后一次固定后一起检测，基本上也都在一周内检测完毕）。

3. 细胞染色：离心收集细胞，以1mL的PBS洗细胞1次，加入500μL含50μg/mL PI，100μg/mL RNase A，0.2% Triton X-100的PBS，4℃避光孵育30min（PI可直接用PBS配成工作浓度，然后加入细胞沉淀混匀，RNA酶现加，但有时不加发现对实验结果也没太大的影响）。

4. 流式分析：以标准程序用流式细胞仪检测，一般计数（2～3）万个细胞，结果用细胞周期拟和软件ModFit进行分析。

六、注意事项和出现问题与解决办法

1. 分析时，使用FL2-W和FL2-A显示，去除联体细胞，具体如图2-15-12所示。

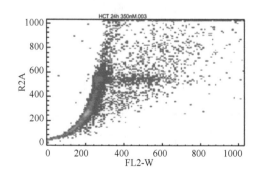
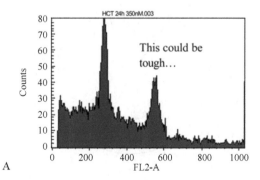

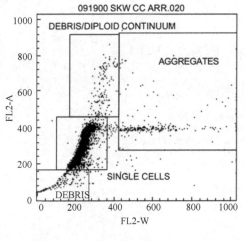

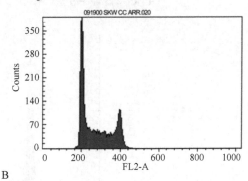

Set Acquisition and Storage so that 10,000 events are counted in the single cell gate. Be sure to accept and store all events.

图 2-15-12 JC-1 错误案例说明

A. 整群细胞一起分析，使得 G_2/M 期细胞比例相对增加，在最前面还有细胞碎片峰，失去数据的真实性；B. 去除粘连细胞和细胞碎片，所得分析结果比较真实，柱状图也清晰明了

2. 分析所得柱状图 CV 值偏大，需要考虑一起校正。

3. 在肿瘤病理学中，通常以 S 期细胞数量来判断肿瘤增殖状态。细胞增殖指数是指 S 期和 G_2/M 期细胞之和占总细胞数的百分比，它反映细胞的增殖能力。正常细胞具有较恒定的 DNA 含量，而细胞癌变过程中结构和（或）染色体的异常是很常见的。这种变化在流式分析中以 DNA 倍体指数的形式表现出来，这一指数对于肿瘤的早期诊断，交界瘤、间叶组织肿瘤的良恶性判断提供了重要的辅助指标，如图 2-15-13 所示。

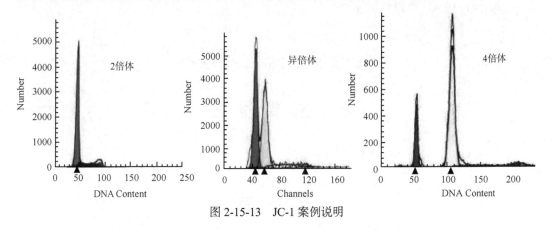

图 2-15-13 JC-1 案例说明

4. 细胞的状态应该在最好时，不要有死细胞影响检测结果。

5. PI 染色要注意避光。

6. 样品测试前应该用 200 目以下的筛网过滤样品，防止堵塞流式细胞仪的进样管。

7. 实验处理过程中加入 RNA 酶，是要去除 RNA 含量的干扰。

8. DNA 检测采用线性放大。

9. 为获得最佳 CV 值，流速应保持在低速（通常 100～300 个细胞/秒）。

七、结果与意义、分析（图 2-15-14）

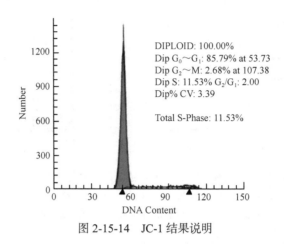

DIPLOID: 100.00%
Dip $G_0 \sim G_1$: 85.79% at 53.73
Dip $G_2 \sim M$: 2.68% at 107.38
Dip S: 11.53% G_2/G_1: 2.00
Dip% CV: 3.39

Total S-Phase: 11.53%

图 2-15-14　JC-1 结果说明

结果解读：

$G_0 \sim G_1$ 期细胞占总细胞数的 85.79%，峰位于横坐标的 53.73；$G_2 \sim M$ 期占 2.68%，峰位于横坐标的 107.38；S 期占 11.53%；G_2/G_1 为 2.00（即 G_2 期为 4 倍体细胞，而 G_1 期为 2 倍体细胞，比值为 2）；峰的变异系数为 3.39%（好）。

CV 是变异系数。一般 CV 越小，峰形越好，越尖锐。能控制在 5% 左右是比较好的结果，一般小于 10% 就可以认可了。

第四节　活性氧检测

一、主　要　用　途

流式细胞仪检测细胞内活性氧的情况。

二、实　验　原　理

活性氧检测（reactive oxygen species assay kit，ROS assay kit）是一种利用荧光探针 DCFH-DA 进行活性氧检测的方法。DCFH-DA 本身没有荧光性，可以自由穿过细胞膜，进入细胞内后，可以被细胞内的酯酶水解成 DCFH。而 DCFH 不能穿透细胞膜，从而使探针很容易被装载到细胞内。细胞内的活性氧可以氧化无荧光性的 DCFH 生成有荧光的 DCF。因此，检测 DCF 的荧光性就可以确定细胞内活性氧的水平。

三、特　　点

操作简单，灵敏度高，线性范围宽，使用方便。

四、主要实验仪器/器材/重要试剂配制

流式细胞仪，ROS 检测试剂盒，阳性对照（H_2O_2）。

五、实 验 操 作

1. 装载探针

（1）原位装载探针：仅适用于贴壁细胞。

1）细胞准备：检测前一天进行细胞铺板，确保检测时细胞汇合度达到 50%～70%。必须保证细胞状态健康，且检测时不会过度生长。

2）药物诱导：去除细胞培养液，加入适量经合适的缓冲液或无血清培养基稀释到工作浓度的药物，于 37℃细胞培养箱内避光孵育，具体诱导时间根据药物本身特性，以及细胞类型来决定。

3）阳性对照：先用无血清培养基等稀释阳性对照（H_2O_2），加入细胞，一般 37℃避光孵育 30min 至 4h 可显著看到活性氧水平提高，但依细胞类型会有比较明显差异（不同细胞孵育时间会有差异）。

4）探针准备：探针装载前按照 1∶1000 用无血清培养液稀释 DCFH-DA，使其终浓度为 10μmol/L。

5）探针装载：吸除诱导用药物，加入适当体积稀释好的 DCFH-DA 工作液。加入的体积以能充分盖住细胞为宜。37℃细胞培养箱内避光孵育 30min。

6）细胞清洗：用无血清培养液洗涤细胞 1～2 次，以充分去除未进入细胞内的 DCFH-DA。

（2）收集细胞后装载探针：适用于贴壁细胞和悬浮细胞。

1）细胞准备：按照标准方法培养细胞，必须保证检测用细胞状态健康。按照适当方法，清洗并收集足量的细胞。

2）药物诱导：将收集好的细胞悬浮于适量稀释好的药物中，于 37℃细胞培养箱内避光孵育，具体诱导时间根据药物本身特性，以及细胞类型来决定。

3）阳性对照：同上。

4）探针准备：探针装载前，按照 1∶1000 用无血清培养液稀释 DCFH-DA，使其终浓度为 10μmol/L。

5）探针装载：去除细胞内药物，离心收集细胞，加入适当稀释好的探针，使其细胞

密度为 $1.0×10^6～2.0×10^7$。

　　注：细胞密度需根据后续的检测体系、检测方法，以及检测总量来进行调整。例如，对于流式细胞分析，单管检测内细胞数目不少于 10^4，也不可多于 10^6。每隔 3～5min 颠倒混匀一下，使探针和细胞充分接触。

　　6）细胞清洗：用无血清细胞培养液洗涤细胞 1～2 次，以充分去除未进入细胞内的 DCFH-DA。

　　2. 检测　流式细胞仪（488nm 激发波长，525nm 发射波长）检测，DCF 的荧光光谱和 FITC 非常相似，可以用 FITC 的参数设置检测 DCF。

六、注意事项和出现问题与解决办法

　　1. 探针装载后，一定要洗净残余的未进入细胞内的探针，否则会导致背景较高。

　　2. 探针装载完毕并洗净残余探针后，可以进行激发波长的扫描和发射波长的扫描，以确认探针的装载情况是否良好。

　　3. 尽量缩短探针装载后到测定所用的时间（刺激时间除外），以减少各种可能的误差。

　　4. 为了您的安全和健康，请穿实验服并戴一次性手套操作。

七、结果与意义、分析（图 2-15-15）

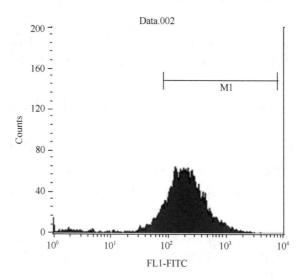

Marker	Left, Right	Events	% Gated	%Total	Mean	Geo Mean	CV	Median	Peak Ch
All	1, 9910	9644	100.00	96.44	243.42	174.68	92.49	184.34	129
M1	84, 8058	8411	87.21	84.11	271.53	221.51	83.84	207.21	129

图 2-15-15　活性氧检测结果

　　结果解读：流式柱状图中，横坐标表示荧光强度，纵坐标表示细胞数目，M1 是阳性细胞。

　　结果：该样本的平均荧光强度是 271.53。

第五节 肿瘤干细胞的流式分选技术

一、简 介

MOFLO XDP 流式细胞仪是高速分选型流式细胞工作站，为三根激光（355nm，488nm，635nm）、九色荧光通道，具有强大的分析、分选功能（图 2-15-16）。

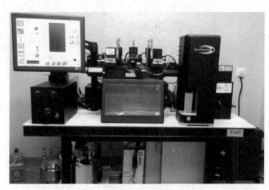

图 2-15-16 分选型流式细胞仪（MOFLO XDP）

二、主 要 应 用

1. 基于细胞表型、细胞内或细胞核蛋白的分析分选。

2. 基于 DNA 倍体的细胞周期分析分选。

3. 基于代谢细胞的分析分选。

4. 有标记物的几乎任何细胞的分析分选都可以进行。

分选得到高纯度、高活性的细胞，可通过直接培养、诱导、增殖、分化、活化等进行更深一步的细胞功能探索，还可以在此基础上逆向进行基因组学和蛋白质组学等相关研究。

三、实 验 原 理

细胞的分选是通过分离含有单细胞的液滴而实现的。当经荧光染色或标记的单细胞悬液放入样品管时，被高压压入流动室。流动室内充满鞘液，在鞘液的包裹和推动下，细胞被排成单列，以一定速度从流动室喷嘴喷出。在流动室的喷嘴口上配有一个超高频的压电晶体，充电后振动，使喷出的液流断裂为均匀的液滴，待测细胞就被包裹在这些液滴之中。将这些液滴充以正、负不同的电荷，当液滴流经过带有几千伏的偏转板时，在高压电场的作用下偏转，落入各自的收集容器中，没有带电荷的液滴落入中间的废液容器，从而实现细胞的分离（图 2-15-17）。

四、特 点

1. 精确度高（99%以上），速度快。

2. 开放性好，兼容性强：全能的上样系统（流式管及离心管），丰富高效的喷嘴系统（50～200μm），最强大的分选接收功能（可同时进行四路分选、6-1536 孔板单细胞或任意制定细胞数分选、玻片任意矩阵分选）。

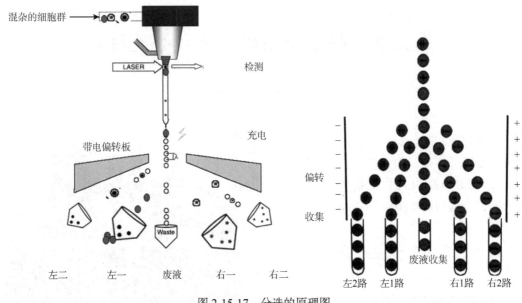

图 2-15-17　分选的原理图

3. 电子系统性能强大：高速分析及分选能力，强大数据处理及存储能力，高精度信号数字化能力。

4. 最独特的分选设计，保证细胞活性、纯度和回收率。

5. 强大的 SUMMIT 软件功能，简易直观的触摸屏操作界面。

五、实验器材及试剂

1. 器材　离心管、棉签、纱布。

2. 试剂　校正微球、缓冲液 PBS、漂白水、超纯水、生理盐水、消毒酒精。

六、实 验 操 作

以肿瘤干细胞（CSCs）分选为例说明：

（一）主要用途

肿瘤干细胞学说认为肿瘤组织中存在极少量肿瘤细胞具有自我更新、高度分化、侵袭及转移能力强的特性，是肿瘤增殖生长、转移和复发的根源，因此肿瘤干细胞已成为肿瘤研究的热点。目前，侧群（side population，SP）细胞分选法是分离肿瘤干细胞的方法之一，是表面标记不明确的肿瘤干细胞常用的分选方式。

（二）实验原理

高表达 ABC 转运蛋白的肿瘤干细胞能将荧光染料 Hoechst 33342 泵出细胞外而表现为

弱染的特征；这群细胞在流式分析图上呈彗星状分布在细胞主群的一侧，因而被称为侧群细胞（图 2-15-18）。

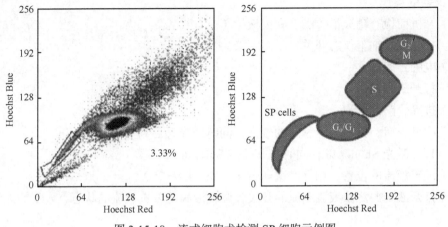

图 2-15-18 流式细胞术检测 SP 细胞示例图

（三）主要实验器材及试剂

1. 器材 离心管、注射器、尼龙细胞筛、细胞计数板、细胞回收容器（离心管、细胞培养板等，要事先加入培养基）。

2. 试剂 培养基、FBS、PBS、Hoechst 33342（用 PBS 配制成 10mg/mL 的母液）、维拉帕米（配制成 50μmol/L 的母液）。

（四）实验步骤（以大肠癌细胞株为例）

1. 细胞样本的处理

（1）细胞获取：获取细胞悬液后，1000r/min 离心 5min。

（2）弃去上清液，用相应的细胞培养基重悬细胞（浓度通常为 $1×10^6$ 个/mL）。

（3）细胞染色：细胞通常分成两组，一组在细胞悬液中单独加入 Hoechst 33342，终浓度达到 5～10μg/mL；另外一组在细胞悬液中加入与第一组相同浓度的 Hoechst 33342 外，还要加入相应的阻断剂，作为对照组。这些阻断剂包括维拉帕米、利血平等。

（4）细胞孵育：混匀细胞，37℃恒温水浴摇床，避光孵育 90min（染料的浓度、染色时间、染色温度要求很严格，不同物种、不同组织的细胞染色时间略有不同），每隔 30min 将细胞混匀一次。

（5）孵育结束后的细胞处理：（4℃或者常温）1000r/min 离心 5～10min；弃去上清液，用事先预冷的 PBS 洗涤细胞，然后 4℃（必须控制温度）1000r/min 离心 5～10min；弃去上清液，充分吸干细胞上清液，然后用事先预冷含有 2% FBS 的 PBS 重悬细胞，调整细胞浓度为 $1×10^6$～$1×10^7$ 个/mL。细胞在冰盒中保存待检测（低温的作用在于控制染料的外排）。

（6）流式细胞分选前准备：分选前，过 200 目的细胞筛。

（7）流式检测及分选：Hoechst 33342 染料激发光波长为 355nm，检测通道分别为 450±50nm（Hoechst Blue）和 620±29nm（Hoechst Red）。

2. 仪器的操作

（1）开机前检查鞘液桶（满）和废液桶（空）。

（2）打开流式细胞仪总开关。

（3）电脑开启。

（4）打开压力泵。

（5）排除管路的气泡。

（6）液流开启，排除上样管路的气泡；同时激光开启预热 20~30min。

（7）打开激光 Shutter 键，同时打开软件 Summit5.2。

（8）调整液流的位置，用标准微球矫正光路（CV<5）。

（9）打开液滴振荡及液流电压的开关，调整液滴及分选液流的状态，人工智能维持液滴稳态。

（10）Drop delay 寻找液滴延迟时间。

（11）设置分析参数，建立以散射光参数和荧光参数为坐标的图形进行分析。

（12）分析后用门圈定目标细胞，并定义分选相应的目标细胞。

（13）用相应的收集管在相应的分选通道上收集细胞。

（14）分选结束先用次氯酸冲洗管道 10min，后用超纯水清洗管道 10min。

（15）按开机顺序倒回去，关闭仪器和电脑。

七、注 意 事 项

（一）仪器使用注意事项及维护

1. 上机前必须检查废液桶是否排空，防止废液倒流。

2. 细胞上样前必须除去细胞团，防止管路堵塞。

3. 每次实验结束需对仪器清洁维护，用次氯酸和超纯水及时清洗管道；收集槽、仪器台面用乙醇擦拭。

（二）细胞处理

1. 制备成单细胞悬液。

2. 要选择适当的 Hoechst 33342 浓度，以抑制剂为阳性对照。

3. 需选择合适的外排抑制剂。

4. 控制孵育的时间。

5. 孵育完后，需在冰上操作，控制染料的外排。

6. 上机分析，细胞碎片与死细胞必须排除。

7. 细胞处理整个过程需无菌操作。

八、结果与意义

（一）结果

1. SP 细胞的分析分选平台（图 2-15-19）。

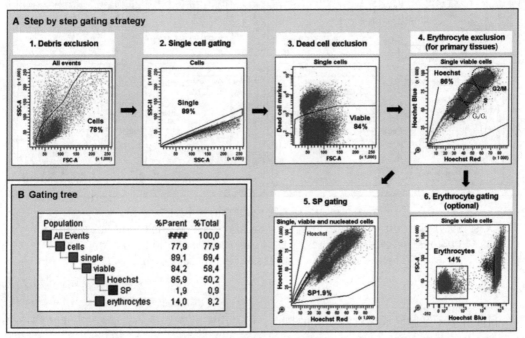

图 2-15-19　SP 细胞群分析分选平台

摘自 Golebiewska A，et al. Cell Stem Cell，8：136-147，2011.

2. 大肠癌细胞株 SP 细胞的检测（图 2-15-20）。

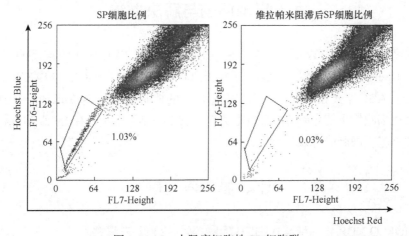

图 2-15-20　大肠癌细胞株 SP 细胞群

3. 干细胞不同表型的相互验证（图 2-15-21）。

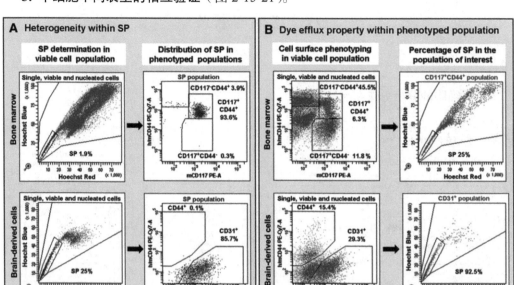

图 2-15-21　干细胞不同表型的相互验证

A. SP 细胞 93.6% 为 CD117+、CD44+的干细胞（上），SP 细胞 85.7% 为 CD31+的干细胞（下）；B. CD117+、
CD44+干细胞中 SP 细胞的比例为 25%（上），CD31+干细胞中 SP 细胞的比例为 92.5%（上）

摘自 Golebiewska A，et al. Cell Stem Cell，8：136-147，2011.

（二）意义

目前肿瘤干细胞已成为肿瘤研究的热点，但是由于缺乏特异的表面标记，肿瘤干细胞的分离纯化一直是尚待解决的难题。由于 SP 细胞富含干细胞样细胞，并且 SP 细胞具有较明确的表型标记和分离方法，所以较好地解决了其来源问题，这对推动肿瘤干细胞的研究与发展具有重要的意义，也为肿瘤治疗提供了新思路。

九、出现问题与解决办法

不同浓度 Hoechst 33342 孵育结果，SP 细胞比例不同，因此要以抑制剂作为阳性门，确定最佳的 Hoechst 33342 浓度；ABC 家族蛋白有 ABCB1、ABCG2、ABCC1 等，因为不同的细胞表达 ABC 泵蛋白不同，所以要选用恰当的抑制剂（图 2-15-22B）；粘连的细胞、细胞碎片及死细胞均可能导致 SP 细胞比例出现假阳性结果，所以在 SP 细胞分析时，必须排除粘连的细胞、细胞碎片及死细胞。

十、思　考　题

（1）MOFLO XDP 分选型流式细胞仪可检测的荧光素有哪些？

（2）仪器使用及细胞制备的注意事项有哪些？

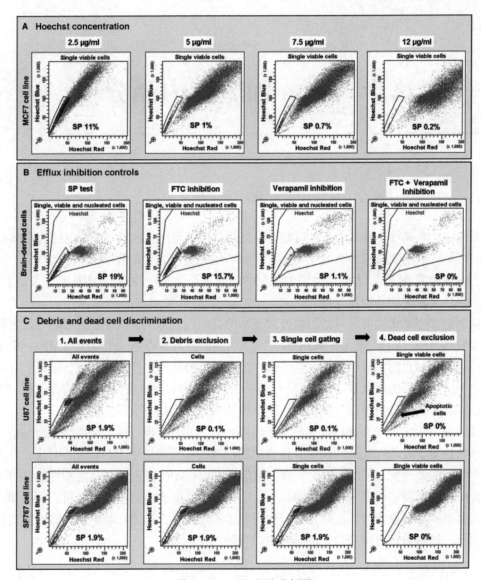

图 2-15-22　SP 细胞分析图

A. 不同浓度 Hoechst 33342 孵育的 SP 细胞比例；B. 不同外排泵抑制剂的使用（ABCG2 的抑制剂 Fumitremorgin C；ABCB1
的抑制剂维拉帕米）；C. 粘连细胞、细胞碎片与死细胞的排除

摘自 Golebiewska A，et al. Cell Stem Cell，8：136-147，2011.

第十六章　细胞高内涵分析

一、简　介

　　高内涵，意味着丰富的信息。这些信息包括单个细胞图像和各项指标，细胞群体的统计分析结果，细胞数量和形态的改变，亚细胞结构的变化，荧光信号随时间的变化，荧光信号空间分布的改变等。人们往往因为特定的问题去设计实验，在图像中找到答案的同时，其他的信息会带来意外的新发现。

　　科学论文中单张的荧光显微图像通常显示的是阳性目标的有或无、强或弱，是定性分析。高内涵分析（high content analysis，HCA）的研究对象不是一个或少数细胞，而是对大量细胞的同时观察和分析，从大量图像中得到细胞群体的定量统计结果，结论更有科学说服力。因为分析的对象是完整的细胞，在一个实验中可以同时使用多种荧光探针，大量细胞的多参数同时分析可以对复杂的细胞学机制和相互作用有更深入的理解。

　　高内涵技术实现了高速显微成像，以前耗时费力的工作得以瞬间完成，综合海量信息更快做出决策。在药物靶标的确认、化合物的药理和毒性筛选中 HCA 优势明显，对于复杂细胞学机制的研究，HCA 所提供的有价值信息可以帮助研究人员在日益激烈的科研竞赛中胜出。高内涵技术消除了人为偏差，人会选择比较好的细胞来拍摄和分析，而机器是客观的，所有样品的成像分析条件是完全相同的。随着实验方法的日益更新和高能量实验的批量进行，这种分析方法在未来必定有着广阔的应用前景。

二、主 要 应 用

　　高内涵技术主要应用于药物筛选，近年来在生命科学研究中得到了广泛的应用，包括细胞信号通路、肿瘤学、神经生物学、免疫学、传染病学、干细胞的研究等。HCA 比现有的实验方法更灵敏，通量更高，成本更低，结果更准确和可靠。

三、实 验 原 理

　　利用抗原抗体之间的特异性结合来显示目的蛋白，主要包括蛋白和一抗结合，其次是带有荧光基团的二抗识别并结合一抗，细胞高内涵显微镜下即可观察到荧光。激光共聚焦高内涵细胞图像分析系统，是将高质量激光光源和高内涵细胞图像分析相结合的系统，使高速度和高质量细胞图像获取和分析达到统一，为实验者提供快速而精准的细胞技术分析平台。

四、特点（特长与不足）

激光共聚焦图像可进行细微细胞图像变化观察和精确图像计算，它成像速度快，通量高，可更高效获得实验结果，且采用硬件一体机设计，操作方便，减少了分体部件间匹配故障概率。同时匹配多种物镜选择，各种大小样品分析和图像预扫描定位（2×，4×，10×，20×，40×，60×）。具有独立单元客户自定义分析软件，可最大限度地进行灵活性图像分析。目前，主要应用于信号传导、细胞示踪、细胞凋亡、siRNA 筛选、神经细胞发育、细胞毒性、细胞周期、核膜转位、细胞分型、干细胞分析、药物筛选等。

与传统的固定光圈共聚焦系统不同，BD pathway855 有着专利的光学系统，它独有可变、类似虹膜的光圈，能模拟眼睛的动作。用户可通过用户界面直观地控制完全可调整的光圈，并调整成以下模式：开放模式，让速度最快；完全共聚焦模式，最大限度提高图像质量；或两者之间的任何设置，以便优化特定生物学应用中的成像性能。该仪器融入了最新一代的 CMOS 照相机，它与传统 CCD 照相机相比，视场大了 4 倍，而噪声低了 5 倍，使得灵敏度显著提高，成像速度更快。用户友好的获取特征包括预览扫描、手动显微镜模式及全细胞成像。环境控制、液体处理、温度控制、透射光成像及玻片处理等模块延伸了可开展的分析范围。

五、主要实验仪器/器材/试剂

（一）主要实验仪器

二氧化碳培养箱，低速离心机，低温冰箱，细胞高内涵专用拍照板（分别有 96 孔板和 384 孔板可以与仪器匹配）。

（二）重要试剂

1. 荧光抗体的配制　由于该仪器主要检测荧光信号，所以荧光抗体的选择主要根据实验方法，即荧光抗体直接抗体标记法和间接抗体标记。主要考虑抗体及供应商的选择，第一抗体和第二抗体的配制方法使用梯度浓度实验摸索，也可以按照文献中的实验配制方法进行。

2. 破膜剂的配制方法　破膜剂的使用与否取决于待检测蛋白在细胞内的定位。0.1% Triton 液：将购买来的 Triton 原液用 PBS 进行稀释，即配即用。若配 10mL，则用 100μL Triton 原液，加入 10mL 的 PBS 进行稀释，用涡旋仪混匀。

3. 固定液的配制　一般用多聚甲醛进行固定，配制浓度为 4%多聚甲醛（PFA）。称取 40g PFA 溶于装有 500mL DEPC 水的玻璃容器（烧杯或烧瓶）中，持续加热磁力搅拌至 60～65℃，使成乳白色悬液。用 1.0mmol/L 的 NaOH 调 pH 至 7.0 使呈清亮状（滴加），再加入约 500mL 2×PBS，充分混匀（在冰浴或冷水浴中）。检测 pH，过滤后定容至 1000mL，室温或 4℃保存备用。

4. 抗体封闭液的配制　一般选择与二抗来源一样的血清进行封闭，也可以用 5%的

BSA 进行封闭操作。即若二抗是羊抗鼠，则封闭血清选择羊血清，浓度一般为 1% 和 5%，配制液选择实验用细胞培养的同种培养基，现用现配。如果使用 BSA，则配制方法为：称取 0.5g BSA，用 PBS 10mL 进行稀释混匀即可。

六、实 验 操 作

不同的培养细胞染色方法不同，可根据自己的实验对实验方法进行微调，并在实验过程中对实验方法进行有效调整。现举常用一例介绍：

1. 将细胞按一定密度接种至细胞高内涵分析孔板上，过夜培养后，镜下观察细胞生长状态良好且汇合至 80%～90% 后，按实验方案进行药物干预。

2. 干预完成后，去除细胞培养上清液，用 PBS 清洗 3 遍。

3. 4% 冷的多聚甲醛固定 20min，PBS 洗 3 遍。

4. 0.2% Triton X-100 通透 10min，PBS 洗 3 遍。

5. 与二抗相同宿主的血清封闭 30min，PBS 洗 3 遍。

6. 一抗 4℃ 湿盒内过夜，也可 37℃ 温育 2h，感觉前者效果好，PBS 洗 3 遍。

7. 二抗室温放置 2h（避光），或者 37℃ 1.5h，PBS 洗 3 遍。

8. 最好用 DAPI 染核，直接照荧光片。

9. 蒸馏水洗掉 PBS，甘油封片，指甲油封片子的四周，因为甘油不像树脂那样会干，所以须用指甲油封四周。

七、注 意 事 项

1. 洗细胞的时候加 PBS 不要太用力，不要把细胞冲下来。洗的时候多加 PBS，稍晃一下就倒掉，或者等 5min 或 10min。

2. 染完之后没有封片前直接拍照较好，因为有的时候封片可能会出问题，不要拖太长时间，荧光容易淬灭。

3. 不管采用何种方法，在使用 PBS 漂洗时，都要漂洗干净并且测 pH，可以使用 PBS 多清洗几次，也可以延长 PBS 清洗时间，如果结果背景较高可以延长漂洗的次数和时间。

4. 细胞密度要合适，且状态较好。

5. 从孵育二抗开始要避光（关闭室内日光灯即可）。

6. 完成后最好及时镜检，照相；分别用不同波长激发荧光，在 Photoshop 软件下合成一张图。

7. 封闭液使用方法：BSA 可以用来封闭，浓度一般为 0.5%～2%，1% 比较常见。孵育一抗之前加，封闭孵育时间过后，加一抗之前不要洗掉，只移除多余液体即可。之后不需要再封闭，但是一抗和二抗都应该用含有 BSA 的缓冲液来稀释。有些人还加 Tween 来减少非特异性结合。封闭抗原也可以使用二抗抗体所属动物种类的血清，没有统一固定的浓度，可根据情况做调整。

8. 为了保证实验结果的可靠性和可信度，需为检测的目的蛋白设置阴性和阳性对照。

9. 实验用于孔板拍照，必须选用细胞高内涵分析系统的专用孔板，才能得到良好的实验数据。如果没有该孔板，则不能得到大图分析，只能观察 100 倍放大的效果，对于细胞细节观察不利。

10. 在孔板拿至细胞高内涵分析系统前，应保证孔板避光保存，孔板周边和底部没有水渍。

11. 一般建议设置多梯度荧光抗体的多次实验，这样才能找到最佳的抗体结合抗原的浓度，且结果真实可信。

12. 细胞高内涵分析系统主要用于高通量筛查实验，所以在实验方案的确定上要遵从这样的使用原则，如果不是高通量，不是用于大批量的筛选，单纯荧光染色可以考虑使用荧光显微镜和激光共聚焦显微镜进行观察。

13. 多聚甲醛配制时应在通风条件下操作，并避免接触皮肤及吸入（戴口罩及手套），多聚甲醛有较强的毒性，对黏膜及皮肤有刺激作用。

14. 多聚甲醛加热时，温度不可过高，常为 60～65℃，否则多聚甲醛会降解失效。配制好的多聚甲醛若放置过久，固定效果下降，应用前新鲜配制，才能达到良好的固定效果。

八、结果与意义分析

目前，细胞高内涵分析系统主要用于细胞毒性实验观察、神经突触生长观察及 96 孔板单个孔的克隆球形成实验。基于以上应用目的，举例如下：

1. 细胞特异蛋白表达分析（图 2-16-1）

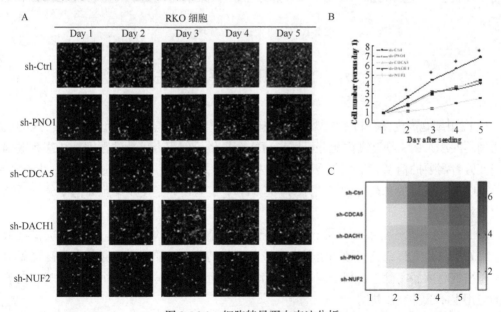

图 2-16-1 细胞特异蛋白表达分析

不同基因沉默后对人大肠癌 RKO 细胞生长的影响：A. 高内涵拍摄表达 GFP 细胞；B. 细胞数统计及生长曲线图；C. 不同基因沉默后细胞生长的热图

2. 细胞毒性实验（图 2-16-2）

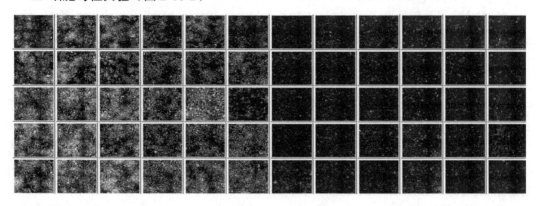

药物干预浓度递增

图 2-16-2 细胞毒性实验

3. 96 孔板内观察单个孔的克隆球形成（图 2-16-3）

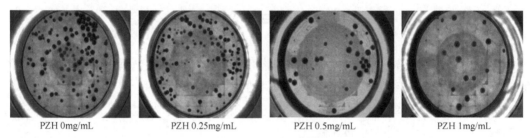

PZH 0mg/mL   PZH 0.25mg/mL   PZH 0.5mg/mL   PZH 1mg/mL

图 2-16-3 单个孔的克隆球形成

九、出现问题与解决办法

1. 应用细胞高内涵分析系统要依据实验目的进行有效的实验设计。不同于一般的仪器有明确的使用目的，细胞高内涵分析系统可能会提供给使用者繁杂的数据，在这些数据中找出实验者需要的信息，需要进行大量的分析工作，所以在使用细胞高内涵分析系统之前，要首先明白实验目的和最终可能预计的实验结果，实验设计是使用细胞高内涵分析系统的最重要的环节之一。

2. 细胞高内涵分析系统不同于荧光显微镜或者激光共聚焦显微镜，它主要提供批量的信息，如果只是观察细胞细微的蛋白表达或共定位情况，只要选择普通荧光显微镜观察即可。而细胞高内涵实验主要用于高通量的筛选及批量的数据分析，单个细胞的观察在该仪器的应用上不会体现出优势。

3. 细胞高内涵分析系统的实验操作和免疫荧光染色基本一致，除了在上机时需要专门的工作人员操作外，没有实质性的差别。这就是说，细胞高内涵分析系统在实验方法学上不存在操作难题，最关键的还是根据实验目的进行实验设计。

十、思 考 题

（1）细胞高内涵分析系统为什么主要用于细胞高通量检测实验？

（2）细胞高内涵分析系统的主要原理是什么？

第十七章 双转盘活细胞共聚焦技术

一、简　介

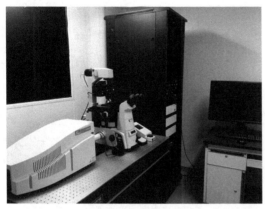

图 2-17-1　UltraView VoX 双转盘活细胞共聚焦实时成像分析系统

PerkinElmer 公司 UltraView VoX 双转盘活细胞共聚焦实时成像分析系统将活细胞成像技术带入了一个崭新的高度，该系统将共聚焦成像技术的最新研究成果融于一身，实现超高速、高分辨率的活细胞成像。该仪器配置 405nm、488nm、561nm、640nm 四路激光，是集多维获取、多维图像渲染和分析于一体的一站式共聚焦成像分析平台，如图 2-17-1 所示。

二、主 要 应 用

1. 细胞信号传导　如受体内化、G 蛋白偶联受体激活、内吞、β-arrestin 信号传递、转录因子激活。

2. 细胞生物学　如细胞结构、细胞骨架、细胞膜结构、细胞膜流动性、细胞器结构和分布变化、细胞凋亡机制。

3. 细胞周期　如 G_1、G_2、S、M 期细胞分型。

4. 感染与免疫　如免疫荧光标记（单标、双标或三标）的定位，细胞膜受体或抗原的分布，蛋白与细胞器的共定位。

5. 发育生物学　如细胞生长、分化、成熟变化、细胞的三维结构、染色体分析、基因表达、基因诊断。

6. 神经生物学　如神经细胞结构、神经递质的成分、运输和传递，深层神经细胞活性观测与激活，以及神经环路投射与信息整合。

三、实 验 原 理

微透镜增强型的 Nipkow 转盘系统的核心，是在 Nipkow 双转盘中的一个转盘上，制作了 20 000 个呈椭圆形分布的针孔，而另一个转盘上的微透镜，有 1000 个针孔与上述的 20 000 个针孔精准地对齐准直，并将激光光束聚焦到被观察的样本上，即激光光源覆盖约 1000 个针孔的范围（即扫描区域），借助转盘的转动（针孔位置随之改变），实现对样品的完整扫描。这种设计将激光光源的透射效率从 1% 提高到约 70%。在高速旋转的速率下，1000 个小光束可以 2000 帧/s 的速率扫描整个被观察的样本，即以 2 帧/ms 的速率扫描被观察的样本，极大地提高了成像的速度，并大大降低了光漂白和光毒性的影响，因而使得这种系统能长时间观测细胞过程的动态变化。

四、特点（特长与不足）

1. 具有超低的光漂白和光毒性，是长时间活细胞共聚焦成像观察的首选仪器。
2. 超高速、高分辨率活细胞成像，清晰捕捉快速的生物过程，提供高质量的图像结果。
3. 独有的 ProSync 同步控制技术，实现高速扫描下的无损失成像。
4. 系统可实现多达 X、Y、Z、T、W、P 六维的共聚焦成像。
5. 软件功能强大，一站实现图像获取、分析及数据发表，具有多维数据分析功能。
6. 不足：无法实现全波长扫描，耦合的激光器受仪器配置限制。

五、主要实验仪器/器材/试剂

1. **器材** 共聚焦专用玻底小皿，组织切片标本。
2. **试剂** 常用荧光染料。

六、实 验 操 作

1. **实验探针的选择、储存及配制** 详见第一篇第三章第二节。
2. **组织切片标本及细胞固定标本的制备** 详见第一篇第三章第二节。
3. **活细胞标本的制备** 细胞培养和预处理要根据实验目的进行。不同的细胞染色方法不同，可根据自己的实验内容对实验方法进行微调，并在实验过程中对实验方法进行有效调整。现举常用一例检测钙离子实时动态变化的实验。

（1）将细胞按一定密度接种于共聚焦专用玻底小皿，过夜培养后，镜下观察细胞生长状态，细胞单层贴壁生长、分布均匀方可进行实验。

（2）吸弃培养液，于小皿中加入配制好终浓度为 10μg/mL 的 Hoechst33342 和 10μmol/L 的 Fluo3/Am 孵育 1h。

（3）孵育结束后，用培养液洗 2～3 遍，将过量的染料洗净后，再加 1mL 培养液。

4. **检测**

（1）开启仪器电源及光源：开启硬件（从左到右，从上到下，顺序开启所有的电源开关），再启动计算机，汞灯开关和激光开关需单独打开。

（2）开启软件：启动操作软件 Volocity，创建一个新的图像库。

（3）用低倍镜定位：将样品放到载物台上，在软件中选择目镜明场观察模式或荧光观察模式，找到合适的焦面和视野。

（4）设置相应的扫描参数：切换至成像光路，进行图像预览，在预览时根据所标记的荧光探针，适当调整曝光时间、相机灵敏度和激光强度，单击保存调整结果。

1）如多通道成像则每通道需单独预览。若不进行长时程成像，使其通过调整达到尽量高但不过饱（相机参数：16 bit-65535，14 bit-16383）的水平；若长时程拍摄，建议信噪比超过 15dB 一般图像质量可以接受，但也要视实际实验要求而定。

2）曝光时间调整依据：值越大，图像信号越强，但是对样品淬灭越严重，建议最好不要超过 1s。也可选择软件依据已定激光强度和相机灵敏度自动调整曝光时间。

3）相机灵敏度调整依据：灵敏度值越大，对弱信号的探测能力越强，即信号越亮，但是图像质量会变粗糙，建议尽量调到 100 左右，最大不要超过 200。

4）激光强度调整依据：强度值越大，信号越强，但是样品淬灭越严重，若进行长时程拍摄，建议不要超过 10%。

（5）采集流程设置：为保护样品，避免激光长时间照射样品，建议在设置采集流程前，冻结图像预览。

1）多通道图像采集模块：添加、删减或修改所需的光路，以观察的重要性排序。

2）Z-stack 图像采集模块：选择可确认拍摄厚度的通道，进行预览找到焦面。确认 Z 轴扫描的起始位置和结束位置，设置拍摄层距或总拍摄层数，进行扫描。利用三维重构将得到的样品不同层面的扫描结果重组形成一个三维图像。

3）长时程图像采集模块：设置采集的总时程和每次采集的时间间隔，该间隔表示整套采集动作（包括多通道、Z-stack、多视野）间的时间间隔。

4）多视野图像采集模块 XY stage 下，清除此前实验留下的视野位置。移动载物台摇杆至合适的视野，添加当前视野为拍摄视野，移动载物台，添加其他视野。软件并不限制采集视野的数量，但是若太多，移动耗时会很长，进而影响到采集速度，所以根据实验选择合适数量的视野。添加完所有的视野，使用显微镜的调焦转轮，逐个调整每个点的焦面。同时软件需要在 Volocity points 界面下，选择 Ultra View XY Stage。

5）多视野大图拼接模块：在目标样品大小超出成像视野时，可以使用多视野拼接功能，实现采集"高分辨率大图"的目的。先定义大图拼接范围，预览扫描区域，最终在 XY Stage 界面下，选择合适的拼接范围，图像间的重叠面积，建议在 10%，若拼后有错位可以增大该数字。

（6）关闭仪器：关机遵循先软件后硬件的原则，先关软件，然后关闭激光及其他周边设备。如需继续处理数据，可在上述操作后打开软件并处理数据。

七、注　意　事　项

1. 开机

（1）按由上至下，由左至右顺序打开各个电源开关（激光、汞灯、活细胞装置按需打开）。

（2）汞灯打开后使用 30min 以上再关闭，关闭后充分冷却 30min 后再打开。

（3）如需活细胞长时实验（超过 4h）或需要精确定量实验，需至少提前 30min 打开系统预热（激光、活细胞培养装置），注意活细胞装置水浴槽补水 2/3 处，方可进行实验。

2. 上样

（1）高倍镜可选择 Escape 物镜上样。

（2）选择配套的适配器放置样品，如配置活细胞装置，培养皿需用小夹子夹紧，玻片可以用配套的适配器固定。

（3）玻片或共聚焦小皿是否有贴纸或封口膜影响样品水平放置。

（4）油镜加油时可将无荧光镜油滴在物镜顶透镜处或样品上，注意非长时拍摄，镜油量不要过多。

3. 观察和调焦

（1）建议不熟练时先用明场（BF）调焦，以免汞灯照射时间过长对标本荧光信号造成损失。

（2）显微镜操作从低倍向高倍转换，注意观察显微镜 LCD 屏指示的 Z 轴高度。

（3）高倍物镜操作将调焦改为微调，XY Stage 改为中速或低速。

（4）油镜及高倍镜操作遵循先提升载物台使物镜靠近样品，再做降低载物台的操作。

（5）若需捕捉活细胞的生物学瞬时变化，条件需设置观察一个视野，以最快速度扫。

八、结果与意义分析

1. 活细胞实时成像结果　观察活细胞药物干预后，细胞的实时变化过程，确定药物干预的最佳时间和浓度（图 2-17-2）。

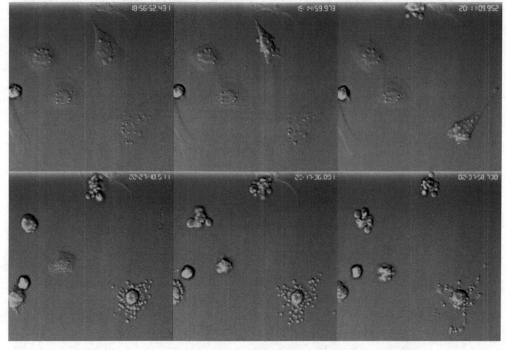

图 2-17-2　毒胡萝卜素干预后软骨细胞的实时变化过程（×400）

2. 活细胞内游离钙离子浓度的测量   观察软骨细胞在毒胡萝卜素诱导的内质网应激中，细胞内游离钙的实时变化（图 2-17-3、图 2-17-4）。

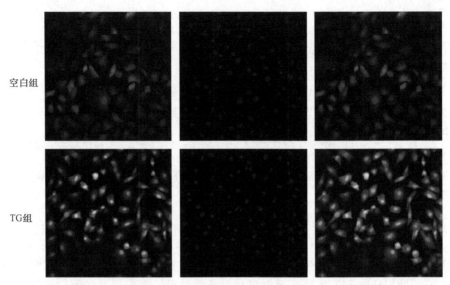

图 2-17-3   软骨细胞内游离钙离子浓度的实时变化（×200）

绿色：钙离子（Fluo3/am）；蓝色：细胞核（Hoechst 33342 标记）

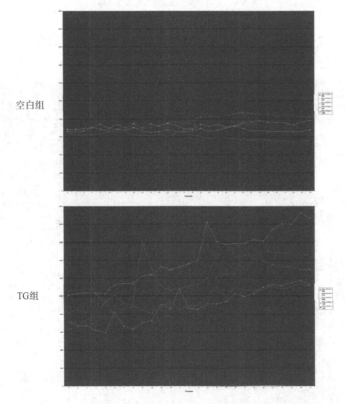

图 2-17-4   活细胞内游离钙离子荧光强度的实时变化曲线

3. 多荧光标记样品的图像观察（图 2-17-5）。

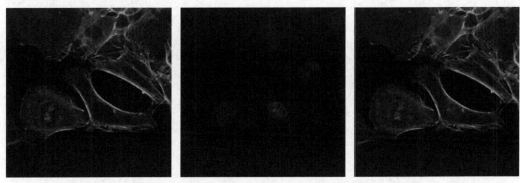

图 2-17-5　HCT116 结肠癌细胞骨架肌动蛋白双标记（×600）

红色：细胞骨架（鬼笔环肽）；蓝色：细胞核（DAPI 标记）

九、出现问题与解决办法

1. 若开机启动，软件开启后，发现电脑屏幕出现排列整齐的无数小点，说明机器的双转盘未转动起来，重新拧动机器硬件的小钥匙即可。

2. 活细胞荧光检测实验，当基础荧光值不高时，可先预实验观察实验过程中荧光强度达到正常水平时，所需要的扫描参数，在下次实验中可直接将扫描参数调至这个条件，满足整个实验需要。

十、思　考　题

如何根据实验目的，在实验中选择点扫描共聚焦显微镜还是双转盘共聚焦显微镜？

第三篇

生物化学与分子生物学技术

第十八章　分子生物学技术

第一节　核酸提取分析

一、概　述

核酸是遗传信息的载体，是最重要的生物信息分子，是分子生物学研究的主要对象，因此，核酸的分离和提取是分子生物学实验技术中最重要、最基本的操作。核酸的提取可分为 DNA 提取和 RNA 提取。

二、DNA 提取与分离

（一）简介

DNA 提取是分子生物学研究的最基本技术之一，制备基因组 DNA 是进行基因结构和功能研究的重要步骤，通常要求得到的片段的长度不小于 100～200kb。基因组 DNA 根据不同物种可分为：真核生物 DNA、细菌 DNA、病毒 DNA、质粒 DNA 等，而不同生物的基因组 DNA 的提取方法也有所不同，不同种类或是同一种类的不同组织因其细胞结构及所含的成分不同，分离方法也有差异。

一般真核细胞基因组 DNA 有（10^7～10^9）bp，可以从新鲜组织、培养细胞或低温保存的组织细胞中提取，通常在乙二胺四乙酸二钠（EDTA）及十二烷基硫酸钠（SDS）等试剂存在下，用蛋白酶 K 消化细胞，随后用酚抽提而实现 DNA 提取。这一方法获得的 DNA 不仅经酶切后可用于 Southern 分析，还可用于 PCR 的模板、文库构建等实验。另外质粒 DNA 是采用碱裂解法，利用的是共价闭合环状质粒 DNA 与线状的染色体 DNA 片段在拓扑学上的差异来分离。在 DNA 提取过程中应尽量避免使 DNA 断裂和降解的各种因素，以保证 DNA 的完整性，为后续的实验打下基础（以动物组织或培养细胞为例）。

（二）主要应用

1. 构建基因组文库。
2. Southern 杂交（包括 RFLP）。
3. PCR 分离基因。
4. DNA 片段化分析等。

（三）实验原理

DNA 是一切生物细胞的重要组成成分，主要存在于细胞核中。通过研磨和 SDS 作用可破碎细胞；苯酚和氯仿可使蛋白质变性，用其混合液（酚：氯仿：异丙醇或异戊醇）重复抽提，蛋白质变性，然后离心除去变性蛋白质；再以 RNase 降解 RNA，得到纯净的 DNA 分子。

真核生物中一切有核细胞（包括培养细胞）都能用来制备基因组 DNA。真核生物的 DNA 是以染色体的形式存在于细胞核内，因此，制备 DNA 既要将 DNA 与蛋白质、脂类和糖类等分离，又要保持 DNA 分子的完整。提取 DNA 一般将分散好的组织细胞在含 SDS 和蛋白酶 K 的溶液中消化分解蛋白质，再用酚和氯仿/异戊醇抽提分离蛋白质，得到的 DNA 溶液经乙醇沉淀使 DNA 从溶液中析出。

在匀浆后提取 DNA 的反应体系中，SDS 可破坏细胞膜、核膜，并使组织蛋白与 DNA 分离，EDTA 则抑制细胞中 DNase 的活性；而蛋白酶 K 可将蛋白质降解成小肽或氨基酸，使 DNA 分子完整地分离出来。

（四）特点（特长与不足）

获取较长的基因组 DNA。

（五）主要实验仪器、器材、试剂

1. 实验仪器、器材　Eppendorf（EP）管（1.5mL）、匀浆器、混匀器、高速冷冻离心机、烘箱、水浴锅、超微量高精度紫外/可见光分光光度计、冰盒、手术剪刀、镊子、取液器、研钵、记号笔等。

2. 试剂　TE/TES 缓冲液、10%SDS、蛋白酶 K（20mg/mL）、RNase 酶、饱和酚、氯仿/异丙醇（24：1）、无水乙醇、70%乙醇、KAc（5mol/L）。

（六）实验操作

1. 取组织块适量于 1.5mL 离心管中，用剪刀剪碎，加 1mL TE 缓冲液匀浆。
2. 取匀浆液 0.5mL 于 1.5mL 离心管中，4000r/min 离心 5min。
3. 弃上清液，沉淀细胞加 500μL TE 缓冲液，4000r/min 离心 5min，重复清洗 3 次，弃上清液。（此步骤开始，动物组织及培养细胞均适合）
4. 加入 0.50mL TE 混匀，再加入 50μL SDS（10%），颠倒 Eppendorf 管 10 次，混匀。
5. 加 RNase 酶至终浓度 20μg/mL，混匀（同上 10 次），置 37℃水浴孵育 1h。
6. 加蛋白酶 K 至终浓度 100μg/mL，混匀（同上 10 次），置 50℃水浴孵育 3h。
7. 取出，放置于室温 5min，加等体积的饱和酚，12 000r/min 离心 5min。
8. 取上清液（一般取 400μL），加 1/2 体积饱和酚、1/2 体积氯仿/异丙醇（24：1），4℃，12 000r/min 离心 5min。
9. 取上清液，加等体积氯仿/异丙醇（24：1），4℃，12 000r/min 离心 5min。

10. 取上清液，加 2 倍体积无水乙醇、1/5 体积 KAc（析出 DNA），混匀，有絮状沉淀，4℃，12 000r/min 离心 10min，弃上清液。

11. DNA 沉淀用 70%乙醇（一般为 1mL）清洗一次，4℃，12 000r/min 离心 5min，弃上清液，室温干燥 10min。

12. 加适量 TE 缓冲液溶解 DNA 沉淀（具体依 DNA 的多少而定）（一般 50μL），4℃可存放 1 个月，–20℃可存放 1 年。

13. 用超微量高精度紫外/可见光分光光度计测定 DNA 在 260nm 和 280nm 处的吸光度值（OD 值）。

（七）注意事项

1. 要充分除去 DNA 提取液中的苯酚，否则会影响以后的操作。

2. 用酚–氯仿–异丙醇（体积比为 25∶24∶1）抽提后取上清液时不能将中间的蛋白质扰动，以防蛋白质污染。

3. 酚–氯仿–异丙醇中的异丙醇是用来消除实验中可能产生的泡沫。

4. 抽提每一步用力要柔和，防止机械剪切力对 DNA 的损伤。

5. 取上层清液时，注意不要吸起中间的蛋白质层。

6. 乙醇漂洗去乙醇时，不要荡起 DNA。

7. 离心后，不要晃动离心管，拿管要稳，斜面朝外。

（八）结果与意义分析

DNA 纯度可根据 OD_{260}/OD_{280} 的值判断，符合要求纯度高的纯化 DNA，其 OD_{260}/OD_{280} 在 1.6～1.8，低于此范围表明蛋白质含量超标，高于此范围表明样品中含有 RNA。

（九）出现问题与解决办法

在提取过程中，除杂不彻底，除杂过程可能会导致 DNA 断裂，产生大小不同的片段，因此分离基因组 DNA 时应尽量在温和的条件下操作，如混匀时要轻缓，以保证得到较长的 DNA。

（十）思考题

1. 为了获得高质量的动物组织 DNA，在实验过程中应注意什么？

2. 为什么不能加 SDS、蛋白酶 K 后再进行研磨处理，而植物 DNA 提取时加入 CTAB 抽提液后必须进行研磨？

三、RNA 提取（TRIZOL 法）

（一）简介

真核生物的组织或细胞中的 RNA 可分为信使 RNA、转运 RNA 和核糖体 RNA 三大类。

不同组织总 RNA 提取实质就是将细胞裂解，释放出 RNA，并通过不同方式去除蛋白、DNA 等杂质，最终获得高纯 RNA 产物的过程。由于 RNA 样品易受环境因素特别是 RNA 酶的影响而降解，提取高质量的 RNA 样品在生命科研中具有相当的挑战性。RNA 提取对样品的新鲜性要求非常高，获取样品后最好立即提取 RNA，若无条件立即实验，应于-80℃或液氮中保存样品，提取时取出样品后立即在低温下研磨裂解细胞，以防 RNA 降解。目前普遍使用的 RNA 提取法有两种：基于异硫氰酸胍/苯酚混合试剂的液相提取法（即 TRIZOL 类试剂）和基于硅胶膜特异性吸附的离心柱提取法。

（二）主要应用

1. 构建 cDNA 文库。
2. mRNA 表达水平的分析。

（三）实验原理

TRIZOL 试剂中的主要成分为异硫氰酸胍和苯酚，其中异硫氰酸胍可裂解细胞，促使核糖体解离，使 RNA 与蛋白质分离，并将 RNA 释放到溶液中。当加入氯仿时，它可抽提酸性的苯酚，而酸性苯酚可促使 RNA 进入水相，离心后可形成水相层和有机层，这样 RNA 与仍留在有机相中的蛋白质和 DNA 分离开。水相层（无色）主要为 RNA，有机层（黄色）主要为 DNA 和蛋白质。

（四）特点（特长与不足）

特长：TRIZOL 法提取 RNA，操作简便、时间较短、较稳定、得率高、质量好。
不足：RNA 易发生 RNase 污染而降解及受 DNA 的污染。

（五）主要实验仪器/器材/试剂

1. 实验仪器、器材　研钵，冷冻高速离心机，低温冰箱，超微量高精度紫外/可见光分光光度计。
2. 试剂
（1）无 RNA 酶水；0.01% DEPC 处理水（商品化）；或自制 DEPC 处理水[用高温灭菌后的玻璃瓶装蒸馏水（180℃，2h），然后加入 0.01% DEPC，过夜处理后高压使用]。
（2）乙醇：用 DEPC 水配制 75%乙醇，存放于低温冰箱。
（3）氯仿、异丙醇等。
3. 样品　组织样品；细胞样品（$10^6 \sim 10^7$ 个细胞）。

（六）实验操作

1. 样品裂解
（1）悬浮细胞：细胞离心，收集细胞沉淀，加入 1mL TRIZOL 试剂进行裂解[动植物或酵母细胞（5～6）×10^6 个，细菌细胞 10^8 个]。

（2）贴壁细胞：直接将 1mL TRIZOL 试剂加入到 $10cm^2$ 面积的培养皿中，并且用枪头反复吹打细胞几次。

（3）组织：每 50～100mg 组织，用 1mL TRIZOL 试剂裂解细胞。机器匀浆或是用液氮、研钵破碎组织后转移到 1.5mL EP 管中（也可用一次性的小离心管和微混匀小棒匀浆样本）。样品体积不应超过 TRIZOL 体积 10%。

2. 分相 将上述样品于 15～30℃静置 5min，使核蛋白充分解离。每 1mL TRIZOL 中加入 0.2mL 氯仿，小心盖上 EP 管，剧烈振荡 15s，冰上孵育 10min 后于 4℃，12 000r/min 离心 15min。混合物分为三层：底层为苯酚-氯仿层，中间层和上层水相层。RNA 存在于水相层。将水相（通常可吸取 550μL）转移到新管中。

3. 沉淀 RNA 吸取 80%的水相层，加入等体积冰冷的异丙醇，室温放置 10min。4℃，12 000r/min 离心 10min，弃上清液，RNA 沉淀于管底。

4. 洗涤 RNA 沉淀 弃上清液，并用 75%乙醇洗涤沉淀一次，涡旋混匀样品，4℃，7500r/min 离心 5min。

5. 溶解 RNA 小心吸走乙醇，室温放置几分钟，使残留乙醇挥干（不可用离心干燥或真空干燥，也不能太干，因为过度干燥会导致 RNA 很难用水重新溶解）。用无 RNA 酶的 DEPC 水溶解 RNA 沉淀，轻弹管壁，以充分溶解 RNA，-80℃保存（必要时，可用 60℃温浴 5min 助溶）。

6. 含量测定 用超微量高精度紫外/可见光分光光度计测定 RNA 在 260nm 和 280nm 处的吸光度值（OD 值）。

（七）注意事项

1. 所有物品都必须保证在无 RNA 酶的前提下进行，因为模板 mRNA 的质量直接影响到 cDNA 合成的效率，由于 mRNA 分子的结构特点，容易受 RNA 酶的降解，加上 RNA 酶极为稳定且广泛存在，因而在提取过程中要严格防止 RNA 酶的污染，这是本实验成败的关键。

2. 在提取分相时，应该小心吸取水相，也勿贪多，千万不要吸取中间界面，否则将导致 RNA 样品中有 DNA 污染。

3. 最后一步，加 20～50μL DEPC 水溶解 RNA，不可用太多的体积（视 RNA 具体量而定），以保证 RNA 的浓度。

（八）结果与意义分析

OD_{260}/OD_{280} 值在 1.8～2.0 为符合实验要求。

（九）出现问题与解决办法

1. 无 RNA 沉淀

（1）匀浆不完全：匀浆不完全时，基因组 DNA 分子仍然很大，溶液黏稠。变性的蛋白质和基因组 DNA 一起形成絮状凝集物容易包裹 RNA，使之不能有效地释放到溶液中。

（2）沉淀不完全：从小于 $2×10^5$ 动/植物细胞、小于 2mg 动物组织、小于 4mg 植物组织或 RNA 含量低的动/植物组织中提取 RNA 时，匀浆体积太大，将造成 RNA 过分稀释而不能沉淀下来。当从这样的样品中提取 RNA 时，应按比例减少抽提溶液。

2. OD_{260}/OD_{280} 值小于 1.65

（1）在分光光度计测量前用水而不是用 TE 缓冲液稀释 RNA 样品。低离子强度和低 pH 溶液会增加 280nm 处的吸光度值。

（2）样品匀浆化时所加的 TRIZOL 量太少。

（3）匀浆化后样品没有在室温下放置 5min。

（4）分离的水样层中污染有苯酚层。

（5）终 RNA 没有完全溶解。

3. RNA 降解

（1）从动物体取下的组织或细胞没有立即进行抽提或冰冻保存。

（2）水溶液或试管污染有 RNA 酶。

（十）思考题

TRIZOL 法提取 RNA 如何避免 DNA 污染？

四、核酸分析及电泳

（一）简介

提取的核酸可用于多种分析。由于不同材料，得到的核酸的产量及质量均不同。例如，DNA 中含有酚类和多糖类物质，会影响到酶切等的效果；RNA 可能受酶的作用而降解，从而影响到 PCR 的效果。所以获得核酸后，均要检测核酸的产量和质量（紫外分光光度法）。

带电荷的物质在电场中的趋向运动称为电泳。核酸电泳是进行核酸研究的重要手段，是核酸探针、核酸扩增和序列分析等技术所不可或缺的组成部分。核酸电泳通常在琼脂糖凝胶或聚丙烯酰胺凝胶中进行，浓度不同的琼脂糖和聚丙烯酰胺可形成分子筛网孔大小不同的凝胶，可用于分离不同分子量的核酸片段。因凝胶电泳技术在分离分析酶、蛋白质、核酸等生物大分子方面具有较高的分辨率，因此 DNA 凝胶电泳、RNA 凝胶电泳较为常用。

（二）主要应用

1. 核酸（DNA、RNA）的含量测定和其纯度鉴定。

2. DNA 凝胶电泳用于 PCR 产物分析、DNA 鉴定、多态性分析等。

3. RNA 凝胶电泳验证提取物的完整性。

（三）实验原理

核酸分析：核酸、核苷酸及其衍生物的分子结构中的嘌呤、嘧啶碱基具有共轭双键系统（—C＝C—C＝C—），能够强烈吸收 250～280nm 波长的紫外光。核酸（DNA、RNA）的最大紫外吸收值在 260nm 处。蛋白质的最大紫外吸收值在 280nm 处，这个物理特性为核酸的含量测定提供了基础。RNA OD_{260}/OD_{280} 值在 1.8～2.0，DNA OD_{260}/OD_{280} 值在 1.6～1.8。

核酸电泳：琼脂糖是从琼脂中提取的一种多糖，具亲水性，但不带电荷，是一种很好的电泳支持物。DNA 在碱性条件下（pH8.0 的缓冲液）带负电荷，在电场中通过凝胶介质向正极移动，不同 DNA 分子片段由于分子和构型不同，在电场中的泳动速率也不同。溴化乙锭（EB）可嵌入 DNA 分子碱基对间形成荧光络合物，经紫外线照射后，可分出不同DNA 片段。而 RNA 可以使用非变性或变性凝胶电泳进行检测。在非变性电泳中，可以分离混合物中不同分子量的 RNA 分子，但是无法确定分子量。在变性情况下，RNA 分子完全伸展，其泳动率与分子量成正比。

（四）特点（特长与不足）

分光光度计不但能测定核酸的浓度，还可以测定 OD_{260} 和 OD_{280} 的比值，估计核酸的纯度，而且用量少。凝胶电泳操作简便、快速，可以分辨用其他方法（如密度梯度离心）所无法分离的核酸片段，是分离、鉴定和纯化核酸的一种常用方法。

（五）主要实验仪器/器材/试剂

1. 主要仪器、器材　超微量高精度紫外/可见光分光光度计，水平电泳仪，电子天平，微波炉，凝胶成像系统。

2. 试剂　提取的核酸（DNA、RNA）样品、PCR 产物或其酶切产物，6×上样缓冲液，DEPC 处理水，10×TBE，琼脂糖粉末，核酸染料 Goldview，变性琼脂糖凝胶（1%）。

（六）实验操作

1. 紫外/可见光分光光度法

（1）打开仪器，用 1μL DEPC 处理水校正。

（2）校正后，取 1μL RNA 或 DNA 样品，直接读取 RNA 或 DNA 浓度值、OD_{260}/OD_{280} 值。

2. 核酸凝胶电泳检测

（1）将制胶用具清洗干净，晾干后，用胶带将制胶板封好，水平放置在工作台上，调整好梳子。

（2）制胶：称取 1.5g 琼脂糖于 100mL 0.5×TBE（或 1×TAE）缓冲液中（配制成 1.5% 的胶），在微波炉中使琼脂糖完全融化，冷却至 50～60℃时加入核酸染料 Goldview（根据说明书确定用量），轻轻摇匀，避免产生气泡。倒入干净的电泳槽中，30min 后拔梳子（待胶凝固），拔梳子时要轻柔，胶泡在电泳液中保存。

（3）加样：样品与 6×上样缓冲液混合后，将样品依次点入样品孔中，如样品 5μL，6×上样缓冲液 1μL 混合。

（4）电泳：打开电泳仪，100～120V（2V/cm）的电压电泳 15～30min。

（5）凝胶成像分析（照相）：打开成像系统，将凝胶置于紫外透射仪上观察电泳结果，并照相记录。电泳结束后，取出琼脂糖凝胶，轻轻地置于凝胶成像仪上或紫外透射仪上成像。根据 DNA 分子量标准估计扩增条带的大小，将电泳结果形成电子文件存档或用照相系统拍照。

（七）注意事项

1. DNA 样品中盐浓度会影响 DNA 的迁移率，平行对照样品应使用同样的缓冲条件以消除这种影响。DNA 迁移率取决于琼脂糖凝胶的浓度、迁移分子的形状及大小。采用不同浓度的凝胶有可能分辨范围广泛的 DNA 分子，制备琼脂糖凝胶可根据 DNA 分子的范围来决定凝胶的浓度（表 3-18-1）。小片段的 DNA 电泳应采用聚丙烯酰胺凝胶电泳（PAGE）以提高分辨率。

表 3-18-1　琼脂糖凝胶浓度与线形 DNA 的最佳分辨范围

琼脂糖凝胶浓度	线形 DNA 的最佳分辨范围（bp）
0.5%	1 000～30 000
0.7%	800～12 000
1.0%	500～10 000
1.2%	400～7 000
1.5%	200～3 000
2.0%	50～2 000

2. 分析 RNA 时，须保证所用器具如制胶架、梳子、电泳槽、枪头等，均经无 RNA 酶处理。

（八）结果与意义分析

1. DNA 的 OD_{260}/OD_{280} 值在 1.6～1.8，RNA 的 OD_{260}/OD_{280} 值在 1.8～2.0。因为 OD_{280} 为蛋白质的吸光度值，如果溶液中有蛋白将会导致比值降低，所以有必要结合凝胶电泳等方法鉴定有无 RNA。

2. DNA 电泳条带应该是整齐清晰、无拖尾或缺损的。变性凝胶电泳结果显示 3 条条带（28S、18S 和 5S）为得到完整的 RNA，且 28S 的亮度应为 18S 的两倍。

（九）出现问题与解决办法

电泳条带模糊或弥散：更换电泳液，使用不含核酸酶的试剂，电泳后及时成像，电压适中。

（十）思考题

用琼脂糖凝胶电泳分析核酸（DNA 和 RNA）有哪些影响因素？

第二节 聚合酶链反应

一、概 述

聚合酶链反应（polymerase chain reaction，PCR）技术，即体外 DNA 酶促扩增技术，是近几年发展和普及最迅速的分子生物学新技术之一，是一项在短时间内大量扩增特定的 DNA 片段的分子生物学实验技术。

在生物学基础研究上，PCR 被广泛地用于基因的克隆、修饰、改建，构建 cDNA 文库及基因突变技术。在临床医学上，PCR 被用于鉴别遗传性疾病和快速检测病毒、病菌感染等。在法医学上，PCR 目前已成为发现罪证的重要方法。

PCR 的类型根据其不同的目的，可分为热启动 PCR、Touch-down PCR、RT-PCR、简并引物 PCR、巢氏 PCR、反向 PCR、不对称 PCR、原位 PCR、RACE-PCR、AFLP、免疫-PCR（immuno-PCR）、MSP 甲基化特异 PCR、Real-time PCR（实时荧光定量 PCR）等。

二、PCR 技术及 RT-PCR

（一）简介

PCR 是研究分子生物学的重要方法和工具，随着医学科技的不断发展，这种技术越来越被人们看重，越来越多地应用到科技研究之中。

逆转录 PCR（reverse transcription-PCR，RT-PCR），是一种 RNA 逆转录和 PCR 结合起来建立的 RNA 聚合酶链式反应。在 RT-PCR 中，一条 RNA 链被逆转录成为互补 cDNA，再以此为模板通过 PCR 进行 DNA 扩增。

（二）主要应用

1. 分子生物学理论研究 创建 cDNA 文库、DNA 测序、基因克隆、基因表达调控，基因多态性研究、用简并引物法扩增未知序列等多方面研究。

2. 临床医学 利用 PCR 技术可以检测标本中的病毒、细菌、支原体，直至寄生虫等病原微生物。

（三）实验原理

cDNA 的合成是 RT-PCR 的重要环节。以 mRNA 为模板，在逆转录酶的催化下，随机引物、oligo（dT）或基因特异性引物的引导下合成互补的 DNA（complementary DNA，cDNA），再按照普通 PCR 的方法用两条引物以 cDNA 为模板，则可扩增出不含内含子的可编码完整基因的序列。

PCR 是一种选择性体外扩增 DNA 或 RNA 的方法，基本原理是在模板、引物、4 种 dNTP 和耐热 DNA 聚合酶存在的条件下，特异扩增位于两段已知序列之间的 DNA 区段的酶促合成反应。每一循环包括高温变性、低温退火、中温延伸三步反应。每一循环的产物作为下一个循环的模板，如此循环 30 次，介于两个引物之间的新生 DNA 片段理论上达到230 拷贝（约为 10^9 个分子）。PCR 技术的特异性取决于引物与模板结合的特异性。

（四）特点（特长与不足）

特长：特异、敏感、快速、简便、重复性好、易自动化等。

不足：PCR 易受污染的影响，因为它是一种敏感的扩增技术。小量的外源 DNA 污染可以与目的模板一起被扩增。另外，因为小概率碱基错配的存在，导致 PCR 结果存在小概率的假阳性，需应用其他分子生物学技术进一步验证，如 DNA 测序技术。

（五）主要实验仪器/器材/试剂

1. 实验仪器、器材　DNA 扩增仪、凝胶成像系统、电子天平、台式离心机、琼脂糖凝胶电泳所需设备（电泳槽及电泳仪）、微波炉、移液器及吸头。

2. 试剂　RNA 样品、逆转录试剂盒、引物、Green Mix 等。

（六）实验操作

1. 逆转录

（1）反应物按具体说明书进行配制，一般使用 oligdT 反转录。

（2）在 PCR 扩增仪上 42℃ 60min，然后 70℃ 5min（按具体说明书设置温度、时间），逆转录的 cDNA 保存于 -20℃ 或 -80℃，或直接用于 PCR。

2. PCR　在冰浴中，按以下次序将各成分加入无菌 0.2mL 薄壁进口离心管中配制50μL 反应体系（注意加样顺序，水先加，然后依次加入其他试剂，模板 DNA 最后加入。若样品数量多，可先配好公共管，注意多配 1～2 份的试剂，防止加样过程造成的误差，再分装至各管中，最后分别加入模板（如表 3-18-2 所示）。

表 3-18-2　标准的 PCR 反应体系

实验成分	加入量（μL）	终浓度
10×PCR 缓冲液	5	1×
$MgCl_2$（25mmol/L）	2.4	1.5～2.0mmol/L
dNTP mix（2mmol/L）	4	各 200μmol/L
引物 1（10pmol/L）	2.5	各 0.1～1μmol/L
引物 2（10pmol/L）	2.5	各 0.1～1μmol/L
Taq DNA 聚合酶（1U/μL）	1	0.5～1.25U
cDNA（50ng/μL～1μg/μL）	1	1pg/μL～1μg/μL
Nuclease-free water	31.6	up to 50μl

产物采用凝胶电泳检测，具体参考本章第一节内容。

（七）注意事项

由于 PCR 反应极强的扩增能力和检测的灵敏性，微量样品的污染便有可能导致假阳性结果的出现。

1. 防止污染：试剂小量分装、吸头及 EP 管需高压灭菌，过程中需无菌操作。
2. 需设立对照模板。

（八）结果与意义分析

可以通过在紫外线下直接观察 DNA 带的分布及粗细程度来评价 DNA 片段扩增的效果。如果扩增不成功，则要分析失败原因。可能的原因有漏加了 PCR 的反应成分，各反应成分的用量不当，PCR 程序设置不当等。

（九）出现问题与解决办法

1. 没有扩增产物

（1）循环温度：解链温度、退火温度。

（2）引物设计。

（3）DNA 聚合酶活性。

（4）抑制性成分（蛋白酶、核酸酶、其他抑制聚合酶活性的成分）。

（5）DNA 样品。

2. 非特异产物及电泳呈涂布状

（1）调整引物、模板、聚合酶的用量。

（2）适当减少循环数。

（3）适当提高退火温度，缩短退火或延伸时间。

3. 引物二聚体的形成

（1）检查引物的序列。

（2）提高退火温度。

（3）调整引物与模板浓度。

（4）增加引物长度。

4. 假阳性结果的预防

（1）实验器材应一次性使用（枪头、PCR 管）。

（2）注意操作环境，戴一次性手套。

（3）严格 PCR 操作规程。

（4）多次取样的试剂应分装。

（5）设置阴性对照和阳性对照。

（十）思考题

1. 降低退火温度对反应有何影响？

2. 循环次数是否越多越好？为什么？

3. PCR 技术可应用于哪些方面？试举例。

第三节　实时荧光定量 PCR 技术

一、简　介

实时荧光定量 PCR 技术，是指在 PCR 反应体系中加入荧光基团，利用荧光信号积累实时监测整个 PCR 进程，最后通过标准曲线对未知模板进行定量分析的方法（图 3-18-1）。目前实时荧光定量 PCR 技术已经被广泛应用于基础科学研究、临床诊断、疾病研究及药物研发等领域。其中最主要的应用包括绝对定量、相对定量、基因分型等。

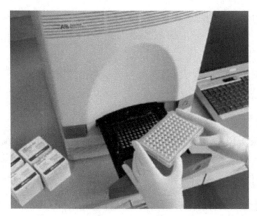

图 3-18-1　Real-time PCR（7900fast）

二、主 要 应 用

实时定量 PCR 分析有两种类型：绝对定量和相对定量。绝对定量分析用于确定未知样本中某个目标核酸序列的绝对量值。在实时 PCR 分析过程中，PCR 基因扩增一直在操作者的监控之中，在 PCR 进行期间进行数据采集，而不是在 PCR 结束时（终点 PCR）才获取数据。相对定量分析用来测定一个测试样本中核酸序列（目标）与校正样本中同一序列表达的相对变化。校正样本可以是一个未经处理的对照或者是在一个时程研究中处于零时的样本。例如，相对定量可用来比较野生型与突变型等位基因的表达水平或不同组织中某个基因的表达水平。相对定量可以对每个样本中模板的起始水平之间的差异进行精确比较，而无需知道模板的确切拷贝数，而且，样本中模板的相对水平无须使用标准曲线就可以确定。

三、基 本 原 理

PCR 可对特定核苷酸片段进行指数级的扩增。在扩增反应结束之后，可以通过凝胶电泳的方法对扩增产物进行定性的分析，也可以通过放射性核素掺入标记后的光密度扫描来进行定量分析。无论定性还是定量分析，分析的都是 PCR 终产物。但是在许多情况下，我们所感兴趣的是未经 PCR 信号放大之前的起始模板量。例如，想知道某一转基因动植物转基因的拷贝数或者某一特定基因在特定组织中的表达量。在这种需求下荧光定量 PCR

技术应运而生。所谓的实时荧光定量 PCR 就是通过对 PCR 扩增反应中每一个循环产物荧光信号的实时检测从而实现对起始模板定量及定性的分析。在实时荧光定量 PCR 反应中，引入了一种荧光化学物质，随着 PCR 反应的进行，PCR 反应产物不断累计，荧光信号强度也等比例增加。每经过一个循环，收集一个荧光强度信号，就可以通过荧光强度变化监测产物量的变化，从而得到一条荧光定量扩增曲线图（图 3-18-2）。

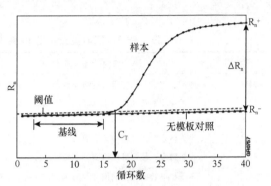

图 3-18-2　荧光定量扩增曲线图

　　一般而言，荧光定量扩增曲线可以分成三个阶段：荧光背景信号阶段，荧光信号指数扩增阶段和平台期。在荧光背景信号阶段，扩增的荧光信号被荧光背景信号所掩盖，无法判断产物量的变化。而在平台期，扩增产物已不再呈指数级增加，PCR 的终产物量与起始模板量之间没有线性关系，所以根据最终的 PCR 产物量不能计算出起始 DNA 拷贝数。只有在荧光信号指数扩增阶段，PCR 产物量的对数值与起始模板量之间存在线性关系，可以选择在这个阶段进行定量分析。为了定量和比较的方便，在实时荧光定量 PCR 技术中引入了两个非常重要的概念：荧光阈值和 Ct 值（threshold value）。荧光阈值是在荧光扩增曲线上人为设定的一个值，它可以设定在荧光信号指数扩增阶段任意位置上，但一般将荧光域值的缺省设置是 3~15 个循环的荧光信号的标准偏差的 10 倍。每个反应管内的荧光信号到达设定的阈值时所经历的循环数被称为 Ct 值。每个模板的 Ct 值与该模板的起始拷贝数的对数存在线性关系，起始拷贝数越多，Ct 值越小。利用已知起始拷贝数的标准品可作出标准曲线，其中横坐标代表起始拷贝数的对数，纵坐标代表 Ct 值（图 3-18-3）。因此，只要获得未知样品的 Ct 值，即可从标准曲线上计算出该样品的起始拷贝数。

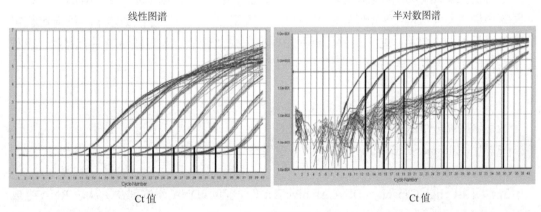

图 3-18-3　荧光定量 Ct 值

实时荧光定量 PCR 常用的机制包括荧光染料法（如：SYBR Green I）和水解探针法两大类。

四、特点（表 3-18-3）

表 3-18-3 实时荧光定量 PCR 与常规 PCR 技术优、缺点比较

特性	实时荧光定量 PCR	常规 PCR
特异性	通过引物或探针与模板的特异性杂交来鉴别模板，具有很高的准确性，假阳性低，特异性好	引物特异性差、模板或引物浓度过高、酶量过多等因素都容易引起非特异性扩增，出现二聚体等非特异性产物，容易交叉污染，产生假阳性
灵敏度	光谱技术和计算机技术的联合使用，极大提高了检测的灵敏度，甚至可以检测到单拷贝基因	不能检测单拷贝基因，灵敏度差
精确性	不受扩增效率和试剂损耗的影响，可以利用指数期的 Ct 值定量起始模板量，精确度高	由于 PCR 的平台效应，常规 PCR 不能进行精确定量
自动化程度	可以将扩增和检测同步完成，不需开盖，不仅交叉污染和污染环境机会少，且自动化程度高	扩增与检测不能同步完成，PCR 结束后需要对产物进行凝胶电泳分析，而不能在扩增过程中进行实时检测
快速性产物大小的测定	没有后处理，不用杂交、电泳、拍照，实时缩短了反应时间，减少了扩增后电泳的检测步骤，所以不能检测到扩增产物的大小	扩增结束后可以通过琼脂糖电泳检测扩增产物的大小
条件优化	Taq 酶的活性，SYBR Green 的浓度大小，PCR 产物的长短，同源和异源 DNA 背景，寡核苷酸杂交特异性，Taqman 探针比例等因素会对定量造成偏差，因此需要摸索优化条件	也需要摸索优化条件，如体系模板、引物、Taq 酶、dNTP 等浓度，变性、退火与延伸的温度和时间及循环次数

五、实 验 操 作

（一）实时荧光定量 PCR（绝对定量）

绝对定量（AQ）是指绝对定量实验分析的整个过程，以从核糖核酸（RNA）生成互补脱氧核糖核酸（cDNA）（反转录）为起点，直到分析绝对定量数据结束。绝对定量实验工作流程见图 3-18-4。绝对定量分析使用标准曲线计算某个未知目标序列的数量。绝对定量实验的结果采用标准曲线中所使用的相同测量单位。

1. 设计实验

（1）指定未知样本，准备标准曲线，并确定重复数。

（2）订购基于 TaqMan®探针化学荧光的试剂。

（3）使用 Primer Express（引物设计）软件设计引物和探针。

2. 提取总 RNA

3. 以下以 High Capacity cDNA Archive Kit（大容量 cDNA 库试剂盒）从总 RNA 生成 cDNA 为例。

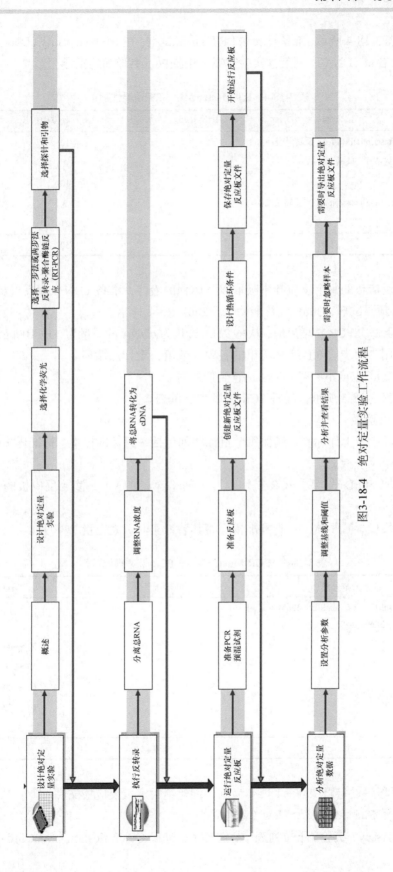

图3-18-4 绝对定量实验工作流程

（1）按表 3-18-4 所示，准备反转录（RT）预混试剂。在 High Capacity cDNA Archive Kit Protocol（大容量 cDNA 库试剂盒实验方案）中提供了更详细的指导。

表 3-18-4　RT Master Mix（RT 预混试剂）

成分	μL/1 次反应
10×Reverse Transcription Buffer（反转录缓冲液）	10
25×dNTP（脱氧核苷三磷酸）	4
10×随机引物	10
MultiScibe ™ Reverse Transcriptase（反转录酶）	5
无核酸酶水	21
总计	50

（2）向反应板的每个反应孔中吸取以下体积的液体，准备 cDNA 库反应板：50μL 反转录（RT）预混试剂，30μL 无核酸酶水，20μL RNA 样本。

确保对于每次 PCR 扩增反应，从总 RNA 转化为 cDNA 的质量为 10～100ng，体积 5μL。

（3）使用为两步法 RT-PCR 给出的各项参数值，设计热循环。

（4）在 20℃温度下贮存 cDNA，直到使用时。

（5）按表 3-18-5 所示，准备 PCR 扩增预混试剂。

4. 准备反应板

（1）在反应板上作标签，确保每个目标序列包括一组标准样本。标准样本必须与目标序列同在一个反应板上。

（2）吸取 50μL 适当的 PCR 扩增预混试剂（含 cDNA），滴入反应板的每一个反应孔中。

（3）将反应板置于冰上，直到准备好将其装入实时荧光定量 PCR 仪。

表 3-18-5　PCR Master Mix（PCR 扩增预混试剂）

反应成分	μL/1 次反应	终浓度
TaqMan Universal PCR Master Mix（TaqMan 通用 PCR 扩增预混试剂）2×	25	1×
正向引物	5	50～900nmol/L
反向引物	5	50～900nmol/L
TaqMan 探针	5	50～900nmol/L
cDNA 样本	5	10～100nmol/L
无核酸酶水	5	
总计	50	

5. 以下程序设定以 7900HT.Fast 为例，创建绝对定量反应板文件

（1）选择 File（文件）＞New（新建）。

（2）从 Assay（实验）下拉列表中，选择 Absolute Quantification（Standard Curve）（绝

对定量，标准曲线），然后单击 Next>（下一步>）。

（3）将探针添加到反应板文件中，然后单击 Next>（下一步>）。

（4）为每个孔指定探针和任务，然后单击 Finish（完成）。

6. 在 Well Inspector（反应孔设定）窗口[依次选择 View（视图）>Well Inspector（反应孔设定）]中，输入样本名。

7. 开始绝对定量（AQ）程序

（1）选择 Instrument（仪器）选项卡。默认情况下，显示两步法 RT-PCR 中 PCR 步骤的标准 PCR 条件。

（2）选择 File（文件）>Save As（另存为），输入绝对定量反应板文件的文件名，然后单击 Save（保存）。

（3）将反应板装入仪器中。

（4）单击 Start（开始）。

运行结束后，屏幕上显示信息报告运行是否成功或遇到错误。

8. 分析绝对定量数据

（1）单击或选择 Analysis（分析）>Analysis Settings（分析设置）以设置分析参数，使用 Auto Ct（自动 Ct）选项。

（2）单击 OK & Reanalyze（确定并再次分析），或选择 Analysis（分析）>Analyze（执行分析）以再次分析数据。

（3）如果有必要，手动调整基线和阈值。

（4）单击 OK & Reanalyze（确定并再次分析），或选择 Analysis（分析）>Analyze（执行分析）以再次分析数据。

（5）查看分析结果。

（二）实时荧光定量 PCR（相对定量）（部分参考"绝对定量"章节）

1. 准备反应板

（1）确保每个反应板中都包含一个内对照。

（2）吸取 50μL 的适当 PCR 扩增预混试剂（含 cDNA），滴入反应板的每一个反应孔中。

（3）将这些反应板置于冰上，直到准备好将其装入 PCR 仪。

2. 创建相对定量反应板文件

（1）选择 File（文件）>New（新建）。

（2）从 Assay（实验）下拉列表中，选择 Relative Quantification（ddCt）Plate[相对定量（ddCt）反应板]，然后单击 Next>（下一步>）。

（3）将探针加到反应板文件中，然后单击 Next>（下一步>）。

（4）为每个反应孔指定探针和任务，然后单击 Finish（完成）。除非已如右侧说明所示指定样本名，否则，不能将相对定量反应板添加到相对定量研究中，单击 OK（确定），SDS 软件显示 Well Inspector（反应孔设定）窗口。

3. 在 Well Inspector（反应孔设定）窗口[依次选择 View（视图）＞Well Inspector（反应孔设定]中，输入样本名。

4. 开始运行相对定量（RQ）程序。

（1）选择 Instrument（仪器）选项卡。默认情况下，显示两步法 RT-PCR 中 PCR 步骤的标准 PCR 条件。

（2）选择 File（文件）＞Save As（另存为），输入相对定量反应板文件的文件名，然后单击 Save（保存）。

（3）将反应板装入仪器中。

（4）单击 Start（开始）。

运行结束后，屏幕上显示信息报告运行是否成功或遇到错误。

5. 创建相对定量研究（RQ Study）文件

（1）选择 File（文件）＞New（新建）。

（2）从 Assay（实验）下拉列表中，选择 Relative Quantification（ddCt）Study[相对定量（ddCt）研究]，然后单击 Next＞（下一步＞）。

（3）单击 Add（添加），将反应板添加到研究中，然后单击 Open（打开）。

（4）单击 Finish（完成）。

6. 分析相对定量数据

（1）使用 Auto Ct（自动 Ct）选项设置反应参数，并分析数据。如果知道所做实验的最佳基线和阈值设置，可选择 Manual Ct（手动 Ct）和 Manual Baseline（手动基线）选项。

（2）如果有必要，手动调整基线和阈值。

（3）单击或选择 Analysis（分析）＞Analyze（执行分析）以再次分析数据。

（4）在 RQ Results（相对定量结果）窗口中单击一个选项卡，以查看分析结果。

（5）如果需要，保存此相对定量研究（RQ Study）文件。

（三）结果及评价

实验性错误可能会导致某些反应孔扩增不充分或根本不扩增。这些反应孔一般会产生与关联重复反应孔的平均 Ct 值相比显著不同的值。如果在计算中包括这些偏差值（异常值），则会得出错误的测量结果。为确保精确度，应认真查看重复组以发现可能的异常值。使用 Ct vs. Well Position（Ct 值与反应孔位置关系）扩增图谱，可手动删除异常值。

删除异常值：

1. 选择 Amplification Plot（扩增图谱）选项卡。

2. 从 Data（数据）下拉列表中，选择 Ct vs.Well Position（Ct 值与反应孔位置关系）。

3. 选择要检查的反应孔，然后通过比较不同分组的 Ct 值，验证每个重复分组值的一致性。

4. 如果发现异常值，选择 View（视图）＞Well Inspector（反应孔设定），然后选择相应反应孔的 Omit（忽略）复选框。

六、注 意 事 项

1. 染料法和探针法各有优缺点，须根据实际情况和课题需要选择合适的实验方法。

2. 注意技术操作重复性和生物学重复都符合科研实验要求。

3. 若是染料法的实时荧光定量 PCR，注意查看熔解曲线是否有非特异性扩增或引物二聚体。

第四节　微流体芯片技术

一、简　介

所谓微流体芯片技术，是指以高通量（384 孔 TaqMan 探针）检测和定量核酸序列的实时定量 PCR 系统。该系统使用 TaqMan 序列，可支持低至 2μL 反应体系，节省试剂消耗达 10 倍以上，芯片内包含有预先固化的 TaqMan 探针和引物，可同时检测 1～8 个样品的 12～384 种不同的靶分子，无须自动移液机械臂或复杂的移液装置，只需加入样品和预混合液，即可在该微流体芯片系统上运行，操作简单，非常适合高通量应用的需要（图 3-18-5）。TaqMan® Assays 是荧光定量 PCR 分析的金标准，同时兼备高灵敏度、高特异性和宽动态范围。

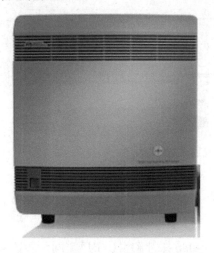
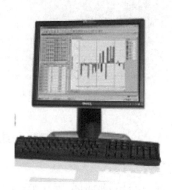

图 3-18-5　微流体芯片系统（7900HT 定量 PCR）

二、主 要 应 用

该微流体芯片系统是基于 TaqMan 探针法的实时荧光定量 PCR 技术，Applied Biosystems 目前提供数百种定制的或预设计的 TaqMan®微流体芯片，芯片内包含有预先固化的 TaqMan® 基因探针和引物，每张 TaqMan 芯片可同时检测 1～8 个样品的 12～384 种不同的靶分子。实现了无与伦比的可重复性，孔间差异、批间差异的分析，是开展中等通量到高通量荧光定量 PCR 的理想选择。

三、基 本 原 理

基于 TaqMan 探针法的实时荧光定量 PCR 原理，具体详见"实时荧光定量 PCR"章节。

四、特　　点

1. 操作简便　无须自动移液机械臂或复杂的移液装置，只需加入样品和预混合液，即可在该微流体芯片系统上运行。

2. 节省试剂消耗达 10 倍以上　芯片里已经预先固化的探针和引物，每个孔支持低至 2μL 反应体系。

3. 高通量　每张 TaqMan 芯片可同时检测 1～8 个样品的 12～384 种不同的靶分子（图 3-18-6）。

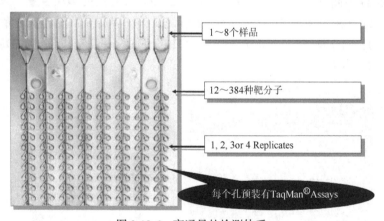

图 3-18-6　高通量的检测体系

五、实 验 操 作

1. 根据实验设计选购预先固化好的 TaqMan 探针和引物（厂家网站和技术支持）和试剂[TaqMan® Gene Expression Master Mix or TaqMan® Universal PCR Master Mix（with or without AmpErase® UNG）]。

2. 准备待检测的反应模板（cDNA）：详见"实时荧光定量 PCR"章节。

3. 混匀实时荧光定量 PCR 试剂和反应模板（用无 RNA 酶水稀释）。

4. 加样：每个加样孔加 50μL Master Mix 和 50μL 稀释的反应模板。

5. 放入专用离心机离心（1200r/min，1min）。

6. 放入专用的密封机，压制固定反应板（图 3-18-7）。

7. 剪刀剪去加样槽部分。

8. 放入 7900HT 实时荧光定量 PCR 仪。

9. 运行上机程序。

10. 数据分析。

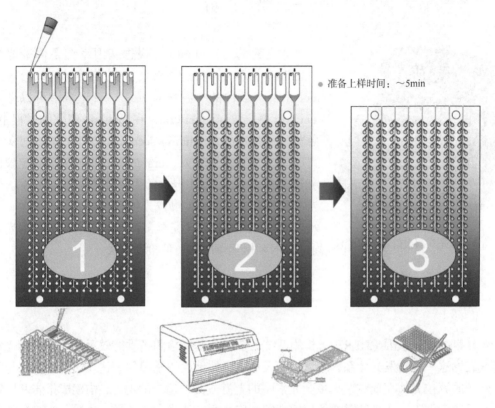

准备上样时间：～5min

图 3-18-7　微流体芯片系统加样、密封流程

六、结果及评价

基于厂家预先固化好的 TaqMan 探针和引物，反应条件已经摸索成熟，实验者只需加入反应模板（cDNA），操作加样和上机流程即可得到所需的实时荧光定量 PCR 结果，该系统重复性好，操作简易，有效地减少了孔间差异和批间差异。

七、注　意　事　项

1. 根据课题设计，选购最合适的预固化好的探针和引物。可能起始订购量为 10 个反应板。

2. 准备符合实验要求的、足够的反应模板 cDNA。

第五节 双荧光素酶报告基因检测技术

一、简 介

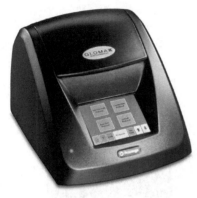

图 3-18-8 荧光素酶报告基因检测仪

荧光素酶（luciferase）报告基因系统是以荧光素（luciferin）为底物来检测萤火虫荧光素酶（firefly luciferase）活性的一种报告系统。荧光素酶可以催化 luciferin 氧化成 oxyluciferin，在 luciferin 氧化的过程中，会发出生物荧光（bioluminescence）。然后可以通过荧光测定仪也称化学发光仪（luminometer）或液闪测定仪测定 luciferin 氧化过程中释放的生物荧光（图 3-18-8）。荧光素和荧光素酶这一生物发光体系，可以极其灵敏、高效地检测基因的表达，是检测转录因子与目的基因启动子区 DNA 相互作用的一种检测方法。

二、主 要 应 用

荧光素酶报告基因（DLR™）检测系统为双报告基因检测提供有效手段。通过荧光素酶和其底物这一生物发光体系，可以极其灵敏、高效地检测基因的表达。通常把感兴趣的基因转录的调控元件克隆在萤火虫荧光素酶的上游或其他适当的地方，构建成报告基因质粒。然后转染细胞，适当刺激或处理后裂解细胞，测定荧光素酶活性。通过荧光素酶活性的高低判断刺激前后或不同刺激对感兴趣的调控元件的影响。Rinilla luciferase 更多地被用作转染效率的内参，以消除细胞数量和转染效率的差异。此系统中一体化形式的双荧光素酶检测既可快速定量检测转染细胞，也可用于快速定量检测无细胞转录/翻译反应体系中的两个报告基因。

三、基 本 原 理

双荧光素酶报告基因检测系统是先以荧光素为底物来检测萤火虫荧光素酶，后以 coelenterazine 为底物来检测海肾荧光素酶（Renilla reniformis luciferase，简称 Renilla luciferase），并且在后续加入 Renilla luciferase 的底物时同时加入了抑制萤火虫荧光素酶催化荧光素发光的物质，使后续检测仅仅测定到 Renilla luciferase 的活性，实现双荧光素酶报告基因检测。

萤火虫荧光素酶可以催化荧光素氧化成 oxyluciferin，在 luciferin 氧化的过程中，会发出生物荧光。海肾荧光素酶可以催化 coelenterazine 氧化成 coelenteramide，在 coelenterazine 氧化的过程中也会发出生物荧光。然后可以通过荧光测定仪也称化学发光仪或液闪测定仪测定上述荧光素酶催化的氧化过程中释放的生物荧光。

四、特　点

1. 更精确　使用海肾荧光素酶做内对照可得到更精确的结果。

2. 方便　不需分开样品，节省平板和时间。

3. 灵敏　可研究弱启动子，低表达/调控，以及转染差的细胞的表达。

4. 线性　范围至 7 个数量级，活性很高的样品一般不需稀释。

五、实 验 操 作

1. 裂解细胞：将报告基因细胞裂解液充分混匀，按表 3-18-6 方式加入报告基因细胞裂解液，充分裂解细胞，对于贴壁细胞：吸尽细胞培养液后可以直接加入报告基因细胞裂解液；对于悬浮细胞：离心去上清液后加入报告基因细胞裂解液。充分裂解后，10 000～15 000r/min 离心 3～5min，取上清液用于测定。

注：细胞裂解后可以立即测定荧光素酶，也可以先冻存，待以后再测定。冻存样品需熔解，并达到室温后再进行测定。

表 3-18-6　不同孔板对应报告基因裂解液体积

器皿类型	96 孔板	48 孔板	24 孔板	12 孔板	6 孔板
报告基因细胞裂解液（μL/孔）	100	150	200	300	500

2. 熔解萤火虫荧光素酶检测试剂和海肾荧光素酶检测缓冲液，并达到室温，海肾荧光素酶检测底物（100×）置于冰浴或冰盒上备用。

3. 按照每个样品需 100μL 的量，取适量海肾荧光素酶检测缓冲液，按照 1∶100 加入海肾荧光素酶检测底物（100×）配制成海肾荧光素酶检测工作液。例如，1mL 海肾荧光素酶检测缓冲液中加入 10μL 海肾荧光素酶检测底物（100×）充分混匀后即可配制成约 1mL 海肾荧光素酶检测工作液。

4. 按仪器操作说明书开启荧光测定仪，将测定间隔设为 2s，测定时间设为 10s。

5. 每个样品测定时，取样品 20～100μL（如果样品量足够，请加入 100μL，但每次样品的使用量要保持一致），加入 100μL 萤火虫荧光素酶检测试剂，用枪打匀或用其他适当方式混匀后测定 RLU（relative light unit）。以报告基因细胞裂解液为空白对照。

6. 在完成上述测定萤火虫荧光素酶步骤后，加入 100μL 海肾荧光素酶检测工作液，用枪打匀或用其他适当方式混匀后测定 RLU（relative light unit）。

7. 在以海肾荧光素酶为内参的情况下，用萤火虫荧光素酶测定得到的 RLU 值除以海肾荧光素酶测定得到的 RLU 值。根据得到的比值来比较不同样品间目的报告基因的激活程度。

六、结果及评价

在 DLR™ 检测中，萤火虫荧光素酶和海肾荧光素酶可在单个样品中连续测量。测量过程：加入荧光素酶检测试剂 II（LAR II）产生萤火虫荧光信号，信号持续至少 1min，这样先测量萤火虫荧光素酶报告基因。定量萤火虫荧光强度之后，再在同一样品中加入 Stop & Glo® 试剂，将上述反应猝灭，并同时启动海肾荧光素酶反应，同时进行第二次测量。如果使用带有试剂自动注射器的荧光发光计，两个检测可在 4s 内完成。在 DLR™ 检测系统中，两个报告基因产生的线性检测范围均在小于 10～18mol 的灵敏度范围内，两个报告基因在实验宿主细胞内均无内源活性。

七、注 意 事 项

1. 加入海肾荧光素酶检测工作液后对于上一步骤中的萤火虫荧光素酶的抑制可以达到 99% 以上。但总会残留微量活性，因此，宜在转染时把海肾荧光素酶的表达量控制在其 RLU 读数高于萤火虫荧光素酶 RLU 读数的 10%。海肾荧光素酶的读数高于萤火虫荧光素酶的读数是完全可以的，通常不会有明显的负面影响。

2. 为取得最佳测定效果，在用单管的荧光测定仪测定时，样品和测定试剂混合后到测定前的时间应尽量控制在相同的时间内，如 30s 内。

3. 由于温度对酶反应有影响，所以测定时样品和试剂均需达到室温后再进行测定。

4. 为保证荧光素酶检测试剂的稳定性，可以采取适当分装后避光保存的方法，以避免反复冻融和长时间暴露于室温。一般来说，如果不分装使用 3 次（其间冻融 3 次），对测定结果无明显影响。

5. 样品和测定试剂混合后，必须等待 1s，再进行测定。测定时间通常为 10s，根据情况也可以测定更长或更短时间，但是同一批样品最好使用相同的测定时间。

6. 特别注意：海肾荧光素酶检测工作液需配制后立即使用，不可配制成工作液后长期保存。海肾荧光素酶检测工作液不太稳定，配制后如果不能立即使用，在 -20℃ 保存 5～10 天活力会有轻微下降，室温放置 1 天会导致活力下降 5%～10% 或更多，4℃ 放置 10 天左右会导致活力下降 10%～20% 或更多。

第六节 基 因 克 隆

一、简 介

基因即携有遗传信息的 DNA 序列，它是控制生物体性状的基本遗传单位。基因能通过控制蛋白质合成来决定生物体性状表型，因此通过改造基因可以实现蛋白质的合成改变，进而改造生物体性状。分子克隆是指由一个祖先分子复制生成的和祖先分子完全相同的分子群，发生在基因水平上的分子克隆称基因克隆（DNA 克隆）。1944 年，Oswald Theodore Avery Jr.与其同事通过著名的肺炎双球菌转化实验，证实了 DNA 是遗传物质。随后 20 多年，DNA 双螺旋结构模型和 64 个遗传密码相继被破译，基因工程的理论基础日渐成熟。1969 年，美国哈佛大学的 Jonathan Beckwith 及同事成功应用 DNA 杂交技术分离出大肠杆菌 β-半乳糖苷酶基因，创建了基因分离技术。Herbert Boyer 和 Stanley Cohen 等在 1973 年基于基因分离技术，以重组 DNA 方式获得第一个重组 DNA 分子拷贝，即为克隆，由此人类进入了一个新的时代，基因克隆技术诞生。1997 年，英国爱丁堡罗斯林研究所利用该技术为基础的转基因技术，首次培育出克隆羊多利，这只闻名遐迩的克隆羊为该技术在生子生物学中的发展奠定了新的里程碑。而 2000 年人类基因组计划 DNA 测序草图的完成标志着基因研究进入后基因组时代。了解基因克隆技术，将为人类医疗等领域的研究和发展奠定良好基础。

二、主要应用

基因克隆在医学、工业生产、环境保护、食品工业、农业生产中都具有重要的应用，目前被认为是解决能源、食品和环保三大危机的重要技术之一。

例如，在医学领域应用该技术进行生物制药或基因治疗，前者将胰岛素、生长激素、乙型肝炎病毒抗原等的基因制成工程菌，利用发酵工业进行了大规模生产；后者在遗传病、免疫缺陷病、肿瘤治疗上均有所涉足。在工业生产中，该技术被应用于生产许多化学试剂如乙二醇、甲醇、丙烯酸、己二酸等。在环境保护方面，基因克隆出对有害物质降解能力更强的新菌种，帮助分解工业污水中的有毒物质。在食品工业方面，通过细菌为人类生产有价值的蛋白质、氨基酸和糖等。农业生产中，利用该技术提高农作物的产量、培育新的农作物品种、转基因植物。

科学研究常利用该技术对基因功能进行体内外的过表达或缺失，如近年来盛行的 CRISPR/Cas9 系统也属于分子克隆的范畴。

三、实验原理

基因克隆或分子克隆是在分子水平对基因进行体外操作。在体外对 DNA 分子按照既定的目的和方案进行人工重组，利用载体，将重组分子导入合适的受体细胞中，使其在细胞中扩增和繁殖，以获得 DNA 分子大量复制，并使受体细胞获得新的遗传特征的过程。传统的基因克隆技术常以质粒为载体，通过单酶切或双酶切切开目的片段和载体，以 DNA 连接酶连接质粒和目的片段，获得新的重组分子。近年来，无缝克隆（SeamLess Cloning）技术被广泛应用，大大简化了基因克隆操作。该技术在传统基因克隆基础上，利用 PCR 技术使目的基因产物两端带上 15～20 个与载体同源的碱基序列，通过酶切载体相应的位置，便可依靠碱基间作用力互补配对目的基因和载体。该方法不受传统克隆被酶切位点所限制，特别是在需要同时克隆多个片段或引入突变时，使操作不再如此烦琐。

四、特点（特长与不足）

1. 一个克隆即为一个包含有目的基因 DNA 片段的载体环状 DNA。

2. 载体需要具备选择性标记、复制起点、方便转入受体细胞、多个限制性酶切位点、高载装外源 DNA 能力、分子量小且高拷贝、安全等特点。

3. 该技术通过体外改造目的基因，借助载体进行重组，操作简便，适合根据实际应用对生物体进行体外改造。

4. 利用该技术可以大量获得改造的目的基因，提高产量。

5. 方法明确、技术成熟、由于针对单一基因改造故效率较低。

五、主要实验仪器/器材/试剂

1. 主要实验仪器/器材 超净工作台，移液器及吸头，台式高速离心机，恒温振荡摇床，高压蒸汽消毒器（灭菌锅），旋涡振荡器，电泳仪，琼脂糖平板电泳装置，恒温水浴锅，PCR 仪，手术刀，封口膜，接种环，培养皿，试管，涂布棒，酒精灯，PCR 管，薄壁离心管。

2. 试剂 PCR 试剂盒，Goldview 染料，DNA marker，Taq 酶，DNA 回收试剂盒，载体，限制性内切酶，T4 DNA 连接酶，LB 液体培养基，LB 固体培养基，抗生素，溶菌酶溶液，溶液 I，溶液 II，溶液III，RNase，水饱和酚，酚，氯仿，异丙醇，TE 缓冲液，TBE 缓冲液，0.05mol/L $CaCl_2$ 溶液。

六、实 验 操 作

以经典的基因克隆技术（质粒为载体，双酶切连接）为例：

（一）确定目的基因片段

1. 在 NCBI 网站的 "Nucleotide" http：//www.ncbi.nlm.nih.gov/nuccore/输入序列号，查找基因序列。

2. 分析基因的开放阅读框，复制需要克隆的核酸序列到 "txt" 里，修改文件后缀为 "seq"。

3. 分析基因上的酶切位点，特别是常见酶切位点，在设计引物的时候注意避开这些酶切位点。

（二）选择载体

1. 根据克隆的目的，可分为扩增载体、表达载体（体内表达和体外表达）。
2. 根据克隆的宿主生物，可分为真核载体、原核载体。

（三）引物设计

1. 分析克隆的核酸序列和载体上的酶切位点，选择合适的酶切位点来设计引物。
2. 引物设计可以委托生物试剂公司，通过引物设计软件如 Oligo 3.0、Primer Premier 5.0 设计。
3. 引物设计原则
（1）长度：15～37nt，一般 20nt 左右。
（2）G + C 含量 40%～60%。
（3）避免聚嘌呤或聚嘧啶或有回文对称结构。
（4）引物自身不能互补（<3nt）。
（5）引物之间不能互补（<5nt）。
（6）引物 3′端不能错配，不能修饰，尽量不用 A，不能超过 3 个连续的 G 或 C。
（7）5′端可变化修饰，附加酶切位点。
（8）T_m：55～58℃最佳，两引物的 T_m 值应尽量接近。
（9）引物设计好后在引物两端加上酶切位点。

（四）获取目的基因

RT-PCR 与 PCR 扩增获取目的基因。
具体操作见本章第二节，模板为样本的总 RNA、总 DNA 或含有该基因的质粒。

（五）质粒提取

1. 取含有目的质粒的大肠杆菌菌液画线于 LB 培养基上，37℃过夜培养。
2. 用无菌牙签挑取单菌落，接种于 5mL 含有抗生素的 LB 液体培养基中，37℃下 250r/min 振荡培养过夜。
3. 吸取 1mL 菌液，12 000 r/min 离心 2min，弃菌液，收集菌体。重复该操作一次，收集得到 2mL 的菌体，尽量将菌液倒干净。
4. 加入 100μL 溶液 I 重悬菌体，并充分振荡。
5. 加入 200μL 溶液 II，轻柔颠倒混匀，放置至清亮，一般不超过 5min。
6. 加入 150μL 溶液 III 颠倒混匀，放置于冰上 10min，使杂质充分沉淀。
7. 12 000r/min 常温离心 15min。
8. 吸取 450μL 上清液（注意：不要吸取到飘浮的杂质）至另一薄壁离心管中，加入 2/3 体积的异丙醇混匀，室温下放置 5min。
9. 12 000r/min 常温离心 15min。

10. 去上清液，以 1mL 的 75%乙醇浸洗除盐（放置片刻或离心 3min 后倒去上清液）。

11. 室温超净台上风干 DNA，30～60μL 灭菌超纯水或 TE 缓冲液溶解。

（六）酶切

1. 酶切前确定待切样品的浓度，并选择合适的限制性内切酶和配套 buffer。限制性内切酶反应一般在灭菌的 0.2mL 的 PCR 管或 0.5mL 离心管中进行。

2. 20.0μL 反应体系如下，限制性内切酶最后加入：

10×酶切 buffer	2.0μL
限制性内切酶	1～2U
目的基因 PCR 产物或质粒 DNA	0.2～1μg
加 ddH₂O 至总体积	20.0μL

3. 轻混后瞬时离心，置于最适温度水浴并按所需的时间温育，一般为 37℃水浴 1～16h。

（七）DNA 回收

1. 根据本章第一节的核酸分析中的方法制备琼脂糖凝胶并进行电泳，电泳结束后于紫外灯下，用手术刀切下目的条带的凝胶，放入薄壁离心管中。

2. 称量凝胶，按每 100mg 加 400μL 的量加入 binding buffer。

3. 45～55℃温育振荡，直到所有的琼脂糖都溶解。

4. 转移上述溶解液至纯化柱中，室温下静置 2min。

5. 8000 r/min 离心 1min，弃回收管中的液体，将纯化柱放入回收管中。

6. 加 500μL 的 wash buffer 至柱中，8000 r/min 离心 1min 后弃管中的溶液。

7. 重复上步操作 1 次。

8. 将纯化柱放入回收管中，10 000 r/min 离心 30s。

9. 将纯化柱放入一个新的薄壁离心管，加 30～40μL H₂O 或者 elution buffer 至纯化柱膜的中央。

10. 37℃或 50℃下放置 2min，10 000 r/min 离心 1min 洗脱 DNA。

11. 保存 DNA 溶液于–20℃。

（八）连接

1. 按以下体系配制混合液于新的无菌 PCR 管中：

10×连接 buffer	1.0μL
T4 DNA 连接酶	0.5μL
质粒 DNA	0.1μg
目的基因 DNA	与质粒 DNA 等摩尔量
加 ddH₂O 至总体积	10.0μL

2. 轻混后瞬时离心，16℃水浴锅内孵育 8～24h。

3. 设置 2 组对照，分别为只有质粒载体无外源 DNA 及只有外源 DNA 片段没有质粒载体的对照。

（九）转化

1. 培养受体菌

（1）从 LB 平板上挑取新活化 *E. coli* DH5α 单菌落，接种于 3～5mL 的 LB 液体培养基中。

（2）37℃下振荡培养 12h 左右，直至对数生长后期。

（3）将该菌悬液按 1∶100 比例接种于 100mL 的 LB 液体培养基中。

（4）37℃振荡培养 2～3h 至 OD_{600} 为 0.4～0.6。

2. CaCl$_2$ 法制备感受态细胞

（1）将培养液转入离心管中，冰上放置 30min。

（2）4℃，3000 r/min 离心 10min。

（3）弃上清液，预冷的 0.05mol/L 的 CaCl$_2$ 溶液 10mL 悬浮细胞。

（4）冰上放置 30min。

（5）4℃，3000 r/min 离心 10min。

（6）弃上清液，以 4mL 预冷含 15%甘油的 0.05mol/L 的 CaCl$_2$ 溶液悬浮细胞即为感受态细胞悬液。

（7）按 200μL 分装细胞，贮存于-70℃可保存半年。

3. 转化

（1）从-70℃冰箱中取 200μL 感受态细胞悬液，室温下使其解冻，解冻后立即置冰上。

（2）加入连接产物（含量不超过 50ng，体积不超过 10μL），轻混后冰上放置 30min。

（3）42℃水浴中热激 90s 或 37℃水浴 5min 后迅速置于冰上放置 3～5min。

（4）向管中加入 1mL 的 LB 液体培养基（不含抗生素），混匀后 37℃振荡培养 1h，以待细菌恢复正常生长状态，并表达质粒编码的抗生素抗性基因。

（5）将上述菌液摇匀后取 100μL 涂布于含抗生素的筛选平板上，正面向上放置 30min，待菌液完全被培养基吸收后倒置培养皿，37℃培养 16～24h。

（6）同时设置 2 组对照：对照组 1 为以同体积的无菌双蒸水代替 DNA 溶液，其他操作与上面相同。此组正常情况下在含抗生素的 LB 平板上应没有菌落出现。对照组 2 为以同体积的无菌双蒸水代替 DNA 溶液，但涂板时只取 5μL 菌液涂布于不含抗生素的 LB 平板上，此组正常情况下应产生大量菌落。

（十）筛选

1. 待平板出现明显而又未相互重叠的单菌落时，取出平板。按本节质粒提取的步骤培养重组菌并进行质粒提取。

2. PCR 验证（以重组质粒 DNA 或菌落为模板，进行 PCR 反应，参考本章第二节）。

3. 酶切验证：参考本节（六）酶切。

4. 序列测定最终鉴定：取部分 PCR 验证与酶切验证均为重组子的菌液委托生物公司测序。根据测序结果判断所挑选的克隆子是不是阳性。

七、注 意 事 项

（一）引物设计

引物设计遵循引物设计的最佳原则，设计好引物后添加酶切位点和保护碱基的时候，由于反向引物的碱基顺序为默认 5′端到 3′端，因此反向引物添加的酶切位点和保护碱基的时候都应该从 3′端反过来添加。

（二）实验操作

1. 实验涉及的所有过程除了有特定的温度要求，都应尽量保持低温。

2. 质粒提取前请注意溶液Ⅱ澄清，若浑浊，37℃水浴 30min 后无效即重配。

3. 质粒提取中，溶液Ⅰ加入后尽量将菌体都振荡混匀。溶液Ⅱ加入后保证混匀的同时动作一定要轻柔，避免质粒 DNA 出现机械损伤，同时处理时间不能超过 5min，避免质粒 DNA 从菌体中释放出来后被碱性溶液降解。溶液Ⅲ加入后一定要混匀，中和溶液Ⅱ的碱性同时使蛋白可以充分沉淀，保证提取效果。

4. 提取质粒 DNA 或 DNA 回收过程中除去蛋白质很重要，采用酚/氯仿去除蛋白质效果较单独用酚或氯仿好，须多次抽提将蛋白尽量除干净。

5. 沉淀 DNA 通常使用冰乙醇，在低温条件下放置时间稍长可使 DNA 沉淀完全。沉淀 DNA 也可用异丙醇（一般使用等体积），且沉淀完全，速度快，但常把盐沉淀下来，所以多数还是用乙醇。

6. DNA 在 260nm 处有最大的吸收峰，蛋白质在 280nm 处有最大的吸收峰，盐和小分子则集中在 230nm 处。因此，可以用 260nm 波长进行分光测定 DNA 浓度，OD 值为 1 相当于约 50μg/mL 双链 DNA。如用 1cm 光径，用 H_2O 稀释 DNA 样品 n 倍并以 H_2O 为空白对照，根据此时读出的 OD_{260} 值即可计算出样品稀释前的浓度：DNA（mg/mL）=50×OD_{260} 读数×稀释倍数/1000。若 OD_{260}/OD_{280} 值介于 1.7～1.9，说明质粒质量较好，1.8 为最佳，低于 1.8 说明有蛋白质污染，大于 1.8 说明有 RNA 污染。OD_{230}/OD_{260} 值应在 0.4～0.5，若比值较高说明有残余的盐存在。

7. 质粒电泳一般有 3 条带，分别为质粒的超螺旋、开环、线型三种构型。所提取的质粒主要是超螺旋的质粒 DNA，其他两种构型的 DNA 含量相对少很多。另外，超螺旋的 DNA 泳动速度最快，其次是线性 DNA，最慢的是开环双链 DNA。

8. 用于回收酶切片段时，反应总体积可达 50～200μL，各反应组分需相应增加。

9. 多种酶酶切消化时若缓冲液条件相同，可同时加入。否则，先做低温或低盐的酶消化，再做高温或高盐的酶消化。

10. 酶切结束时，加入 0.5mol/L EDTA（pH 8.0）使终浓度达 10mmol/L，以终止反应。

或将反应管在 65℃水浴放置 10min 以灭活限制性内切酶活性。

11. 紫外灯下切下含待回收 DNA 的凝胶时，要衬以干净的塑料薄膜，使用无 DNA 污染的新刀片，其目的在于防止外源 DNA 的污染。

12. DNA 连接酶用量与 DNA 片段的性质有关，连接平齐末端，必须加大酶量，一般使用连接黏性末端酶量的 10～100 倍。

13. 在连接带有黏性末端的 DNA 片段时，DNA 浓度一般为 2～10mg/mL，在连接平齐末端时，需加入 DNA 浓度至 100～200mg/mL。

14. 连接反应后，反应液在 0℃可储存数天，−80℃可储存 2 个月，但是在−20℃冰冻保存将会降低转化效率。

15. 黏性末端形成的氢键在低温下更加稳定，所以尽管 T4 DNA 连接酶的最适反应温度为 37℃，在连接黏性末端时，反应温度以 10～16℃为好，平齐末端则以 15～20℃为好。

16. 在连接反应中，如不对载体分子进行去 5′磷酸基处理，使用过量的外源 DNA 片段（2～5 倍），将有助于减少载体的自身环化，增加外源 DNA 和载体连接的机会。

17. 感受态细胞解冻后需尽快做转化，否则会影响转化效率。

八、结果与意义分析

1. PCR 后凝胶成像电泳，分析条带大小和单一性。以目的基因为 1200bp 为例，大小正确，条带单一（图 3-18-9）。

2. PCR 验证结果显示，在 1200bp 的位置，相对于泳道 3 和泳道 4 的条带亮度，泳道 1 和泳道 2 的重组子扩增片段很亮（图 3-18-10）。

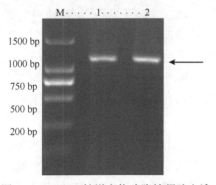

图 3-18-9　PCR 扩增产物琼脂糖凝胶电泳

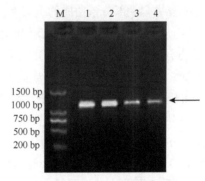

图 3-18-10　PCR 验证重组子

3. 取 PCR 验证中条带较亮的 1 和 2 重组子进行质粒提取和酶切验证，酶切后若有与目的大小一致的条带被切出来，说明目的片段已经成功连入载体（图 3-18-11）。

4. 测序验证后，比对序列，分析测序结果，序列没有错配和移码，表明质粒构建成功（图 3-18-12）。

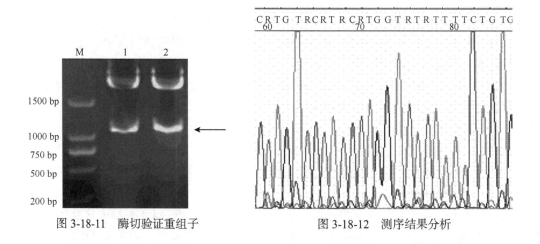

图 3-18-11　酶切验证重组子　　　　　图 3-18-12　测序结果分析

九、出现问题与解决办法

1. PCR 过程中出现非特异条带或产量过低。

解决办法:适当降低 PCR 反应体系里的 dNTP 和 $MgCl_2$ 的含量,或适当提高退火温度。

2. 酶切过程中,某些酶使用过程可能会出现星号反应,而出现内切酶乱切或错切的现象。

解决办法:尽量使用配套的 buffer。酶切反应体系避免有机试剂的污染（质粒提纯过程可能带入）。同时控制好酶的使用量,酶使用量太大也可能引起星号反应。

3. DNA 回收中,在电泳时体积过大加样孔盛不下。

解决办法:对 DNA 溶液进行浓缩。即终止反应后,加入 0.6 体积的 5mol/L 乙酸铵（或 1/10 体积 3mol/L NaAc）和 2 倍体积无水乙醇,在冰上放置 5min,然后于 4℃, 12 000r/min 离心 5min。弃去含大部分蛋白质的上清液。于室温晾干 DNA 沉淀后溶于适量 TE 中(pH 7.6)。

4. 重组质粒 DNA 转化进入大肠杆菌时,转化效率低。

解决办法:分析原因可能为 DNA 污染有苯酚、蛋白质、乙醇等而使样品不纯,质粒 DNA 过量,感受态细胞储存不当或储存时间太长,热激过程不当如热激时间或温度没有针对不同的感受态细胞进行区分等,针对不同情况进行操作调整,提高转化效率。

5. 测序结果分析出现错配或移码。

解决办法:当测序结果显示重组子上的目的基因出现错配或移码,原因可能出现在 PCR 或 DNA 回收过程中。在 PCR 过程中选择保真性好的 Taq 酶进行 PCR,在 DNA 回收时,紫外灯下切下胶块动作要快,使 DNA 条带暴露在紫外灯下的时间越短越不可能发生碱基突变而导致错配或移码。

十、思 考 题

（1）载体一般需要具备哪些条件?

（2）克隆重组子如何进行筛选与鉴定?

第七节 GenomeLab™ GeXP 多功能遗传分析系统

一、简　介

GenomeLab™ GeXP 多功能遗传分析系统（gene expression profiler genetic analysis system）简称 GeXP 系统，是美国贝克曼库尔特有限公司推出的一套集基因表达定量、DNA 测序、SNP、MLPA、STR、片段分析等功能为一身的分子生物学分析平台（图 3-18-13）。该系统以信使 RNA（mRNA）为模板，利用通用引物和含有通用标签的特异性引物，在同一个 PCR 反应体系中完成多重 PCR 反应。并利用毛细管电泳分离技术，对同一个反应体系里多个目的基因进行有效分离。系统采集分离 PCR 产物上标记荧光信号，并标记不同产物对应的峰。由于每个峰的曲线面积对应基因序列转录本的相对丰度，通过分析软件分析并利用目的基因与内参基因峰面积的归一化计算，便可以相对定量目的基因的表达水平，同时绘制基因表达谱。

本章主要介绍该系统在多重基因表达分析中的应用。

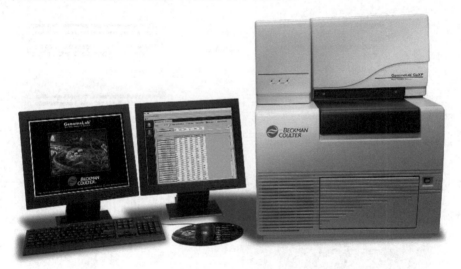

图 3-18-13　GenomeLab™ GeXP 多功能遗传分析系统

二、主要应用

在临床应用中，该系统被用于疾病易感基因筛查、疾病分子诊断与分型、个体化用药、疗效与预后评估、产前筛查、多重病原体检测等。

在科学研究中，其应用于基因表达谱分析、信号通路研究、表观遗传学研究、生物标记物鉴定、干细胞研究、生物芯片数据验证、遗传育种研究、物种鉴定、药物和疫苗效果评价、融合基因分析、选择性剪切分析、免疫特性分析、生物靶标鉴定、药物毒理研究、多重基因表达分析、DNA 测序等。

三、实 验 原 理

GenomeLab™ GeXP多功能遗传分析系统主要由多重PCR和毛细管电泳分离两大技术组成。在多重 PCR 中，采用含有通用标签的特异性嵌合引物和荧光标记的通用引物引发多重 PCR 体系的扩增。在对多重 mRNA 进行反转录时，利用引物末端连接通用引物序列的反向基因特异性引物。在 PCR 过程中，先以引物末端连接通用标签序列的基因特异性正向、反向引物启动 cDNA 为模板的 PCR 反应，在后续的 PCR 循环中，再以荧光标记的通用引物完成后续 PCR 扩增。PCR 产物经毛细管电泳分离，标记有荧光的 PCR 产物被检测窗口采集下信号，系统根据标准 DNA 分子片段（DNA size standard，DSS）与检测片段的迁移时间分析出扩增片段的长度，标记为不同的峰图和峰信号。具体原理如图 3-18-14 所示。

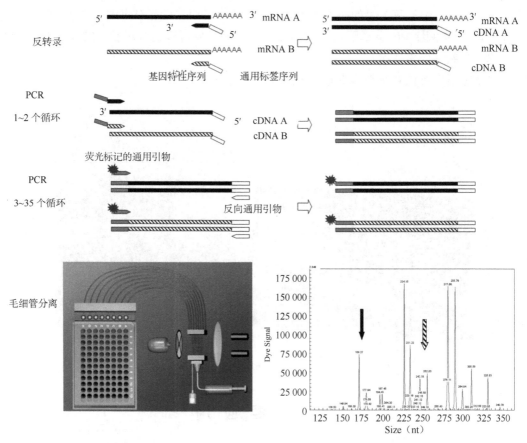

图 3-18-14　GenomeLab™ GeXP 多功能遗传分析系统原理

四、特　　点

1. 该系统所需样本起始量低，仅需 5～50ng 的 RNA。
2. 检测灵敏度极高，能够检测 0.5 倍基因表达量变化。

3. 实现多个内参基因、目的基因及内质控基因同一体系分析，因此结果准确可靠。

4. 成本低，效率高，单个孔定量分析 30 个基因，每天 5760 个基因。

5. 遗传分析功能强大，能进行 DNA 测序分析、单核苷酸多态性（SNP）分析、短串联重复（STR）分析、杂合性缺失（LOH）分析、多重连接探针扩增（MLPA）分析、甲基化分析、可变剪接变异体、融合基因等。

6. 具有实验室自动化解决方案。

7. 具有单细胞遗传分析功能和整套解决方案。

五、主要实验仪器/器材/试剂

1. 主要实验仪器/器材 移液器及吸头，薄壁 PCR 管，含热盖的 PCR 仪，旋涡仪，迷你离心机，琼脂糖凝胶电泳所需设备（电泳仪及电泳槽），GenomeLab™ GeXP System 及配套耗材（毛细管、样品板和缓冲液板）。

2. 主要试剂 GeXP Start Kit 基因表达试剂盒，DNA 聚合酶，$MgCl_2$，CEQ™ Separation Gel，CEQ Sequencing Separation Buffer。

六、实 验 操 作

（一）引物制备

1. 引物设计 先对所选基因的保守基因区段进行选择，然后从 NCBI GeneBank 数据库（http://www.ncbi.nlm.nih.gov/genbank/）中下载目的基因序列，利用 GeXP Express Profiler 或直接在 NCBI Primer-BLAST（http://www.ncbi.nlm.nih.gov/tools/primer-blast/）设计各个基因的引物，各对引物扩增长度在 105～350nt。设计好的引物通过 Oligo 3.0、Primer Premier 5.0 或 NCBI Primer-BLAST 等软件进行筛选，参考各影响因素后选出各个基因合适的特异性引物。在每个正向引物的 5′端上 5′-GGGAGCTTAACACCCGACTTA-3′通用标签序列，反向引物的 5′端则加上通用标签序列 5′-GCCAAAATCACAAGGGTTAGCTT-3′。

2. 单引物特异性验证 将由生物公司合成的引物通过普通 PCR 验证，经琼脂糖凝胶电泳检测和分析后，条带单一者可以进入后续实验。

3. 正向引物与反向引物混合物的配制 经过单引物特异性验证合格的引物，将它们分别配制成 10μmol/L 的贮存液。按 1∶1 将正向与反向引物分别稀释成 500nmol/L 和 200nmol/L 的正向与反向引物混合物。

（二）PCR 产物制备

1. RT-PCR

（1）冰上溶解所需试剂，旋涡仪混匀后用迷你离心机瞬离，冰上备用。冰浴中，按以下次序向薄壁 PCR 管中加入各成分。若样本数多，可先配好公共管，注意多配 1～2 份试剂，防止加样过程造成的误差，而后分装至各管中。

5×RT buffer	2.0μL
10×反向引物混合物	1.0μL
逆转录酶	0.5μL
模板 RNA	10～50ng
KanR RNA*	2.5μL
加 ddH₂O 至总体积	10.0μL

（2）设定阳性对照和阴性对照。

（3）将上述混合液瞬离后，放置于 PCR 仪上。设定反应程序为：48℃ 1min，42℃ 1h，95℃ 5min。反应结束后将反应管置于冰上备用。

2. XP-PCR

（1）冰上溶解所需试剂，旋涡仪混匀后用迷你离心机瞬离，冰上备用。冰浴中，按以下次序向薄壁 PCR 管中加入各成分。若样本数多，可步骤同（4）先配好公共管再分装。

5×PCR buffer	2.0μL
25 mmol/L MgCl₂	2.0μL
正向引物混合物	1.0μL
Taq DNA 聚合酶（1U/μL）	0.7μL
RT 产物	4.3μL
总体积	10.0μL

（2）设定阳性对照和阴性对照。

（3）PCR 仪上完成扩增，扩增条件：预变性 95℃ 3min 后进入扩增阶段，共 35 个循环，程序为 95℃ 30s、55℃ 30s、70℃ 1min。

（三）GenomeLab™ GeXP 多功能遗传分析系统上机分析

1. 上机样本制备

（1）制备 SLS/DSS 混合液：按照 DSS 400（分子量内标-400）：SLS（上样缓冲液，甲酰胺）=1：80 制备适量 SLS/DSS 混合液。

（2）制备样品板：每个上样孔分装 30μL 的 SLS/DSS 混合液，同时每孔上样 1μL 的 PCR 产物，然后在每孔上方覆盖一滴矿物油以防止液体蒸发引起交叉污染。

（3）制备缓冲液板：在与样本板对应的缓冲液板孔内加入 3/4 体积的分离缓冲液。

2. 上机操作

（1）点击 GenomeLab™ GeXP System 连接的电脑屏幕上 图标，打开 GenomeLab™ GeXP System 操作界面（图 3-18-15）。

（2）设置毛细管电泳程序：点击 进入设置界面。点击"OK"进入编辑界面，在上样板相应的位置设置样品名称，选择 Frag-3 分离方法（毛细管温度 50℃。解链温度 90℃，持续 120s。上样电压 2.0kV，持续 30s。迁移电压 6.0kV，迁移时间 35min），编辑完成后保存（图 3-18-16、图 3-18-17）。

（3）设置操作区：点击 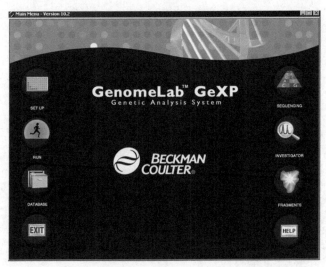 打开 GenomeLab™ GeXP System 操作区，点击操作区的水槽位置，取出水槽，用自来水、去离子水清洗水槽数次后加入适量去离子水，擦干放回水槽位置（图 3-18-18）。同时，将准备完毕的样品板和缓冲液板放入仪器的相应位置。点击胶条注射器，将胶条放置后，点击初级管道和毛细管，进入灌胶和冲洗，冲洗两次后即可运行毛细管电泳。

图 3-18-15　GenomeLab™ GeXP System 操作界面

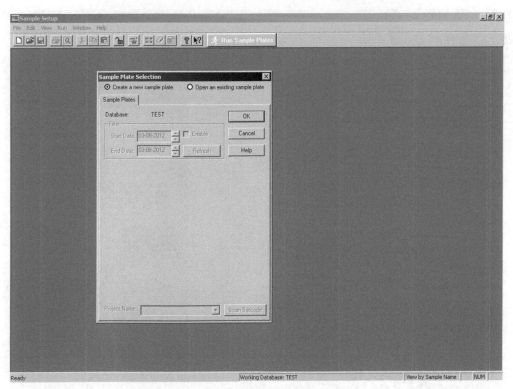

图 3-18-16　毛细管电泳程序设置界面

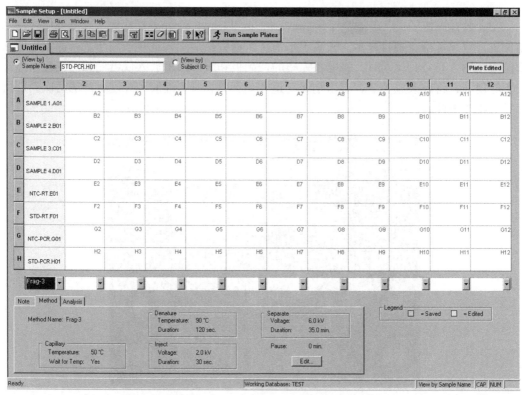

图 3-18-17　毛细管电泳上样编辑界面

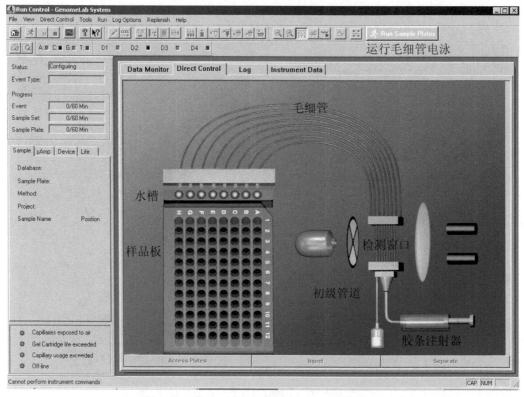

图 3-18-18　GenomeLab™ GeXP System 操作区

（4）实验结束后点击胶条注射器位置，退出胶条，保存于 4℃。关闭软件后关闭仪器，最后关闭电脑和电源。

3. 分析结果　点击系统操作界面的 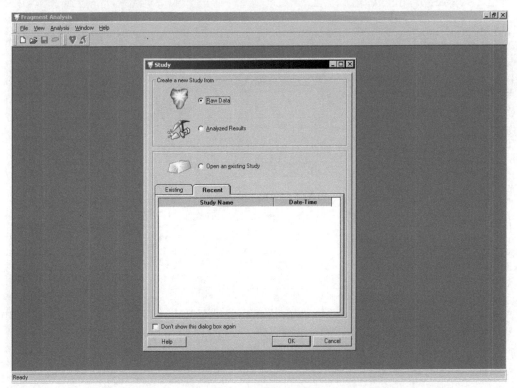 进入数据分析界面。选择 Raw Data，点击"OK"进入 Raw Data 选择界面，选择相应的数据，点击"Next"（图 3-18-19、图 3-18-20）。选择"Default GeXP Analysis Parameters"的分析参数，点击"Edit"对相关参数进行编辑（图 3-18-21、图 3-18-22）。编辑完成后进入分析。分析完成后，双击样品分析结果，即可分析各样品。所有峰的峰图分析界面，勾选左上角的四种颜色，可以进一步分析。只选择红色的峰图，显示 DSS 400 的毛细管电泳结果，图中显示分析参数中 DSS 设置为 140～400 的 DSS 分析结果。结合"Raw Data"的图谱，分析毛细管电泳迁移是否正常（图 3-18-23～图 3-18-29）。

4. 数据的导出　点击系统操作界面的 ，进入"Database"文件夹，点击左侧菜单栏中的"Sample Data"，所有数据即显示在右侧的菜单栏中。选择相应样品名称的原始数据，在"File"选择"Export"，即完成原始数据的导出。

七、注 意 事 项

（一）GEXP 的引物设计原则

1. 设计引物时必须先找到基因对应的不同转录产物的保守区，同时跨内含子设计引物。为提高特异性，保证引物在加上通用标签后的退火温度维持在（60±0.2）℃。

图 3-18-19　数据分析界面

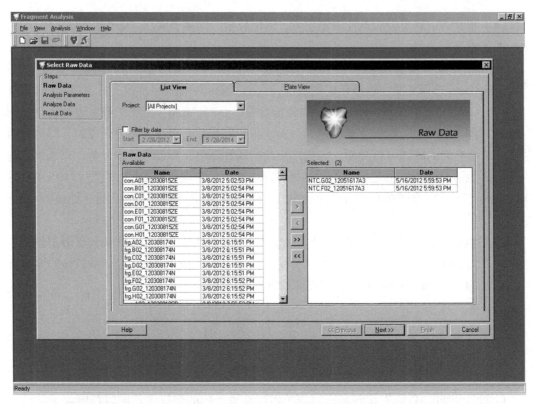

图 3-18-20　Raw Data 选择界面

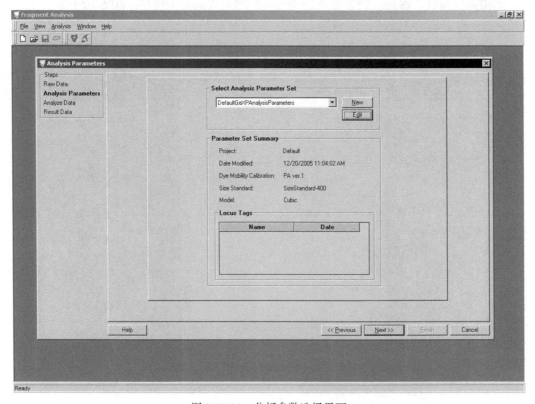

图 3-18-21　分析参数选择界面

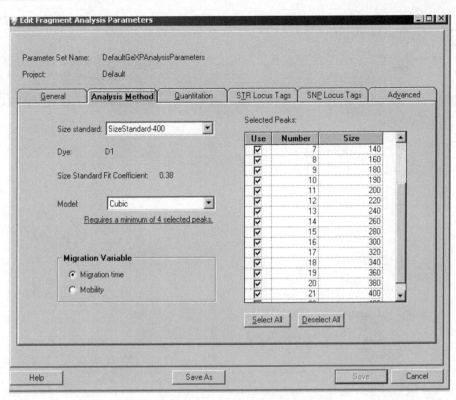

图 3-18-22 分析参数编辑界面

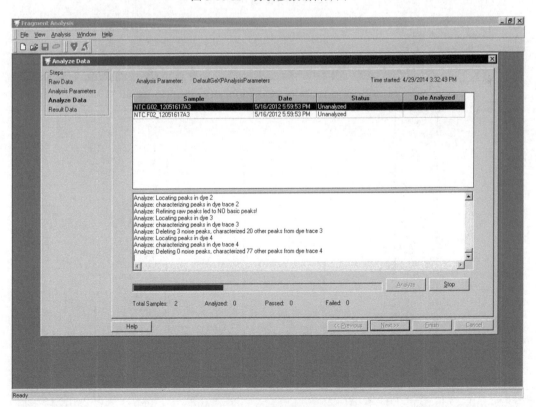

图 3-18-23 分析处理界面

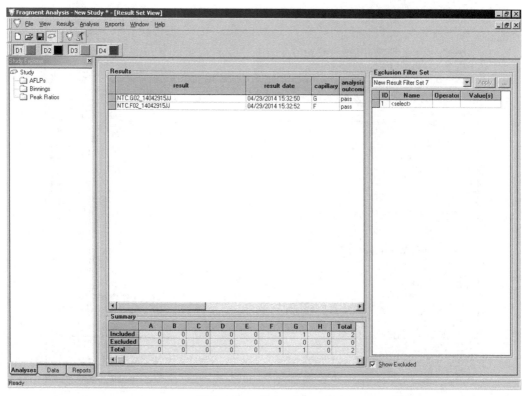

图 3-18-24　数据分析界面

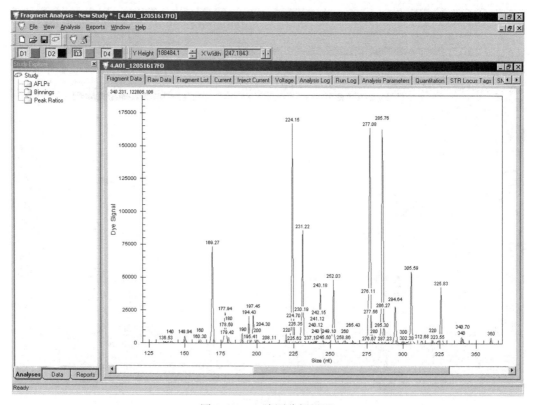

图 3-18-25　峰图分析界面

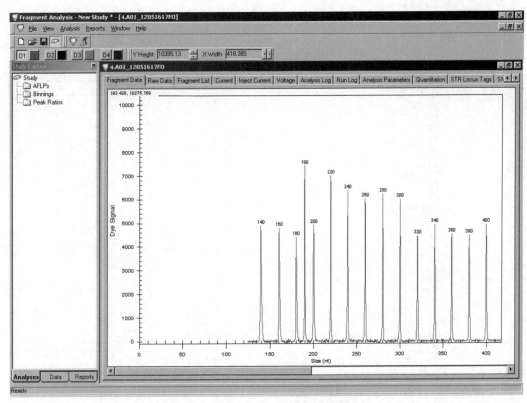

图 3-18-26 DSS 400 峰图分析界面

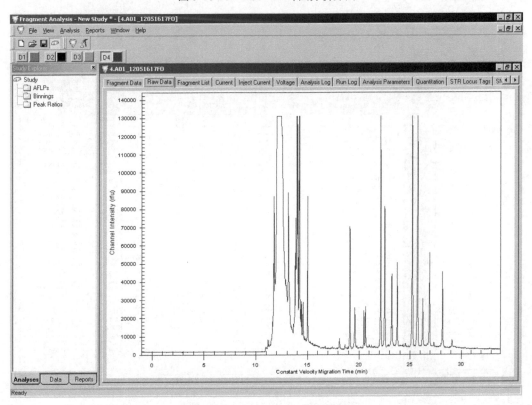

图 3-18-27 Raw Data 分析界面

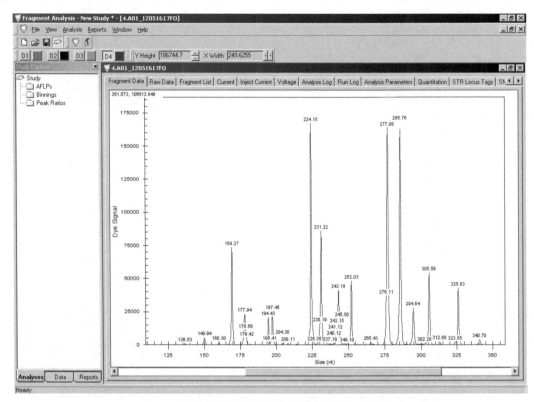

图 3-18-28　多基因表达峰图分析界面

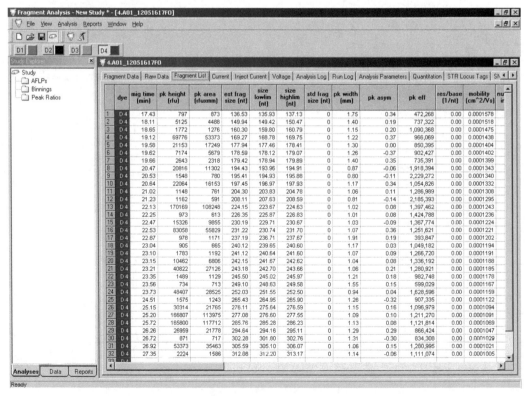

图 3-18-29　各峰信号参数分析界面

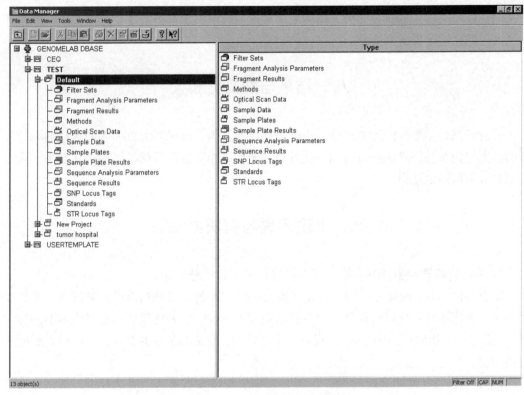

图 3-18-30 Database 文件夹界面

2. 该系统在分离和检测 105~350nt 的片段长度为佳，由于通用标签有一定的长度，故设计引物时，将基因扩增长度控制在 142~387nt。

3. 由于毛细管电泳片段的实际大小与理论值相差 3~5nt，在设计引物时注意每个基因的扩增长度之间相差 10nt 以上为佳。

（二）样本制备与上机操作

1. 由于 RNA 不稳定易降解，在-80℃低温冰箱中保存样品，并尽量减少样品的反复冻融，以避免检测过程中出现假阴性的结果。

2. 毛细管电泳检测灵敏度高，所以检测很容易出现假阳性的结果并影响实验的稳定性。在操作中应特别注意对实验区、移液器等进行区分，保证操作区域和涉及耗材、试剂的洁净，可以减少污染的情况发生。当样品中核酸含量较高时，在检测结果中可能会出现小的杂峰，但一般不会影响对结果的判定。必要的时候，进行大量样本检测时可以考虑采用全自动工作站来提高整个实验流程的精密性和稳定性，减少假阳性结果的出现。

3. CEQ™ Separation Gel 一般保存在 4℃，仅在上机时才放入胶条注射器中，上机后应及时卸下放回。毛细管在长期不用的情况下也须保存在 4℃。

4. 在系统不运行的情况下，也应该每 3~7 天换一次水槽中的去离子水。平时应定期用无水乙醇擦洗胶条注射器，防止旧胶堵塞。同时定期清理废胶回收瓶里的废胶。毛细管在使用一段时间后，基线会变高，提示毛细管过期或检测窗口不干净，应用无水乙醇冲洗检测窗口或视情况更换毛细管。

八、结果与意义分析

分析峰图谱，根据设计的片段大小标记对应的基因，该峰即为目的基因对应的峰。将目的基因与内参基因峰面积进行归一化计算，便可以相对定量目的基因的表达水平，同时绘制对应的基因表达谱。

九、出现问题与解决办法

1. 单引物特异性验证时，结果不出现峰或出现非特异性峰。

解决办法：不出现峰的时候，通过判断 KanR RNA 的扩增峰是否正常来排除体系和操作问题，考虑 RNA 是否出现降解。该基因在样本 RNA 中表达量低，通过更换不同样本 RNA 来摸索引物浓度是否正确。出现非特异性峰时，考虑提高多重基因扩增的退火温度或更换引物。

2. 单引物特异性验证成功后，混合正/反向引物摸索多重基因表达分析，结果只出现少数基因峰或基因峰的信号分布高低差别太大。

解决办法：可能是未出现的基因在该样本中表达量低导致出峰信号低，在多重基因表达时，其信号被其他高表达的基因削减。选择信号居中的峰为参照高度峰，将高于参照高度峰的基因分为一组，梯度稀释这些基因在 RT 反应中的反向引物浓度，摸索最佳浓度从而降低信号过高的基因信号峰，使信号低的基因信号可以升高。如果在引物摸索后，仍出现部分基因信号偏低，可以适当地调高其引物浓度。

十、思　考　题

（1）利用 GenomeLab™ GeXP 多功能遗传分析系统进行多重基因表达分析时，设计引物应该遵循什么原则？

（2）如何在分析参数中设置出峰的大小？

第八节　Ion S5 高通量测序系统

一、简　　介

Ion S5 高通量测序系统基于 Ion Torrent 技术，可以在 24h 内完成从 DNA 到数据的完整靶向测序流程（图 3-18-31）。Ion S5 系统能将多个基因 panel 和小的基因组结合起来，在一个平台上自定义不同的检测样本。该平台的设计理念是"即插即用"，如加样采用墨盒式的设计，简化了测序前的设置流程，方便研究人员的操作。Ion S5 高通量测序系统以其简化的操作流程和手动操作时间，使靶向测序更适合于学术、转化医学和临床研究。

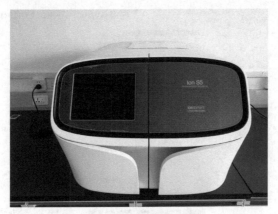

图 3-18-31　Ion S5 高通量测序系统

二、主　要　应　用

Ion S5 高通量测序系统在遗传疾病、癌症、液体活检、传染病等方面均有较好的应用前景。在各研究领域上，仪器基于 Ion AmpliSeq 技术，开发多种基因 panel，方便研究热点突变、单核苷酸变异（SNV）、插入缺失、拷贝数变异（CNV）和基因融合变异。液体活检样本的游离 DNA（cfDNA）和游离肿瘤细胞（CTCs）。来自生物学样本的特定病毒、细菌或真菌基因，如 16S 基因或抗生素耐受性基因等进行测序检测。

三、实　验　原　理

1. 文库构建原理　先对样本如基因组 DNA 末端进行修复，筛选合适的片段后给模板加上带有 Barcode 的接头，扩增富集文库（图 3-18-32）。

2. 测序原理　Ion S5 高通量测序系统是基于 IonTorrent 半导体测序原理。自然化学反应中，DNA 聚合酶每将一个核苷酸加于 DNA 分子上便会释放出一个带正电的氢离子，从而改变反应时周围环境的 pH。系统按一定的核苷酸加载顺序从离子半导体芯片表面流过核苷酸后，以离子传感器采集反应溶液里的 pH，并将其转换成数字信号。只要核苷酸发生结合反应，数字信号便会被采集，由于加载的核苷酸顺序已知，芯片便可以记录下发生反应的碱基，从而获得 DNA 模板的序列（图 3-18-33）。若 DNA 链上有两个相同的碱基，检测到的电压就变成双倍，芯片则记录下两个相同的碱基。如果模板上的下个核苷酸与微芯片流的核苷酸不匹配，则检测不到电压，也不会记录到碱基（图 3-18-34）。

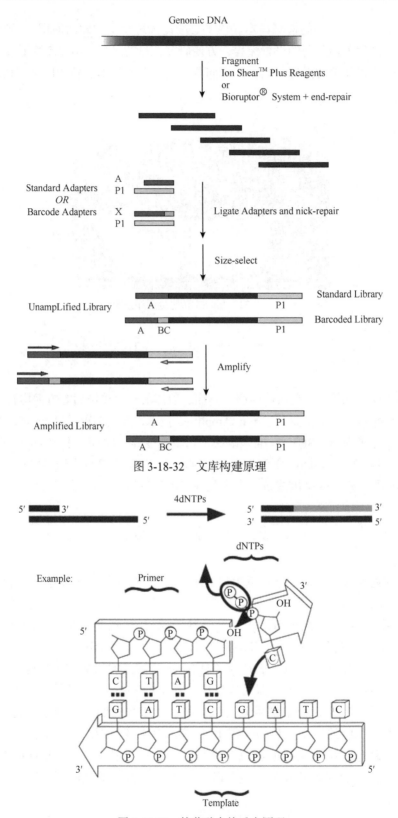

图 3-18-32　文库构建原理

图 3-18-33　核苷酸自然反应原理

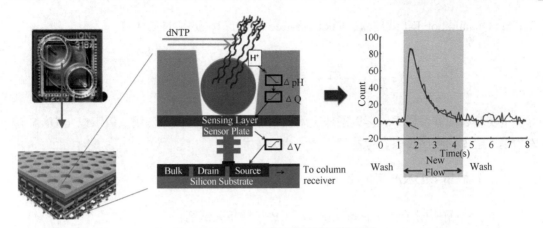

图 3-18-34 Ion S5 高通量测序系统原理

3. 测序工作原理 Ion S5 测序工作原理，分为文库制备、模板制备、DNA 测序及数据分析。文库制备时，将样本吸附于磁珠。利用油包水反应，将每一个样本磁珠分散于不同的油滴中扩增富集模板。上样于芯片后上机测序，以 IonTorrent 半导体测序原理采集信号，获得样本序列。配合 Ion report 分析测序数据（图 3-18-35）。

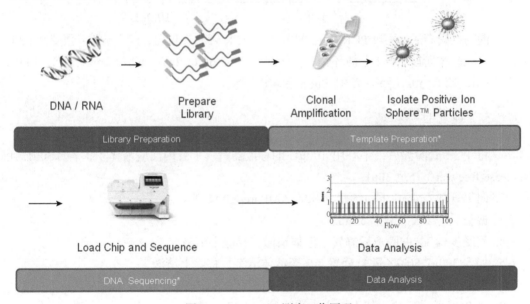

图 3-18-35 Ion S5 测序工作原理

四、主要实验仪器/器材/试剂

1. 主要实验仪器/器材 Ion S5 测序仪、核酸蛋白分析系统、Qubit3.0 荧光分光光度计NGS 系统、E-GEL 凝胶分离系统、含热盖的 PCR 仪，旋涡仪，迷你离心机、磁力架、移液器及低吸附头，薄壁 PCR 管、1.5mL 低吸附离心管、八连管等。

2. 试剂 Dyabeads™ MyOne™ Streptavidin C1 磁珠、Ion 530™ 或 520™ 芯片、Ion 520™ & 530™ Kit–OT2 试剂盒、文库制备试剂盒、Qubit ds DNA HS Assay Kit 或 Ion Library

TaqMan Quantitation Kit 试剂盒、Nuclease-free water、10mol/L NaOH 等。

五、实 验 操 作

按实验目的制备样本，再以磁珠吸附样本并纯化后低温保存备用。以下以 cfDNA 建库为例，建库和测序步骤参考赛默飞公司相关技术手册。

（一）扩增 cfDNA 目标区域

1. 冰上熔解吸附于磁珠的 cfDNA 及 PCR 扩增相关试剂。
2. 配制 PCR 体系：

cfDNA，1～50ng	x μL
Nuclease-free water	13−x μL
Lung cfDNA Panel	2.0μL
cfDNA Library PCR Master Mix	1.5μL
总体积	10.0μL

3. 混匀并瞬离后，预热 PCR 仪到 90℃后将 PCR 管放入仪器，扩增条件：预变性 98℃ 2min 后进入扩增阶段，共 2 个循环，程序为 98℃ 30s、64℃ 2min、62℃ 2min、60℃ 4min、58℃ 2min、72℃ 30s，保持 72℃ 2min 后 4℃保持。

（二）纯化目标扩增子

1. 将 PCR 管瞬离后，小心用 100μL 的移液器量一下管内反应液体积，若<30μL 用 Nuclease-free water 补足 30μL。
2. 向每管加入 45μL 即 1.5 倍体积的 AMPure XP 试剂。
3. 振荡混匀 15s 后静置 5min。
4. 重复步骤 3，并瞬离后静置至液体清澈，移除上清液。
5. 加入 300μL 80%乙醇，静置 30s 至液体清澈，移除上清液。
6. 重复步骤 5。
7. 将 PCR 管放于磁力架上，小心移除剩余乙醇，室温干燥 5min。
8. 取下 PCR 管，用 24μL low TE buffer 溶解扩增子。
9. 振荡混匀后静置 5min。
10. 瞬离后，将 PCR 管放至磁力架上，静置 2min 后转移 23μL 上清液至新的 PCR 管中。

（三）用 barcode 引物扩增目标扩增子

1. 冰上熔解 PCR 相关试剂，配制 PCR 体系：

DNA from step12 in the previous procedure	23μL
Tag Sequencing Barcode（#1～48）	1μL
cfDNA Library Primer P1	1μL
cfDNA Library Master Mix	25μL
总体积	50μL

2. 预热 PCR 仪到 90℃后，瞬离混匀 PCR 管后上机，扩增条件：预变性 98℃ 2min 后进入扩增阶段，共 18 个循环，程序为 98℃ 15s、64℃ 15s、72℃ 15s，保持 72℃ 5min 后 4℃保持。

3. 按纯化扩增子方案纯化扩增好的文库，最后保留 50μL 上清液至新的 PCR 管中。

（四）选择 200bp 以下的文库并定量

1. 向 PCR 管中加入等体积的 AMPure XP 试剂，按纯化扩增子方案操作最后保留的 28μL 上清液。

2. 采用 Qubit dsDNA HS Assay Kit 或 Ion Library TaqMan Quantitation Kit 试剂盒按说明书步骤定量文库浓度。

（五）模板准备（IonTouch 2）

1. 稀释文库至 50pmol/L 并设置 Ion OneTouch 2（OT2）仪器。

2. 准备扩增溶液：取出 Ion S5 reagent mix、Ion S5 enzyme mix、Ion sphere particles（ISPs）混匀并平衡至室温。

3. 向 reagent mix 里加入 Nuclease-free water 80μL、Ion S5 enzyme mix 120μL、ISPs 100μL 及稀释的文库 100μL，涡旋混匀。

4. 取出 Ion OneTouch reaction filter，涡旋并吹打扩增溶液，向样品孔加入 800μL，重复 2 次上样。

5. 由上样孔加入 200μL Ion OneTouch reaction oil，颠倒安装于 OT2 仪器。

6. 按 OT2 仪器屏幕提示运行仪器。

7. 回收带有模板的阳性 ISPs：点击屏幕的 "Open Lid"，插入 2 根 OneTouch 回收管，关闭盖子。

8. 点击屏幕 "Final Spin"，离心后取回 OneTouch 回收管。

9. 环吸管壁，去上清液，余约 100μL 液体。

10. 重悬 ISPs，将 2 根回收管液体混合，并用 Nuclease-free water 补齐到 1mL。

11. 涡旋混匀后 15 500g 离心 8min。

12. 去上清液至 20μL 后加入新的 ISP resuspension solution 至 100μL。

（六）富集阳性 ISPs（IonTouch ES）

1. 准备八连管并配制 Melt-off 溶液：混合 280μL 的吐温和 40μL 的 1mol/L NaOH。

2. 取 100μL 的 Dyabeads™ MyOne™ Streptavidin C1 磁珠于新的 EP 管，将 EP 管置于磁力架上去上清液。

3. 加入 1mL 的 Ion OneTouch™ Wash Solution，从磁力架上取下 EP 管混匀后放回，静置 2min 后去除上清液。

4. 加入 130μL 的 MyOne Beads™ Caputre Solution，并转移磁珠混合液至八连管孔②。

5. 向八连管孔①～⑧分别加入相应溶液：①为 100μL 的模板 ISPs，③～⑤为 300μL 的 Ion OneTouch™ Wash Solution，⑥和⑧为空白，⑦为 300μL 的 Melt-off 溶液。

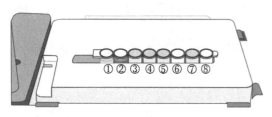

图 3-18-36　八连管放置图

6. 按图 3-18-36 放置八连管于 IonTouch ES 仪器上。

7. 在 Tip Arm 上放一个新的枪头，在 Tip Loadder 基座上放置一个 0.2mL 的 PCR 管。

8. 启动仪器，当运行完成后回收富集好模板-ISPs 的 PCR 管，并去掉八连管和枪头。

9. 离心后去除上清液至 10μL。

10. 加入 200μL 的 Nuclease-free water，混匀后 15 500g 离心 5min。

11. 检查管底是否有磁珠残留，若无残留，重复 9，加入 100μL 的 Nuclease-free water 混匀 4℃保存。若有残留，混匀后将 PCR 管置于磁力架上，转移上清液于新管，并离心旧管直至无残留为止。

（七）初始化测序仪

1. 在仪器触屏主页面点击 "Initialize"，解锁仪器门、芯片、反应试剂盒夹。

2. 出现提示时，取出 Ion S5™ Wash Solution 瓶子以取出废液缸并清空。将废液重新装回原来位置。

3. 取下新的 Ion S5™ Wash Solution（已平衡至室温）瓶子上的红色盖子，然后安装到相应位置。

4. 确认前一次运行时使用的测序芯片安装妥当且芯片夹一直插在芯片槽内部。

5. 有必要的话，安装一瓶新的 Ion S5™ Cleaning Solution。

6. 关闭仪器门，点击 "Next"，初始化结束后（30～40min），点击 "Next" 回到主页面。

（八）制备测序 ISPs 并芯片上样

1. 向模板-ISPs 的 PCR 管中加入 5μL 的 ISPs 阳性标准品，吹打混匀。

2. 用测序引物对模板-ISPs 进行延伸反应

（1）15 500g 离心 5min 后小心去上清液，余 10μL。

（2）加入 15μL 的 Ion S5™ Annealing Buffer、20μL Ion S5™ Sequencing Primer。

（3）用枪量管中体积，若达不到 45μL，用 Ion S5™ Annealing Buffer 补足。

（4）涡旋混匀并瞬离后，PCR 仪上热盖启动：95℃ 2min，37℃ 2min。

（5）取出 PCR 管，加入 6μL 的 Ion S5™ Sequencing Polymerase 及 10μL 的 Ion S5™ Loading Buffer，混匀后室温孵育 5min。

3. 取出一张芯片放于平坦的台面上，缓慢加入 40μL 的样品，再加 20μL 的样品。

4. 将芯片缺角朝外正面放置于芯片离心机上离心 5min。

5. 在 EP 管中混匀 900μL 的 50% Annealing Buffer 和 100μL 的 2% Triton™ X-100，用力摇出气泡。

6. 取下芯片，样品孔中加入 100μL 的气泡，并从余孔去除多余的气泡。

7. 重复 3 次步骤 6。

8. 加入 100μL 的 50% Annealing Buffer，并从余孔去除多余的液体。

9. 重复 3 次步骤 8。

（九）启动测序反应

1. 初始化结束后，在触屏主页面点击 "Run"，解锁仪器门和芯片夹。

2. 以模板–阳性 ISPs 测序芯片置换旧的芯片。

3. 将芯片夹推入芯片槽，关闭仪器门，点击 "Next"。

4. 确认仪器自动加载了正确的运行程序（由电脑控制界面设置相应的测序程序），点击 "Review"。

5. （可选项）如果本次测序实验是一次初始化之后进行两个测序，注意在第一次测序时，Enable post-run clean 选项前面的√去掉，然后点击 "Review"（图 3-18-37）。

6. 确认其他设置正确，有必要的话可以用相应按钮和下拉菜单对设置进行修改（图 3-18-38）。

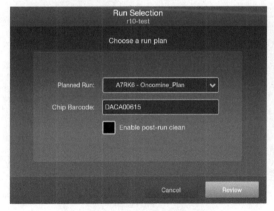
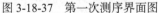

图 3-18-37　第一次测序界面图

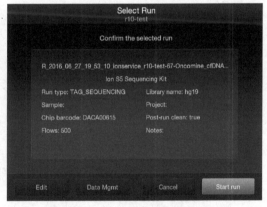

图 3-18-38　下拉菜单设置界面图

7. 确认仪器门关闭，然后点击 "Start run" 以开始测序反应运行。

8. 测序后带数据分析完毕，电脑上输入 192.168.201.1，登录后查看测序报告：确认 ISP Density、ISP Summary 和 Alignment Summary 等指标是否符合实验要求。

六、注 意 事 项

（一）操作注意

1. 为了避免在转移过程中丢失样本，建议从建库开始就使用低吸附的移液枪头。

2. 扩增 cfDNA 目标区域时，建议上样＞20ng 可得到 0.1% LOD。

3. AMPure XP 试剂、测序反应试剂盒等使用前需提前恢复至室温才可以使用。

4. 对于有磁珠的样本，为了不破坏磁珠，请不要过快离心。

5. 混匀样本和磁珠时可通过检查混匀液颜色来确定是否完全混匀。

6. 纯化样本时，小剂量的残留磁珠会抑制 PCR 扩增。故在下一次 PCR 前必须移除残留的磁珠。

7. 采用多个样本时要使用不同的 Barcode。

8. 为使 PCR 室温反应时间最小化，建议最后加入 PCR Master Mix 或相应的酶。

9. 1mol/L NaOH 配制后只能用 1 周，避免受空气中 CO_2 污染改变浓度。

（二）上机注意

1. 芯片加样完成并结束初始化后一天内尽快完成测序。

2. 仪器运行期间中断电源可能会导致测序反应失败。

3. 如果不连续进行两次测序，请在第一次测序设置程序时，在 post-run/clean 选项前打钩，从而使仪器在测序后进行清洗。

4. 测序中，不要打开仪器的门，并避免碰触仪器，降低测序质量。

七、出现的问题与解决办法

1. 若转移上清液混入磁珠，可以将上清液移回到相应孔中，利用磁力架吸附后再转移。

2. 测序质量不好：如 ISP Density 小于 60%，说明芯片上样上得不好，可能是在加气泡时，气泡不够细密，下次上样需改进。若标准品测序结果好而样品测序结果不好，则说明样品质量不好，只能通过提高样品质量来完善。

八、思　考　题

（1）Ion S5 测序和其他市面上的测序仪器测序原理上是否相同？

（2）如何判断测序的质量是否过关？

第九节　基因编辑技术

一、简　　介

基因编辑技术就是通过特异性改变目标基因序列以获得期待的生物性状的手段。基因编辑技术目前主要包括如下三类：锌指核酸酶（zinc-finger nucleases，ZFN）技术，转录激活因子样效应物核酸酶（transcription activator-like effector nucleases，TALEN）技术，规律性间隔的短回文序列重复簇（clustered regularly interspaced short palindromic repeats/

CRISPR-associated proteins，CRISPR/Cas9）技术。"人类基因组计划"推动了基因测序技术的发展，让人类掌握了阅读"生命天书"的能力，而基因编辑技术的出现，使得科学家们可以编写"生命天书"，对推动生命科学的发展起到了重要的意义（图 3-18-39）。

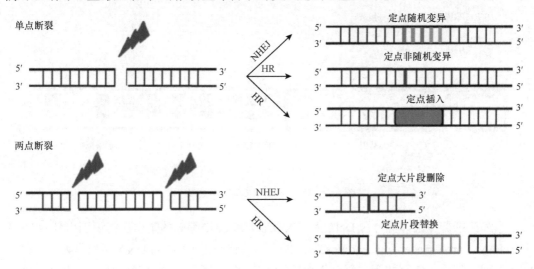

图 3-18-39　基因编辑技术示意图

本节主要介绍 CRISPR/Cas9 的技术应用。

二、主要应用

1. 动物模型构建　CRISPR/Cas9 系统作为最新一代基因编辑技术，能够简便高效地实现基因组精确修饰，是制备哺乳动物疾病模型的重要工具。将 CRISPR/Cas9 系统导入小鼠受精卵，成功获得了有特定基因突变的小鼠模型，并获得近乎 100% 的基因靶向突变效率，极大地降低了基因编辑小鼠模型制备的难度和成本，有望被广泛应用。

2. 遗传疾病治疗及药物靶点筛选　CRISPR/Cas9 技术自问世以来就被认为具有治疗遗传疾病的巨大潜力。

3. 药物靶点筛选　通过构建全基因组 CRISPR 文库，使全基因组中 18 000 个基因形成缺失突变，结合相关的药物筛选手段对细胞进行筛选，最终对筛选存活的细胞进行 NGS 测序，即可推断出药物靶点相关基因。

4. 农业育种　基因编辑技术可以通过对农作物基因的编辑使其实现抗旱、抗虫、抗病等特性。

三、实验原理

CRISPR 簇是一个广泛存在于细菌和古生菌基因组中的特殊 DNA 重复序列家族，分布在 40% 的细菌和 90% 的古细菌中。CRISPR 序列由众多短而保守的重复序列区（repeat）和间隔区（spacer）组成。重复序列区含有回文序列，可以形成发卡结构，而间隔区比较特殊，它们是被细菌俘获的外源 DNA 序列（结构见图 3-18-40），CRISPR 通过 spacer 识别靶基因。CAS 是一种双链 DNA 核酸酶，能在 guide RNA 引导下对靶位点进行切割。

CRISPR-Cas主要由两部分组成：

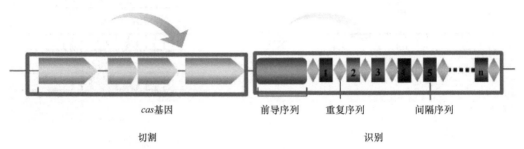

图 3-18-40　CRISPR/Cas9 示意图

当细菌抵御噬菌体等外源 DNA 入侵时，Cas1 和 Cas2 编码的蛋白质将识别出外源 DNA 上的 PAM（protospacer adjacent motif）区域，然后将邻近 PAM 的 DNA 序列作为候选的原间隔序列。随后，Cas1/2 蛋白复合物将原间隔序列从外源 DNA 中剪切下来，并在其他酶的协助下将原间隔序列插入邻近 CRISPR 序列前导区的下游。然后，DNA 会进行修复，将打开的双链缺口闭合。在前导区的调控下，CRISPR 被转录为长的 RNA 前体（Pre RISPR RNA，pre-crRNA），然后加工成一系列短的含有保守重复序列和间隔区的成熟 crRNA，重复序列区转录成具有发卡结构的 tracrRNA，crRNA、tracrRNA 及 Cas9 编码蛋白形成复合

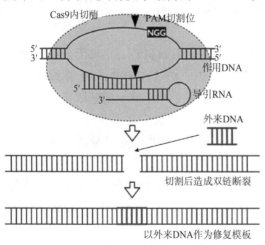

图 3-18-41　CRISPR/Cas9 技术原理示意图

物，识别并结合于 crRNA 互补的序列，然后解开 DNA 双链，形成 R-loop，使 crRNA 与互补链杂交，另一条链保持游离的单链状态，然后由 Cas9 中的 HNH 活性位点剪切 crRNA 的互补 DNA 链，RuvC 活性位点剪切非互补链，最终使 DNA 双链断裂。目前发现的 CRISPR/Cas 系统有 3 种不同类型，即 I 型、II 型和 III 型，在 II 型系统中 pre-crRNA 的加工由 Cas 家族中的 Cas9 单独参与。Cas9 含有在氨基末端的 RuvC 和蛋白质中部 2 个的 HNH 独特的活性位点，在 crRNA 成熟和双链 DNA 剪切中发挥作用（图 3-18-41）。

四、特　点

1. 识别模式为 RNA-DNA，识别长度 20bp，3′端序列特点为 NGG。
2. 基因编辑特异性一般，构建容易，细胞毒性较小。

五、主要实验仪器/器材/试剂

1. 实验仪器、器材　Eppendorf 管、匀浆器、混匀器、高速冷冻离心机、烘箱、水浴锅、超微量高精度紫外/可见光分光光度计、冰盒、手术剪刀、镊子、取液器、研钵、记号笔等。低温冰箱，DNA 扩增仪，凝胶成像系统，电子天平，台式离心机，琼脂糖凝胶电泳所需设备（电泳槽及电泳仪），微波炉，移液器及吸头。超净工作台，台式高速离心机，恒温振荡摇床，高压蒸汽消毒器（灭菌锅），旋涡振荡器，电泳仪，琼脂糖平板电泳装置，恒温水浴锅，PCR 仪，手术刀，封口膜，接种环，培养皿，试管，涂布棒，酒精灯，PCR 管，薄壁离心管。

2. 试剂　TE/TES 缓冲液、10%SDS、蛋白酶 K（20mg/mL）、RNase 酶、饱和酚、氯仿/异丙醇（24∶1）、无水乙醇、70%乙醇、KAc（5mol/L）。无 RNA 酶水：0.01% DEPC 水（商品化），DEPC 水配制 75%乙醇，氯仿、异丙醇等。RNA 样品、逆转录试剂盒，引物，Green Mix。PCR 试剂盒，Goldview 染料，DNA marker，Taq 酶，DNA 回收试剂盒，载体，限制性内切酶，T4 连接酶，LB 液体培养基，LB 固体培养基，抗生素，溶菌酶溶液，溶液 I，溶液 II，溶液 III，RNase，水饱和酚，酚，氯仿，异戊醇，TE 缓冲液，TBE 缓冲液，0.05mol/L 的 $CaCl_2$ 溶液。细菌培养抗生素（氨苄西林、卡那霉素、嘌呤霉素），感受态细胞（DH5α），转染试剂 Lipofectamine3000。

六、实 验 操 作

（一）设计 sgRNA

1. 确定待敲除基因的靶位点　根据提供的物种、基因名称或者基因 ID 在 NCBI 或 ENSEMBLE 中进行查找。找到该基因 CDS 区，分析相应的基因组结构，明确 CDS 的外显子部分。按照基因本身的性质，选择候选的待敲除位点，确定待敲除位点。对于蛋白编码基因，如果该蛋白具重要结构功能域，可考虑将基因敲除位点设计在编码该结构域的外显子；如果不能确定基因产物性质，可选择将待敲除位点放在起始密码子 ATG 后的外显子上。如果是 microRNA，可以将待敲除位点设计在编码成熟 microRNA 的外显子或在编码成熟 microRNA 的外显子的 5′和 3′侧翼序列。

2. 设计识别靶位点的一对 DNA oligos　确定待敲除位点后，选择 23～250bp 的外显子序列输入在线免费设计 sgRNA 的软件 Input 框中（http：//crispr.mit.edu/），然后进行设计运算，软件会自动输出 sgRNA 序列。一般地，基因特异的 sgRNA 模板序列为位于 PAM 序列前间区序列邻近基序，这是一种见于 crRNA 分子的短核苷酸基序，可以被 Cas9 蛋白特异性识别并切割。而 PAM 序列的特征为 NGG（其中 N 为任意核苷酸）。因此，sgRNA 模板序列选择非常方便，即使没有软件，研究者也可手工进行选择。不过，在线软件可以给出该序列在基因组中存在相似序列的情况，即可能的脱靶位点。因此，利用在线软件可以选择脱靶机会小的序列作为 sgRNA 模板序列。根据选择的 sgRNA 模板序列，合成一对序列互补的 DNA oligos（同时设计检测目的基因的引物一起合成）。

（二）构建 sgRNA 表达载体

将两条引物退火后连接进 sgRNA 表达载体中，转化 DH5a、Stbl3 细菌，挑取单克隆测序鉴定。

1. 引物退火体系

1μL oligo 1（100μmol/L）

1μL oligo 2（100μmol/L）

8μL H$_2$O

10μL total

95℃退火 5min 后冷却 1h，以 1∶250 稀释。

2. 消化反应体系

x μL 载体（最少 2μg）

2μL 10×Buffer

1μL 内切酶

H$_2$O 补充总体积至 20μL

37℃孵育 4h 后 65℃灭活 20min。

3. 连接体系

x μL 载体（100ng）

2μL 引物退火体系退火引物（1∶250 稀释）

2μL 10×DNA 连接缓冲液

1μL T4 连接酶

H$_2$O 补充总体积至 20μL。

4. 1～2μL 终产物转染细胞，挑取单克隆，测序验证

（三）质粒制备

用去内毒素试剂盒抽提质粒，测定浓度，琼脂糖电泳检测质粒质量。

（四）培养细胞和转染

1. 培养细胞　准备培养皿，培养细胞，细胞汇合度达 70%左右时进行转染。

2. 转染细胞　转染试剂与质粒使用量约 1.5μL∶1μg，如果是分开表达的质粒，则 Cas9 与 sgRNA 质粒质量比为 1∶1。

3. 转染 48h 或 72h 后提取细胞基因组 DNA，提前设计好检测 on-target 或预测的 off-target 引物，PCR 扩增目的片段。（引物在切口两端不对称设计，100∶200 或 200∶300bp）

4. 酶切检测突变体

（1）PCR 扩增出带有突变位点（CRISPR/Cas9 的 target site）DNA 片段，长度约 500bp，突变位点最好不位于 PCR 片段中央，这样将切割出两条大小不同的带。

（2）突变体 DNA 与野生型 DNA 的 PCR 产物按如下体系进行混合，进行加热变性、

退火复性处理。（如果测混合克隆，直接将 PCR 产物变性，退火复性处理）

体系总体积：10.5μL

突变体 NDA PCR 产物体积（μL）	5	2.5	0
野生型 NDA PCR 产物体积（μL）	0	2.5	5
ddH₂O 体积（μL）	4.4	4.4	4.4
10×buffer 体积（μL）	1.1	1.1	1.1

（3）反应体系分别加入 0.5μL 核酸内切酶，37℃反应 30min 后，2%的琼脂糖凝胶电泳检测分析酶切结果。

5. 测序评估　将 PCR 产物连接进 T 载体中，转化进 DH5a 细菌，随机挑取 15～20 个单菌落进行测序，评估目标片段被切割后碱基变化和切割效率。

6. PAGE 胶检测突变体　制备非变性 PAGE 胶，检测 PCR 产物，检测 on-target 或预测的 off-target 位点。

7. 稀释法筛单克隆　先从 A1 孔（细胞原液约 1000 个细胞/孔，数量根据细胞状态调整）至 H1 孔方向对半稀释，然后第一列再横向对半稀释，显微镜观察含单细胞的孔，如图 3-18-42 所示。

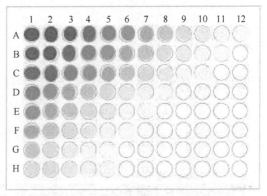

图 3-18-42　稀释法筛单克隆板的排列
（参考上海吉荧生物操作手册—http://www.genebio.cn）

七、注 意 事 项

1. 对于 sgRNA 的长度，一般应为 20nt 左右。

2. 对于 sgRNA 序列的碱基组成，可选 3′端含 GG 的 sgRNA，同时 sgRNA 种子序列尽量避免以 4 个以上的 T 结尾，GC%含量最佳为 40%～60%。

3. sgRNA 的种子序列与脱靶位点的匹配数尽可能低。

4. 如果构建 U6 或 T7 启动子驱动 sgRNA 的表达载体，需考虑 sgRNA 的 5′碱基为 G 或 GG，以提高其转录效率。

5. 对于 sgRNA 靶向基因的结合位置，如需造成基因移码突变，需尽量靠近基因编码区的 ATG 下游，最好位于第一或第二外显子。

6. 检查 sgRNA 靶向结合位点基因组序列是否存在 SNPs。

7. 如采用 Cas9 单切口酶，设计 paired-gRNA 需考虑成对 sgRNA 的间距。

8. 全基因脱靶效应分析，需考虑脱靶位点最大允许几个错配碱基数，建议最少 5 个碱基。重点考察种子序列和非种子序列碱基错配数，以及脱靶位点是否位于基因编码区等，另外还可考察是否存在碱基插入或缺失的脱靶位点。

八、结果与意义分析

1. 载体构建测序结果（图 3-18-43）

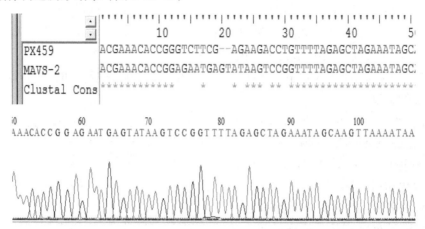

图 3-18-43　载体构建测序结果图

2. 细胞水平 CRISPR 活性验证（图 3-18-44）

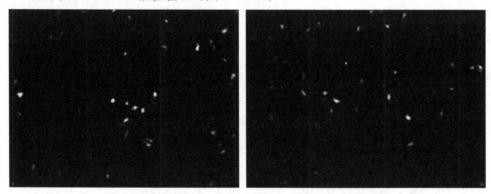

图 3-18-44　CRISPR 活性验证

3. 基因编辑后的细胞基因组 DNA 进行 PCR 及测序（图 3-18-45、图 3-18-46）

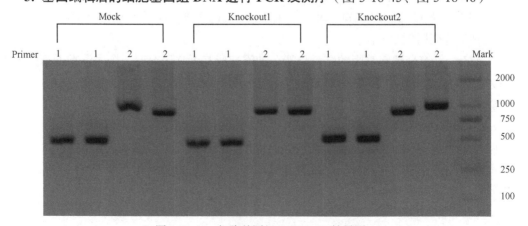

图 3-18-45　细胞基因组 DNA PCR 结果图

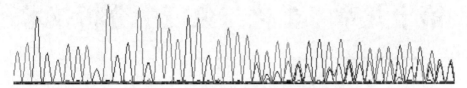

图 3-18-46 细胞基因组 DNA 测序结果图

4. 酶切法检测突变体并测序（图 3-18-47、图 3-18-48）

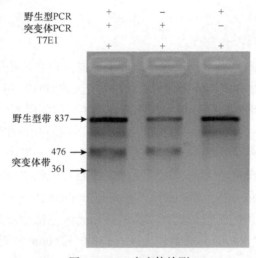

图 3-18-47 突变体检测

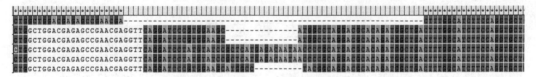

图 3-18-48 突变体测序

第十九章　生化与免疫学分析技术

第一节　分光光度法

一、简　介

分光光度法是通过测定被测物质在特定波长处或一定波长范围内光的吸光度或发光强度，对该物质进行定性和定量分析的方法。在分光光度计中，将不同波长的光连续地照射到一定浓度的样品溶液时，便可得到与不同波长相对应的吸收强度。如以波长（λ）为横坐标，吸收强度（A）为纵坐标，就可绘出该物质的吸收光谱曲线。利用该曲线进行物质定性、定量的分析方法，称为分光光度法，也称为吸收光谱法。用紫外光源测定无色物质的方法，称为紫外分光光度法；用可见光光源测定有色物质的方法，称为可见光分光光度法。它们与比色法一样，都以朗伯-比尔（Lambert-Beer）定律为基础。上述的紫外光区与可见光区是常用的。但分光光度法的应用光区包括紫外光区、可见光区、红外光区。波长范围：①200～400nm 的紫外光区；②400～760nm 的可见光区；③2.5～25μm（按波数计为 4000～400cm^{-1}）的红外光区。

二、主要应用

1. 定量分析　广泛用于各种物料中微量、超微量和常量的无机和有机物质的测定。

2. 定性和结构分析　紫外吸收光谱还可用于推断空间阻碍效应、氢键的强度、互变异构、几何异构现象等。

3. 反应动力学研究　即研究反应物浓度随时间而变化的函数关系，测定反应速度和反应级数，探讨反应机制。

4. 研究溶液平衡　如测定络合物的组成、稳定常数、酸碱离解常数等。

三、实验原理

当一束强度为 I_0 的单色光垂直照射某物质的溶液后，由于一部分光被体系吸收，因此透射光的强度降至 I，则溶液的透光率 T 为：I/I_0。根据朗伯-比尔定律：

$$A=abc$$

式中，A 为吸光度，b 为溶液层厚度（cm），c 为溶液的浓度，a 为吸光系数。其中吸光系数与溶液的本性、温度及波长等因素有关。溶液中其他组分（如溶剂等）对光的吸收可用空白液扣除。由公式可知，当固定溶液层厚度 1cm 和吸光系数 a 时，吸光度 A 与溶液的浓度呈线性关系。在定量分析时，首先需要测定溶液对不同波长光的吸收情况（吸收光谱），从中确定最大吸收波长，然后以此波长的光为光源，测定一系列已知浓度（c）溶液的吸光度（A），作出 A/c 工作曲线。在分析未知溶液时，根据测量的吸光度 A，查工作曲线即可确定出相应的浓度。这便是分光光度法测量浓度的基本原理。

四、特点（特长与不足）

优点：灵敏度高，仪器设备简单，操作简便、快速，应用广泛。缺点：准确度相对不高。

五、主要实验仪器/器材/试剂

紫外分光光度计、可见分光光度计（或比色计）、红外分光光度计或原子吸收分光光度计。为保证测量的精密度和准确度，所有仪器应按照国家计量检定规程规定，定期进行校正检定。

六、实　验　操　作

以葡萄糖氧化酶偶联比色法为例：

（一）实验试剂

1. 0.1mol/L 磷酸盐缓冲液（pH7.0）　溶解无水磷酸氢二钠 8.67g 及无水磷酸二氢钾 5.3g 于 800mL 蒸馏水中，用 1mol/L 氢氧化钠或盐酸调节 pH 至 7.0，然后用蒸馏水稀释至 1L。

2. 酶试剂　取葡萄糖氧化酶 1200U，过氧化物酶 1200U，4-氨基安替比林 10mg，叠氮钠 100mg，加上述磷酸盐缓冲液至 80mL 左右，调节 pH 至 7.0，加磷酸盐缓冲液至 100mL，置冰箱保存，至少可稳定 3 个月。

3. 酚溶液　重蒸馏酚 100mg 溶于 100mL 蒸馏水中，储存于棕色瓶中。

4. 酶-酚混合试剂　酶试剂及酚溶液等量混合，在冰箱内可以存放 1 个月。

5. 葡萄糖标准贮存液（100mmol/L）　称取无水葡萄糖（预先置 80℃烤箱内干燥至恒重，置于干燥器内保存）1.802g，以 12mmol/L 苯甲酸溶液溶解并移入 100mL 容量瓶内，再以 12mmol/L 苯甲酸溶液稀释至 100mL 刻度处，放置至少 2h 后方可应用。

6. 葡萄糖标准应用液（5mmol/L）　吸取葡萄糖标准贮存液 5mL，置于 100mL 容量瓶中，用 12mmol/L 苯甲酸溶液稀释至刻度，混匀。

（二）仪器设备

可见光分光光度计（721型）、酶标仪、自动或半自动生化分析仪。

（三）操作步骤（表3-19-1）

表3-19-1 分光光度法加样表（以检测葡萄糖为例）（mL）

加入物	样品管	标准管	空白管
血清、血浆	0.02		
葡萄糖标准应用液		0.02	
蒸馏水			0.02
酶-酚混合试剂	3.0	3.0	3.0

混匀，置37℃水浴中，保温15min，用分光光度计，波长505nm，比色杯光径1.0cm，以空白管调零，分别读取标准管及测定管吸光度。

（四）结果分析

样品浓度（mmol/L）=样品管吸光度/标准管吸光度×5。
临床参考值：空腹血清葡萄糖为3.89～6.11mmol/L（70～110mg/dL）。

1. 生理性高血糖 饭后1～2h、注射葡萄糖后、情绪紧张激动时、肾上腺素分泌增高或注射肾上腺素后，可出现生理性高血糖。

2. 病理性高血糖 多由内分泌系统疾病所致，如胰岛素分泌的绝对或相对不足、甲状腺功能亢进、肾上腺皮质功能亢进、垂体前叶功能亢进、嗜铬细胞瘤、胰岛A细胞瘤等。

3. 生理性低血糖 见于饥饿或剧烈运动后。

4. 病理性低血糖 胰岛B细胞瘤、肾上腺皮质或甲状腺功能减退、严重肝病等。

七、注意事项

主要以分光光度计原理及三大注意事项为主，分光光度计采用一个可以产生多个波长的光源，通过系列分光装置，从而产生特定波长的光源，光源透过测试的样品后，部分光源被吸收，计算样品的吸光度值，从而转化成样品的浓度。样品的吸光度值与样品的浓度成正比。

1. 分光光度计应放在干燥的房间内，使用时放置在坚固平稳的工作台上，室内照明不宜太强。天热时不能用电扇直接向仪器吹风，防止灯泡灯丝发亮不稳定。

2. 分光光度计使用前，使用者应该首先了解本仪器的结构和工作原理，以及各个操纵旋钮的功能。在未接通电源之前，应该对仪器的安全性能进行检查，电源接线应牢固，通电也要良好，各个调节旋钮的起始位置应该正确，然后再接通电源开关。

3. 分光光度计在仪器尚未接通电源时，电表指针必须处于"0"刻线上，若不是这种情况，则可以用电表上的校正螺丝进行调节。

八、出现问题与解决办法

1. 仪器的校正和检定　由于温度变化对机械部分的影响，仪器的波长经常会略有变动，因此除应定期对所用的仪器进行全面校正检定外，还应于测定前校正测定波长。常用汞灯中的较强谱线 237.83nm、253.65nm、275.28nm、296.73nm、313.16nm、334.15nm、365.02nm、404.66nm、435.83nm、546.07nm 与 576.96nm；或用仪器中氘灯的 486.02nm 与 656.10nm 谱线进行校正；钬玻璃在 279.4nm、287.5nm、333.7nm、360.9nm、418.5nm、460.0nm、484.5nm、536.2nm 与 637.5nm 波长处有尖锐吸收峰，也可作波长校正用，但因来源不同会有微小的差别，使用时应注意。

2. 对溶剂的要求　测定供试品前，应先检查所用的溶剂在供试品所用的波长附近是否符合要求；即用 1cm 石英吸收池盛溶剂，以空气为空白（即空白光路中不置任何物质）测定其吸收度。溶剂和吸收池的吸收度，在 220～240nm 范围内不得超过 0.40，在 241～250nm 范围内不得超过 0.20，在 251～300nm 范围内不得超过 0.10，在 300nm 以上时不得超过 0.05。

测定时，除另有规定外，应以配制供试品溶液的同批溶剂为空白对照，采用 1cm 的石英吸收池，在规定的吸收峰波长±2nm 以内测试几个点的吸收度，以核对供试品的吸收峰波长位置是否正确，除另有规定外，吸收峰波长应在该品种项下规定的波长±2nm 以内；否则应考虑该试样的真伪、纯度及仪器波长的准确度，并以吸收度最大的波长作为测定波长。一般供试品溶液的吸收度读数，以在 0.3～0.7 的误差较小。仪器的狭缝波带宽度应小于供试品吸收带的半宽度，否则测得的吸收度会偏低；狭缝宽度的选择，应以减小狭缝宽度时供试品的吸收度不再增加为准，由于吸收池和溶剂本身可能有吸收，因此测定供试品的吸收度后应减去空白对照读数，再计算含量。用作鉴别和检查项目的方法，分别按各品种项下的方法进行。鉴别项下吸收度读数的范围可根据配制供试液时的准确度及制剂的实际含量确定。

九、思　考　题

简述酶活性检测方法及特点。

第二节　酶联免疫吸附实验

一、简　介

酶联免疫吸附试验（ELISA）是酶免疫测定技术中应用最广的。其基本方法是将已知的抗原或抗体吸附在固相载体（聚苯乙烯微量反应板）表面，使酶标记的抗原抗体反应在固相表面进行，用洗涤法将液相中的游离成分洗除。常用的 ELISA 法有双抗体夹心法和间接法，前者用于检测大分子抗原，后者用于测定特异抗体。

二、主 要 应 用

ELISA法是免疫诊断中的一项新技术，现已成功地应用于多种病原微生物所引起的传染病、寄生虫病及非传染病等方面的免疫诊断，也已应用于大分子抗原和小分子抗原的定量测定。

三、实 验 原 理

1. 抗原或抗体能物理性地吸附于固相载体表面，可能是蛋白和聚苯乙烯表面间的疏水性部分相互吸附，并保持其免疫学活性。

2. 抗原或抗体可通过共价键与酶连接形成酶结合物，而此种酶结合物仍能保持其免疫学和酶学活性。

3. 酶结合物与相应抗原或抗体结合后，可根据加入底物的颜色反应来判定是否有免疫反应的存在，而且颜色反应的深浅是与标本中相应抗原或抗体的量成正比的，因此，可以按底物显色的程度显示试验结果。由于ELISA法一方面是建立在抗原与抗体免疫学反应的基础上，因而具有特异性。另一方面又由于酶标记抗原或抗体是酶分子与抗原或抗体分子的结合物，它可以催化底物分子发生反应，产生放大作用，此种放大作用使本法具有很高的敏感性。因此，ELISA法是一种既敏感又特异的方法。

四、特　　点

ELISA法具有灵敏、特异、简单、快速、稳定及易于自动化操作等特点。不仅适用于临床标本的检查，而且由于一天之内可以检查几百甚至上千份标本。因此，也适合于血清流行病学调查。本法不仅可以用来测定抗体，而且也可用于测定体液中的循环抗原，所以也是一种早期诊断的良好方法。

五、主要实验仪器/器材/试剂

1. 常用的固相载体（ELISA板孔）**材质**　聚苯乙烯、聚氯乙烯，具有良好的吸附性能，孔底透明度高，空白值低，各板之间、同一板各孔之间性能相近。包被抗原或抗体与聚苯乙烯固相载体通过疏水基团作用物理吸附结合。

2. 常用的酶　HRP，AP，葡萄糖氧化酶，β-D-半乳糖苷酶和脲酶等。

3. 洗液　非离子型洗涤剂。

4. 酶反应的底物　H_2O_2，为受氢体。

5. 显色剂　邻苯二胺（OPD）、四甲基联苯胺（TMB）和ABTS，为供氢体。

6. 终止液　硫酸。

六、实 验 操 作

用于检测未知抗原的双抗体夹心法：

1. 包被　用 0.05mol/L pH 9.6 碳酸盐包被缓冲液将抗体稀释至蛋白质含量为 1～10μg/mL。在每个聚苯乙烯板的反应孔中加 0.1mL，4℃过夜。次日，弃去孔内溶液，用洗涤缓冲液洗 3 次，每次 3min。

2. 加样　加一定稀释的待检样品 0.1mL 于上述已包被的反应孔中，置 37℃孵育 1h。然后洗涤。（同时做空白孔、阴性对照孔及阳性对照孔）

3. 加酶标抗体　于各反应孔中，加入新鲜稀释的酶标抗体（经滴定后的稀释度）0.1mL。37℃孵育 0.5～1h，洗涤。

4. 加底物液显色　于各反应孔中加入临时配制的 TMB 底物溶液 0.1mL，37℃显色 10～30min。

5. 终止反应　于各反应孔中加入 2mol/L 硫酸 0.05mL。

6. 结果判定　可于白色背景上，直接用肉眼观察结果：反应孔内颜色越深，阳性程度越强，阴性反应为无色或极浅，依据所呈颜色的深浅，以"+""–"号表示。也可测 OD 值：在 ELISA 检测仪上，于 450nm（若以 ABTS 显色，则 410nm）处，以空白对照孔调零后测各孔 OD 值，若大于规定的阴性对照 OD 值的 2.1 倍，即为阳性。

七、注 意 事 项

1. 操作前应对实验的物理参数有充分的了解，如环境温度（保持在 18～25℃）、反应孵育温度和孵育时间、洗涤的次数等，要先查看水育箱温度是否符合要求。

2. 加样器应垂直加入标本或试剂，避免刮擦包被板底部。加样过程中避免液体外溅，血清残留在反应孔壁上，加样器吸头要清洗干净，避免污染，加样次序要与说明书一致，否则可导致结果错误，实验重复性差。

3. 手工洗板加洗液时冲击力不要太大，不要超过说明书推荐的洗涤次数，洗液在反应孔内滞留的时间不宜太长。不要使洗液在孔间窜流，造成孔间污染，导致假阴性或假阳性。

4. 要保证加液量一致，相比加样器，滴瓶加液量不准，会造成显色不统一，判断错误。

5. 显色液量不可过多，加样的工作环境不能处于阳光直射的环境下，加显色系统后要避光，显色液量不能过多，以免显色过强。

6. 试剂的影响因素：应选用有国家批准文号、质量靠得住的产品，不能图便宜，忽视质量保证。试剂应妥善保存于 4℃冰箱内，在使用时先平衡至室温，不同批号的试剂组分不宜交叉使用。试剂开启后要在 1 周内用完，剩余的试剂下次用时应先检查是否变质，显色剂如被污染变色将造成全部显色，导致错误结果。过期的试剂不宜再用，若别无选择，应做好双份质控品的监测，确保结果的可靠性。

八、结果与意义分析

1. 定性测定　定性测定的结果判断是对受检标本中是否含有待测抗原或抗体作出"有"或"无"的简单回答，分别用"阳性""阴性"表示。"阳性"表示该标本在该测定系统中有反应。"阴性"则为无反应。用定性判断法也可得到半定量结果，即用滴度来表示反应的强度，其实质仍是一个定性试验。在这种半定量测定中，将标本做一系列稀释后进行试验，呈阳性反应的最高稀释度即为滴度。根据滴度的高低，可以判断标本反应性的强弱，这比观察不稀释标本呈色的深浅判断为强阳性、弱阳性更具定量意义。

在间接法和夹心法 ELSIA 中，阳性孔呈色深于阴性孔。在竞争法 ELISA 中则相反，阴性孔呈色深于阳性孔。

2. 定量测定　ELSIA 操作步骤复杂，影响反应因素较多，特别是固相载体的包被难达到各个体之间的一致，因此在定量测定中，每批测试均须用一系列不同浓度的参考标准品在相同的条件下制作标准曲线。测定大分子量物质的夹心法 ELISA，标准曲线的范围一般较宽，曲线最高点的吸光度可接近 2.0，绘制时常用半对数纸，以检测物的浓度为横坐标，以吸光度为纵坐标，将各浓度的值逐点连接，所得曲线一般呈"S"形，其头、尾部曲线趋于平坦，中央较呈直线的部分是最理想的检测区域。

测定小分子量物质常用竞争法，其标准曲线中吸光度与受检物质的浓度呈负相关。标准曲线的形状因试剂盒所用模式的差别而略有不同。ELISA 测定的标准曲线注意图中横坐标为对数关系，这更有利于测定系统的表达。

九、出现问题与解决办法

血清是最常用的 ELISA 标本，血浆一般可视为与血清同等的标本，标本引起的假阳性和假阴性结果主要是干扰性物质所致，分为内源性物质和外源性物质两种。

（一）内源性物质

有人认为大约 40% 的人血清标本中含有非特异性干扰物质，可以不同程度影响检测结果。常见的干扰物质有类风湿因子、补体、嗜异性抗体、嗜靶抗原自身抗体、医源性诱导的抗鼠 Ig（s）抗体、交叉反应物质和其他物质等。

1. 类风湿因子　人血清中 IgM、IgG 型类风湿因子（RF）可以与 ELISA 系统中的捕获抗体及酶标记二抗的 Fc 段直接结合，从而导致假阳性。

解决办法：①用 F（ab）2 替代完整的 IgG。②标本用联有热变性（63℃，10min）IgG 的固相吸附剂处理（将热变性 IgG 加入标本稀释液中同样有效）。③检测抗原时，可以用 2-巯基乙醇等加入标本稀释液中，使 RF 降解。

2. 补体　ELISA 系统中固相一抗和标记二抗过程中，抗体分子发生变构，其 Fc 段的补体 C1q 分子结合位点被暴露出来，使 C1q 可以将二者连接起来，从而造成假阳性。

解决办法：①用 EDTA 稀释标本；②53℃，10min 或 56℃，30min 加热血清使 C1q 灭活。

3. 嗜异性抗体　人类血清中含有能与啮齿类动物（如鼠等）Ig（s）结合的天然嗜异性抗体，可将 ELISA 系统中一抗和二抗连接起来，也能造成假阳性。

解决办法：可在标本稀释液中加入过量的动物 Ig（s），但加入量不足或亚类不同时无效。

4. 嗜靶抗原的自身抗体　抗甲状腺球蛋白、抗胰岛素等嗜靶抗原的自身抗体，有时能与靶抗原结合形成复合物，在 ELISA 法中均可干扰抗原抗体测定结果。

解决办法：测定前需用理化方法将其解离后再测定。

5. 医源性诱导的抗鼠 Ig（s）抗体　临床开展的用鼠源性 CD3 等单克隆抗体治疗，用放射性同位素标记鼠源性抗体的影像诊断及靶向治疗等新技术，均有可能使这些患者体内产生抗鼠抗体；另外，被鼠等啮齿类动物咬伤的患者体内也可以产生抗鼠 Ig（s）抗体。这些患者 ELISA 测定时均可产生假阳性。

解决办法：测定抗原时，在标本中加入足量的正常鼠 Ig（s），从而克服由于上述原因造成的假阳性。

6. 交叉反应物质　类地高辛、类 AFP 样物质等，是与靶抗原有交叉反应的物质。在用多抗测定抗原时对测定结果影响不大，但在用单克隆抗体测定抗原时，如果交叉抗原决定簇正好是所用单克隆抗体相对应的靶决定簇时，也会出现假阳性结果。

解决办法：尽量采用多抗试剂。

7. 标本中其他物质的影响　血清脂质过高、胆红素、血红蛋白及血液黏度过大等，均对 ELISA 测定结果有干扰作用。

解决办法：测定前采用层析等分离方法纯化样本。

（二）外源性物质

外源性物质常常是由于用于 ELISA 测定的血标本的采集、贮存等不当所致。例如，标本溶血、标本被细菌污染、标本贮存过久、标本凝集不全和采血管中添加物等影响。

1. 标本溶血　由于各种人为原因引起的标本溶血，均可因红细胞破坏溶解时释放出大量具有过氧化物酶活性的血红蛋白，在以辣根过氧化物酶为标记的 ELISA 测定中，会导致非特异性显色，干扰测定结果。为克服上述干扰作用，标本采集时必须注意避免溶血。

2. 标本受细菌污染　因菌体中可能含有内源性辣根过氧化物酶，因此，被细菌污染的标本同溶血标本一样，亦可产生非特异性显色而干扰测定结果。

3. 标本保存不当　在冰箱中保存过久的标本，血清中 IgG 可聚合成多聚体、AFP 可形成二聚体，在间接法 ELISA 测定中会导致本底过深、甚至造成假阳性；标本放置时间过长（如 1 天以上），有时抗原或抗体免疫活性减弱，亦可出现假阴性。为克服上述干扰，ELISA 测定的血清标本宜为新鲜采集；如不能立即测定，5 天内测定的血清标本可存放于4℃，1 周后测定的血清标本应低温冻存；冻存后融解的标本，蛋白质局部浓缩，分布不均，应充分混合后再测定,但混匀时应轻柔,不可强烈振荡。

4. 标本凝集不全 在没有促凝剂和抗凝剂存在的情况下,正常血液采集后 0.5～2h 开始凝固,18～24h 完全凝固。临床检验工作中,有时为了争取时间快速检测,常在血液还未开始凝固时即强行离心分离血清,此时的血清中仍残留部分纤维蛋白原,在 ELISA 测定过程中可以形成肉眼可见的纤维蛋白块,易造成假阳性结果;这类情况于次日复查时因血凝已完全,血清中不再有纤维蛋白原存在,故复查结果变为阴性。为避免上述干扰作用,在血液标本采集后必须使其充分凝固后再分离血清,或标本采集时用带分离胶的采血管或于采血管中加入适当的促凝剂。

5. 标本管中添加物质的影响 抗凝剂(如肝素、EDTA)、酶抑制剂(如 NaN_3 可抑制 ELISA 系统中辣根过氧化物酶活性)及快速分离血清的分离胶等均对 ELISA 测定有一定干扰作用。综上所述,对临床检验 ELISA 测定中出现的假阳性或假阴性结果,在考虑试剂因素和操作因素之外,更多的应从标本因素方面进行分析,并应采取相应措施排除干扰作用,从而为临床提供正确可靠的检测结果。

十、思 考 题

简述 ELISA、Western blot、免疫组化的区别。

第三节 放射免疫分析
一、简 介

放射免疫技术为一种将放射性同位素测量的高度灵敏性、精确性和抗原抗体反应的特异性相结合的体外测定超微量(10^{-15}～10^{-9}g)物质的新技术。广义来说,凡是应用放射性同位素标记的抗原或抗体,通过免疫反应测定的技术,都可称为放射免疫技术,经典的放射免疫技术是标记抗原与未标抗原竞争有限量的抗体,然后通过测定标记抗原抗体复合物中放射性强度的改变,测定出未标记抗原量。它可以分为两类:竞争性RIA(radioimmunoassay)和非竞争性 RIA,也称为免疫放射分析。1959 年放射免疫技术由Yalow 和 Berson 首先用于糖尿病患者血浆胰岛素含量的测定,从而开创了放射免疫分析(radioimmunoassay,RIA)。这是医学和生物学领域中方法学的一项重大突破,开辟了医学检测史上的一个新纪元。它使得那些原先认为是无法测定的极微量而又具有重要生物学意义的物质得以精确定量,从而为进一步揭开生命奥秘打开了一条新的道路,使人们有可能在分子水平上重新认识某些生命现象的生化生理基础。但是随着标记免疫分析技术的不断进步,各种免疫分析技术如化学发光免疫、时间分辨荧光免疫分析等的各项非同位素标记技术的出现和完善,有些检测项目将逐渐取代 RIA。RIA 的现状及未来如何发展成了人们所关注的热点。

二、主 要 应 用

放射免疫分析用于在内分泌学中测定胰岛素、生长激素、甲状旁腺激素、血管紧张素、催乳素、黄体素、促卵泡激素、前列腺素等，以鉴别、诊断、研究激素的生理和药理作用，目前较多用于研究激素与受体结合的机制。在传染病学方面广泛用于乙型肝炎抗原的亚型分类测定。在临床免疫学上测定免疫球蛋白 G、免疫球蛋白 E 及抗脱氧核糖核酸抗体；进一步的应用包括甲状腺球蛋白抗体、类风湿因子、补体及抗食物抗原抗体的测定。在肿瘤学方面用于测定癌胚抗原、血纤维蛋白溶酶原、叶酸、维生素 B_{12} 及血纤维蛋白原和血纤维蛋白降解产物。根据已建立的人绒毛膜促性腺激素、癌胚抗原和甲胎蛋白的 RIA 结果，为有效地初筛和在手术后追踪释放这些蛋白质的肿瘤提供了参考依据。在药理学方面可测定吗啡、氯丙嗪、苯妥英钠、庆大霉素、地高辛、茶碱等，是检测药物中毒和药物代谢的一个比较迅速和简便的方法。

三、实 验 原 理

经典的放射免疫技术是标记抗原与未标记抗原竞争有限量的抗体，然后通过测定标记抗原抗体复合物中放射性强度的改变，测定出未标记抗原量。

四、特点（特长与不足）

（一）RIA 的优点

放射免疫分析具有许多其他分析方法无可比拟的优点。它既具有免疫反应的高特异性，又具有放射性测量的高灵敏度，因此能精确测定各种具有免疫活性的极微量的物质。

1. 灵敏度高　一般化学分析法的检出极限为 $1\mu g$，而 RIA 通常为 10ng、10pg，甚至 10fg（飞克）、10ag（阿克）。

2. 特异性强　由于抗原-抗体免疫反应专一性强，被测物一定是相应的抗原。良好的特异性抗体，能识别化学结构上非常相似的物质，甚至能识别立体异构体。

3. 应用范围广　据不完全统计，目前至少已有 300 多种生物活性物质已建立了 RIA。它几乎能应用于所有激素的分析（包括多肽类和固醇类激素），还能用于各种蛋白质、肿瘤抗原、病毒抗原、细菌抗原、寄生虫抗原及一些小分子物质（如环型核苷酸等）和药物（如地高辛、毛地黄苷等）的分析，应用范围还在不断扩展。近年来由于小分子半抗原制备抗体的技术有很大的发展，有人预测几乎所有的生物活性物质，只要其含量不低于 RIA 的探测极限，都可建立适当的 RIA 法。

4. 操作简便　RIA 所需试剂品种不多，可制成配套试剂盒；加样程序简单，一次能分析大量标本，标本用量也少；反应时间不长；测量和数据处理易于实现自动化；RIA 属体外分析技术，对患者无任何辐射危害。

（二）RIA 的缺点

1. 只能以免疫反应测得具有免疫活性的物质，对具有生物活性但失去免疫活性的物质是测不出的。因此 RIA 结果与生物测定结果可能不一致。

2. 由于使用了生物试剂，其稳定性受多种因素影响，需要有一整套质量控制措施来确保结果的可靠性。

3. 灵敏度受方法本身工作原理的限制，对体内某些含量特别低的物质尚不能测定。

4. 由于放射免疫分析是竞争性的反应，被测物和标准物都不能全部参与反应，测得的值是相对量而非绝对量。

5. 存在放射线辐射和污染等问题。

尽管 RIA 存在以上缺点，但它毕竟是定量分析方法的先进技术。随着科学技术的进步，RIA 将会得到更加广泛、更加深入的发展。

五、主要实验仪器/器材/试剂

（一）标准品

标准品是放射免疫分析法定量的依据，由于以标准品的量用来表示被测物质的量，故标准品与被测物质应当化学结构一致并具有相同免疫活性。标准品作为定量的基准，应要求高度纯化。标准品除含量应具有准确性外，还应具备稳定性，即在合理的贮存条件下保持原来的特性。按实验要求，将标准品用缓冲液配成含不同剂量的标准溶液，用于制作标准曲线。

（二）标记物

标记抗原应具备：①比放射性高，以保证方法的灵敏度；②免疫活性好；③所用核素的半衰期尽可能长，标记一次可较长时间使用，这对来之不易的抗原尤其重要；④标记简便、易防护。要准确测量 B 与 F 的放射性，必须有足够的放射性强度。所选用的标记抗原的量，在使用 ^{125}I 时达 5 000～15 000cpm。

（三）抗体

应选择特异性高、亲和力强及滴度好的抗体，用于放射免疫测定。根据稀释曲线，选择适当的稀释度，一般以结合率为 50% 作为抗血清的稀释度。

（四）B 与 F 分离剂

以 2% 加膜活性炭溶液为例，2% 加膜活性炭溶液的配制：活性炭 2g（杭州木材厂生产，森工牌 732 型）、右旋糖酐 T 200.2g 加 0.1mol/L PBS 至 100mL，电磁搅拌 1h，然后置于 4℃冰箱待用。

（五）缓冲液

放射免疫分析技术所用的缓冲液有多种，要通过实验选用抗体和抗原结合最高的缓冲液。目前最常用的缓冲液有下列几种：磷酸盐缓冲液、乙酸盐缓冲液、巴比妥缓冲液、Tris-HCl 缓冲液、硼酸缓冲液。其中以磷酸盐缓冲液应用最多。

在缓冲液中，除必须有弱酸及弱酸的盐成分外，还应根据不同检测项目加入下列物质：

1. 保护蛋白　常用的有牛血清白蛋白或白明胶，浓度为 0.1%～0.2%，用以降低试管对抗原的非特异性吸附。

2. 防腐剂　多采用 0.1%叠氮钠、0.01%柳硫汞、溶菌酶或抗生素。

3. 酶抑制剂　如测定心钠素等肽类激素时，要加入适量的抑肽酶，用以抑制血浆内源性水解酶对待测物的降解；又如测定 cAMP、cGMP 时，需加入 EDTA-2Na，抑制磷酸二酯酶的活性。

4. 阻断剂　在测定甲状腺激素或测定某些甾体激素时，必须加阻断剂，使和蛋白质相结合的激素，变为游离型。常用的阻断剂有 8-苯胺-1-萘磺酸、柳硫汞、水杨酸钠、三氯乙酸钠等。

5. 载体蛋白　采用二抗作 B 与 F 分离剂时，要向反应液中加入适量与第一抗体同种动物的正常血清。在测定不含有血浆蛋白的样品时，用 PEG 沉淀剂分离 B、F，必须加适量 γ-球蛋白或正常人混合血清。

在神经肽的 RIA 时，常用 PELH 缓冲液（按 1000mL，pH7.6）：0.1mol/L PBS 980.0mL，0.3mol/L EDTA-2Na 10.0mL，0.2%氯己定（洗必泰）溶液 10.0mL，溶菌酶 1.0g。

六、实 验 操 作

由于抗原、标记抗原和抗体三者加样次序不同，而出现两种加样程序，分述如下：

（一）平衡饱和加样程序

1. 基本原理　所谓平衡饱和，是指抗原和抗体反应达到既不结合，也不解离的平衡状态，称为饱和状态。所以，有人称此为饱和分析法。这意味着抗原或被测抗原、标记抗原、抗体三者一起温育。

2. 加样程序　一般先加标准物或被测样品，再加抗血清，最后加标记物。这样的顺序是让标准物或被测物与抗体有短暂的结合，提高抗原的竞争抑制能力。

在小分子半抗原的放射免疫分析中，标记抗原和未标记抗原与抗体结合的亲和力常常是不相同的，前者比后者的亲和力高。因此，上述加样程序就更有必要，所以一般都采用先加标准物或样品和抗血清，后加标记物，这样测定也比较稳定。

在大分子蛋白质抗原的放射免疫分析中，如果是双抗体分离法，抗原和标记抗原与抗体三者加样，可不分先后，有的是标准物、标记物、抗血清的加样顺序，但一般习惯还是标准物或血样、抗血清、标记物，然后混匀温育 24～48h，再加双抗体，继续温育 24h，使免疫反应达到平衡。对一些多肽激素的放射免疫分析，应用双抗体分离法，其流程比较长，这样的顺序同样可不分先后。

以大鼠垂体、下丘脑 β-内啡肽 RIA 测定程序为例：

（1）加样（单位 μL；总反应体积 500μL）　标准曲线　样品

	T	NSB	Bo	5pg	10pg	50pg	100pg	500pg	1ng	垂体	下丘脑
管号	1	2	3	4	5	6	7	8	9	10	11
β-EP 标准液	/	/	/	100	100	100	100	100	100	/	/
样品	/	/	/	/	/	/	/	/	/	1	100
β-EP 抗血清	/	/	100	100	100	100	100	100	100	100	100
125-β-EP 溶液	100	100	100	100	100	100	100	100	100	100	100
缓冲液	/	400	300	200	200	200	200	200	200	299	200

（2）孵育：4℃，24h。

（3）分离 B 与 F：每管加入 2%加膜活性炭溶液 300μL，摇匀，立即离心，去上清液，测沉淀（F）的 CPM 数。

（二）顺序饱和加样程序

1. 基本原理　先将标准物或血样品与抗血清混匀，免疫反应 6~24h，使抗原与抗体充分结合，甚至达到平衡，然后再加入标记抗原，与抗体反应 12~24h，最后分离 B 与 F，这称为顺序饱和分析法。

应用顺序饱和加样，可以提高测定方法的灵敏度。Utiger 在做人促甲状腺激素（TSH）放射免疫分析时，将标记物延至第 2 天加入，发现其灵敏度增加两倍。如果缩短最后的温育时间，仍可取得满意的结果。所以一般认为，在顺序饱和加样中，第 1 次温育时间可以长，而第 2 次温育时间要短，这样可以提高灵敏度。但也有相反的意见，认为顺序饱和加样，是使用过量抗体，会使灵敏度受到一定影响。如果使用抗体不过量，温育时间缩短，在抗原和抗体结合未达到平衡饱和时就加入标记物，这样既不影响加灵敏度，反而比较稳定，甚至可提高灵敏度。

2. 加样程序　以人血浆精氨酸加压素 RIA 测定程序为例（直接测定）。

（1）加样（单位 μL；总反应体积 600μL）　标准曲线血浆

	T	NSB	Bo	1pg	5pg	10pg	50pg	100pg	500pg	
管号	1	2	3	4	5	6	7	8	9	10
AVP 标准液	/	/	/	100	100	100	100	100	100	/
样品	/	/	/	/	/	/	/	/	/	300
无肽血浆		300	300	300	300	300	300	300	300	/
AVP 抗血清	/	/	100	100	100	100	100	100	100	100
缓冲液		200	100	/	/	/	/	/	/	100
在 4℃下孵育 12~24h										
^{125}I-AVP	100	100	100	100	100	100	100	100	100	100

（2）孵育：4℃，24h。

（3）分离 B 与 F。无肽血浆，用于血浆的直接测定。其制备方法：在电磁搅拌下，抽取 2%加膜活性炭溶液 5mL，共两管，离心，去上清液。血浆 5mL，倒入上述活性炭管中，加盖，充分振荡 10min，离心，上清液倒入上述另一活性炭管中，振荡 10min，再离心，取上清液，即无肽血浆。血浆中的生物活性物质被活性炭吸附而去除。

（三）计数、绘制标准曲线与测定样品含量

以活性炭分离 B 与 F，沉淀计数是 F 的 cpm。总计数减去 F、NSB 计数，即为 B 的 cpm 值。计算标准管与样品管结合（B）的 cpm 数及与零标准管结合（B_0）的比（$B/B_0 \times 100\%$）。用半对数纸，以标准管的 B/B_0 为纵坐标，以各标准管含量为横坐标，绘制标准曲线。根据样品的结合率（$B/B_0 \times 100\%$），从标准曲线中找出被测样品抗原的含量，再换算成每毫升血浆含某抗原的量，或每毫克（组织湿重）含某抗原的量。

第四节　血液流变学分析（血液黏度检测）

一、简　介

血液流动时，其内摩擦力阻碍血液的流动，这种阻碍血液流动的内摩擦力就是血液的黏性，血液黏度的单位用国际单位制表示，即毫帕·秒（mPa·s）。本节介绍全血和血浆黏度检测方法，即旋转锥板稳态式和微量毛细管流式双重独立测试系统（由国际血液学标准化委员会推荐使用）。

二、主要应用

主要是反映由于血液成分变化而带来的血液流动性、凝滞性和血液黏度的变化。

三、实验原理

根据全血和血浆不同流变特性推荐使用的旋转锥板稳态式和微量毛细管流式双重独立测试系统设计，全血测量集稳态测试法（表观）与快速测试法（卡松）两种检测方式于一体，切变率任意设置。

四、特点（特长与不足）

全血和血浆黏度检测采用国际血液学标准化委员会推荐使用的方法（即旋转锥板稳态

式和微量毛细管流式双重独立测试系统），这是一种纯粹的物理检测方法，不需要消耗任何检测试剂，也有利于实验室的质量控制。

五、主要实验仪器/器材/试剂

1. 实验仪器、器材　离心机，全自动血液黏度分析仪（如 LBY-N6B 全自动自清洗血流变仪）。

2. 试剂　相关配套试剂盒。

六、实　验　操　作

本节以 LBY-N6B 全自动自清洗血流变仪为例进行介绍。

1. 血液样本准备：样本制备是关键，采集的血液注入肝素抗凝管（1% 肝素，每 5mL 管 50μL，烘干），立即颠倒充分混匀（忌用力振荡），避免凝血和溶血。试验前 12h 必须禁食，采用空腹血。血样于室温贮存，采血后 10min 左右进行黏度测定，血样贮存时间不应超过 4h，若存入 4℃冰箱可延长至 12h。

2. 检测血浆黏度时，将抗凝全血进行离心以分离血浆，一般采用 2500～3000r/min 离心 20min，取上清液即为血浆。

3. 根据仪器操作说明书或实验项目标准作业程序（SOP）进行操作。

七、注　意　事　项

（一）影响全血黏度的因素

1. 红细胞占血细胞的 95% 以上，白细胞只占 1/600，血小板只占 1/800。所以，红细胞数量与全血黏度呈正相关性。

2. 在适当的切变率下，即使红细胞占比达到 95%～99%，血液仍能保持流动。而与红细胞大小相同的刚性颗粒悬浮液，当其浓度仅为 65% 时，就成为混凝土般的稠度，不能流动。这是由于红细胞是一种内黏度很低，具有很大流动性的物质。当红细胞变形性降低时，血液黏度增加。

3. 红细胞聚集性是指红细胞之间形成红细胞聚集体的能力。当红细胞聚集后，血液流动减慢，黏度增高，阻力增加，容易堵塞小血管。

4. 血浆黏度主要由血浆中大分子物质决定，包括各种蛋白质和脂类，其中以血浆纤维蛋白原影响最大。这主要是由于纤维蛋白原可形成链状分子结构，使红细胞相互聚集，形成缗钱状。

5. 温度对血液黏度的影响较为复杂。一般讲，血浆黏度随温度增高而减低；而对全血黏度来讲，温度从 37℃升高到 40℃，红细胞聚集增强，变形性减低，黏度增高。

6. 切应力、切变时间、血液 pH、渗透压、白细胞及血小板数量和功能、凝血系统、抗凝及纤容系统也都对血液黏度有不同程度的影响。

（二）影响血浆黏度的因素

1. 血浆黏度随血浆中大分子物质，如纤维蛋白原、球蛋白和脂类的含量增加而增高。
2. 血浆黏度随温度增高而降低。
3. 血浆黏度随血容量减少而增高；反之降低。

（三）其他的因素

1. 一般第一份受检血样血黏度值偏高，在数据处理中应注意排除。
2. 如果发现黏度值明显升高，应停止检测，抽空槽内试样，推开清洗喷头，轻取下定心罩，仔细取出切液锥，用酒精棉球清洁，重新安装好定心罩和切液锥，清洗仪器后方可继续检测。该过程一定要注意不要损伤中轴的轴尖。

八、结果与意义分析

1. 血液流变性的每个参数并不是孤立的，相互之间有着密切的联系，在生理上相互依存，在病理上相互影响。要进行这样多方面的分析，须注意血液黏度增高的同时，还伴随什么参数的异常，这一点很重要。因为，血液流变学是对血液的流体力学特性比较全面的描述，仅仅一个参数，是远远不能反映机体的复杂病理变化的，也不能仅凭一个参数来指导治疗。
2. 根据血液流变性参数之间的相互影响关系进行分析，血液黏度报告大多是出现三个值：高切黏度、中切黏度和低切黏度。各项黏度的切变率分别为 10^{-1}、60^{-1} 和 120^{-1} 左右，分别相当于血液在大、中和微动脉中的流动速度。
3. 全血比黏度（低切）增加：常见于高血压、脑血管意外、冠心病和心肌梗死等；减少：常见于贫血疾病。全血比黏度（高切）增加：常见于高血压、脑血管意外、冠心病和心肌梗死等；减少：常见于贫血疾病。血浆比黏度增加：常见于高血压、冠心病、心肌梗死、脑血栓等。

第五节　全自动凝血分析

一、简　　介

凝血分析属临床上测量人体血液中各种成分含量，定量生物化学分析结果，为临床诊断患者各种疾病提供可靠数字依据。利用血凝仪进行血栓与止血的实验室检查，可为出血性和血栓性疾病的诊断、溶栓及抗凝治疗的监测及疗效观察提供有价值的指标。随着科学技术的日新月异，血栓与止血的检测从传统的手工方法发展到全自动血凝仪，从单一的凝固法发展到免疫法和生物化学法，血栓与止血的检测也因此变得简便、迅速、准确、可靠。

二、主 要 应 用

止血与血栓分子标志物的检测指标与临床各种疾病有着密切联系，如动脉粥样硬化、心脑血管疾病、糖尿病、动静脉血栓形成，血栓闭塞性脉管炎、肺栓塞、妊娠高血压综合征、弥散性血管内凝血、溶血尿毒综合征、慢性阻塞性肺炎等。主要检测以下指标：血浆凝血酶原时间（prothrombin time，PT）、血浆活化部分凝血活酶时间（activated partial thromboplastin time，APTT）、血浆凝血酶时间（thrombin time，TT）、血浆纤维蛋白原（fibrinogen，Fib）、血浆蛋白 C 活性（protein C activity，PC：A）、血浆蛋白 C 抗原（protein C antigen，PC：Ag）、蛋白 S 活性（protein S activity，PS：A）、抗凝血酶Ⅲ活性（antithrombin Ⅲ activity，ATⅢ：A）、血浆 D-二聚体（D-dimer，D-D）。

三、实 验 原 理

血液凝固是一系列凝血因子连锁性酶反应的结果。血液中的凝血因子以无活性酶原形式存在，当某一凝血因子被激活后，可使许多凝血因子按一定的次序先后被激活，彼此之间有复杂的催化作用，被称为"瀑布样学说"。

凝固法：仪器使用光学检测法。用一束光照射血浆/试剂混合物，仪器检测出由于纤维蛋白原转变为纤维蛋白而使混合物的浊度增加，从而引起透射光强度的变化。分别以时间和透射光强度作为 X 轴和 Y 轴，绘出凝固曲线。使用百分比测定法决定凝固时间。

显色法：人工合成的发色底物，含有某种酶的活性裂解位点和产色物质，当被检测标本中的酶激活或酶抑制物与试剂中酶作用后残留的酶裂解发色底物，产色物质被解离下来，被检标本产生颜色变化，根据吸光度的变化计算出酶的活性。

免疫法：将待检物质的单克隆抗体包被在乳胶颗粒上，当标本中含有待检物质的抗原时，发生抗原抗体反应。一个单克隆抗体可触发凝集反应的发生，导致相应浊度的增加。根据吸光度的变化计算出相应标本中待检物质的含量。

四、特点（特长与不足）

全自动凝血分析优点：

1. 拥有高速处理能力、随机测试功能和自动再检查功能。

2. 先进的方法学：集凝固法、发色底物法、免疫法三种方法于一体。

3. 操作界面简便，完全任选式分析模式。

4. 良好的线性，优良的重复性，简便的标准曲线制备方法。

5. 有先进的试剂管理系统和可自行编辑的测试程序。

6. 有广泛的质控文件。

五、主要实验仪器/器材/试剂

离心机，CS-2000i 全自动凝血分析仪。

六、实 验 操 作

本节以 CS-2000i 全自动凝血分析仪为例进行介绍。

（一）开机前检查

1. 冲洗瓶（蒸馏水） 检查冲洗瓶，不足时添加，并确保冲洗瓶处于直立位。

2. 废液桶 检查废液桶是否清空，必要时清空。

3. CA CLEAN I 检查 CA CLEAN I，不足时添加。

4. 反应杯 检查反应杯，不足时添加，但不要超过红色刻度线。

5. 电源 检查 UPS 开关处于 ON 状态。

（二）开机

开机顺序：仪器控制电脑→进入控制软件登录界面→打开仪器电源开关（左侧）→选择账号"zd"→"OK"，仪器自动进入自检。

（三）试剂准备

1. 轻轻混匀试剂，打开试剂瓶盖，待用。

2. 仪器自检完成，主菜单→"Reagent"进入试剂管理界面→选中需要添加试剂的试剂位→"Change/Add"，待试剂仓灯变绿，打开试仓门，取出试剂架，将准备好的试剂放在试剂架上与试剂瓶大小匹配的试剂位（或使用适配器），确保试剂条码清晰，并与试剂架缺口对准。

3. 将试剂架放回试剂仓，关闭仓门，弹出自动扫描试剂提示框→"OK"，仪器自动扫描试剂。相同试剂最多能放入 3 瓶。

4. 若试剂批号更换后新批号信息未在控制软件中录入，扫描后相应试剂位上显示"？"号，选中"？"试剂位→"Edit Reagent Info."，输入相应信息→"OK"确认。

5. 若想了解试剂余量，点击"Measure Remaining vol"，仪器自动探查试剂量，并显示剩余测试数或试剂量。

（四）开机后维护

清洗标本针：主菜单→"Maint."→"Rinse Probe"→"OK"。

（五）质控

详见《临床检验室室内质控标准化操作规程》。

（六）定标

1. 以下情况需定标

（1）纤维蛋白原、蛋白 C 活性、蛋白 S 活性、抗凝血酶Ⅲ活性及 D-二聚体试剂批号更换。

（2）质控失控无法纠正。

（3）仪器校准后。

2. 定标流程

（1）用 1mL 蒸馏水复溶标准血浆，轻轻混匀，室温平衡 10min 后按"（三）试剂准备"方式将标准血浆放入冷藏试剂仓。

（2）主菜单→"Order"，进入分析指令界面。

（3）"Switch Order"→"Hold Calib. Curve Order"进入定标曲线窗口。

（4）选择所要定标的项目，选择试剂及标准血浆批号，输入标准血浆定值，→"OK"→"Start"，执行定标曲线分析。

（5）定标曲线分析完成后，主菜单→"Calib. Curve"进入定标曲线界面，→"Change"选择定标的项目及相应试剂批号，→"Validate"使定标曲线生效。

3. 质控确认　检测质控标本，确认定标是否通过。

4. 定标后需填写"血凝定标记录表"。

（七）检测步骤

1. 标本上机检测

（1）常规项目输入：主菜单→"Order"→"Order Entry"→输入标本编号及项目→"Enter"→"OK"→"Start"。需连续进样时，同上输入标本编号及项目后→"Save"→"Start"→"Start Measurement"。

（2）急诊项目输入：主菜单→"STAT"→"Set/Remove Sample"→待急诊盖灯变绿，打开急诊盖→放入急诊样本→输入标本编号及项目→"Regist"→盖上急诊盖→"Start"→"Start Measurement"（Rank No.中需输入正在吸样位的标本架号）。

（3）批量输入：主菜单→"Order"→"Order Entry"→输入标本编号及项目→"Repeat"→输入需批量检测的标本数→"OK"→"Start"。如为连续进样时，同上输入标本编号及项目后→"Save"→"Start"→"Start Measurement"。

2. 数据查询　主菜单→"Joblist"→查看标本的检测结果。双击选中的标本可显示反应曲线图及结果异常报警信息，如未显示，选择项目检测方法（"Clotting Method"—凝固法、"Chromogenic Method"—显色法、"Immunoassay Method"—免疫法、"Aggregation Method"—聚集法）或"More"即可显示。

3. 若传送出现故障, 可重新传送 主菜单→"Joblist"→选择所需发送的标本→"More" → "HC Output" → "Current Date" → "Output"。

4. 超限标本重做 主菜单→"Order"→"Order Entry"→输入标本编号及项目→"Enter" → "OK", 再选择 "Detailed Settings", "Sample Comment" 下选择 "Reflex", "Dilution Ratio" 中选择稀释比, 选择 "1/2"(两倍稀释)或 "2/1"(两倍增量)→ "OK" → "Start"。

5. 如出现报警, 参照《CS-2000i 全自动血凝分析仪操作手册》处理。

(八)关机

1. 确认屏幕左下端显示为绿色, 且不闪烁时即为 "Ready" 状态, 然后执行关机程序。

2. 关机程序: 主界面→ "Shut down" → "Turn off the Main Unit power" → "OK", 待自动关机程序完成后关闭仪器电源开关, 退出控制软件并关闭控制电脑。

七、注 意 事 项

1. 血液采集时应使用含 109mmol/L 的枸橼酸钠抗凝的真空负压采血管按 1:9(抗凝剂:血液)比例进行收集, 立即轻轻颠倒混匀 5～10 次, 防止凝固。

2. 标本采集后应尽快处理, 于 4h 内检测完毕。

3. 凝固标本、溶血标本、血样太少(抗凝剂稀释血液)的标本会影响检测结果, 采样时应特别注意。

4. 玻璃管对凝血酶具有吸附作用, 复溶后试剂应原瓶或塑料管存放。

5. 肝素和 EDTA-2Na 抗凝血浆不宜做本试验。

八、结果与意义分析

(一)TT 意义分析

1. TT 延长 见于血中肝素增多或存在类肝素抗凝物质及 AT-Ⅲ 显著增高, 纤维蛋白原降解产物(FDP)增多及 DIC, 或纤溶增多及有异常蛋白存在。

2. TT 缩短 见于肝素抗凝治疗和纤溶治疗监控。

(二)Fib 意义分析

1. Fib 高 见于糖尿病及其酸中毒, 动脉血栓栓塞(急性心肌梗死急性期), 急性传染病, 急性肾炎尿毒症, 骨髓瘤, 休克, 外科大手术后妊娠晚期和妊娠高血压综合征, 急性感染和恶性肿瘤等。

2. Fib 低 见于 DIC, 原发性纤溶症, 重症肝炎, 肝硬化等。

（三）PT 意义分析

1. PT 延长 PT 超过正常对照 3s 以上即为延长，主要见于①先天性 FⅡ、FⅤ、FⅦ、FⅩ 减低及纤维蛋白原减低或者异常纤维蛋白原血症；②获得性凝血因子缺乏，如 DIC、原发性纤溶亢进症、肝病阻塞性黄疸、血循环抗凝物质增多等。当 FⅡ、FⅤ、FⅦ、FⅩ 浓度低于正常人 40% 时，PT 即延长。

2. PT 缩短 ①先天性 FⅤ增多。②DIC 早期（高凝状态）。③口服抗凝药、其他血栓前状态及血栓性疾病。

（四）APTT 意义分析

1. APTT 延长 APTT 结果超过正常对照 10s 以上即为延长。主要用于过筛检测内源性凝血途径障碍，如 FⅡ、FⅤ、FⅦ、FⅩ、FⅫ因子和共同途径缺陷，如血友病甲、乙。

2. APTT 缩短 见于 DIC 早期、血栓前状态及血栓性疾病。

3. 监测肝素治疗 一般在肝素治疗期间，APTT 维持在正常对照的 1.5～3.0 倍为宜。

（五）PC 意义分析

1. 先天性 PC 缺陷 患者表现为反复的原因不明的血栓形成。Ⅰ型者 PC：Ag 含量与 PC：A 均降低，Ⅱ型者 PC：Ag 正常，而 PC：A 降低。

2. 获得性 PC 缺陷 见于 DIC、肝功能不全、手术后、口服双香豆素抗凝剂、呼吸窘迫综合征等。

3. PC：Ag 含量与 PC：A 增加 见于冠心病、糖尿病、肾病综合征、妊娠后期等情况。

（六）PS：A 意义分析

PS：A 测定降低，常见于先天性和获得性 PS 缺陷症；血浆游离蛋白 S（FPS）测定降低，常见于肝脏疾病、口服抗凝药物等。

（七）AT-Ⅲ意义分析

1. AT-Ⅲ增高 见于血友病、白血病和再生障碍性贫血等的急性出血期，以及口服抗凝药物治疗过程中。

2. AT-Ⅲ减低 见于先天性和获得性 AT-Ⅲ缺乏症，后者见于血栓前状态、血栓性疾病、DIC 和肝脏疾病等。

（八）D-D 意义分析

D-D 含量增高见于 DIC，是 DIC 诊断的特异性指标。高凝状态、继发性纤溶等血栓性疾病，重症肝炎，肺栓塞等疾病及溶栓药物治疗时，D-D 含量也增高。

第四篇

蛋白质组学技术

第二十章　差异蛋白分析技术

第一节　双向电泳

一、简　　介

双向电泳由 O' Farrell 于 1975 年首次建立，是蛋白质组研究的开门技术。是利用蛋白质的带电性和分子量大小的差异，通过两次凝胶电泳达到将成百上千种蛋白质同时分离和展示的方法，也是目前分析复杂组分蛋白质常用的工具，因此受到人们的关注。

二、主 要 应 用

主要用于分析生物样品中差异蛋白的表达，如检测中医药（处理）治疗前后、疾病的不同证候、不同病理状态下的差异蛋白质表达。其结果可用于疾病诊断、预后判断、指导临床用药、发现新的药物靶标等。

三、实 验 原 理

第一向进行等电聚焦：因为蛋白质是两性分子，具有不同的等电点，在 pH 梯度介质中外加电场作用形成分离的蛋白质区带。

第二向根据分子量不同进行分离：第一向等电聚焦完成后，将凝胶包埋在 SDS-PAGE 凝胶板上端，在垂直或水平方向进行 SDS-PAGE 第二次分离，结果是形成了分离的蛋白质点，所得蛋白质二维图谱中每个点代表样本中的一个或数个蛋白质，而蛋白质的等电点、分子量和在样本中的含量也可显现出来。

四、主要实验仪器/器材/试剂

1. 仪器　伯乐等电聚焦系统（Bio-Rad PROTEAN IEF Cell）、伯乐小型垂直电泳槽（Bio-Rad Mini Protean Cell）、U-MAX 扫描仪、Bio-Rad 蛋白切胶仪、超速离心机、PDQuest 分析软件、振荡器、超声破碎仪等。

2. 试剂　尿素、硫脲、TrisBase、CHAPS、DTT、PMSF、两性电解质、IEF 胶条、低熔点琼脂糖、碘乙酰胺、30%丙烯酰胺凝胶、过硫酸铵、SDS、Tris-HCl 缓冲液（pH 8.8）、TEMED、电泳缓冲液、考马斯亮蓝 G250、矿物油。

五、实　验　操　作

（一）样品制备

从冰箱中取出蛋白裂解液（7mol/L 尿素，2mol/L 硫脲，4% *w/v* CHAPS，1% *w/v* DTT，1μmol/L PMSF）解冻，提取蛋白，用 RC-DC 或者 2D Quant Kit 进行蛋白质定量。

1. 细胞样品可选用超声破碎法　取对数生长期的细胞，吸出培养液弃去，0.01mol/L PBS 洗 1 次；加入 PBS，用橡胶刮收集细胞于 10mL 离心管中（注意不要用胰酶消化）；室温，500*g* 离心 5min；弃上清液，PBS 洗 3 次（室温，500*g* 离心 5min）；在离心管中加入 1mL PBS，重悬细胞，用 1mL 配制好的蛋白微量加液器移入 Eppendorf 管中，500*g* 离心 5min；吸干残留的 PBS，每 100mg 样品加入 1mL 裂解液，混匀，移入 1.5mL Eppendorf 管中，冰浴中以最大功率超声破碎细胞（3×10s）；15℃，40 000*g* 离心 1h，取上清液。

2. 组织样品选用匀浆、超速离心法　取材；用研钵在液氮冷冻条件下将样品研成粉末，每 100mg 样品加入 1mL 裂解液，或者使用玻璃匀浆器匀浆；组织悬液 15℃，10 000*g* 离心 10min；上清液 4℃，150 000*g* 超速离心 45min；小心避开上层漂浮的脂质层，吸取离心上清液于 6℃ 40 000*g* 再次离心 50min，取上清液。

（二）等电聚焦

1. 双向电泳上样　用水化上样液稀释蛋白，按下面上样量上样：7cm 胶条上样量为 150～200μg，上样体积为 150μL；17cm 胶条上样量为 700～1000μg，上样体积为 350μL；上样时沿着聚焦盘或水化盘中槽的边缘从左向右线性加入样品。在槽两端各 1cm 左右不要加样，中间的样品液一定要连贯。

2. 取出–20℃冷冻保存的 IPG 预制胶条，室温中放置 10min。而后，用镊子去除 IPG 胶条上的保护层。

3. 将 IPG 胶条胶面朝下置于样品溶液上，胶条的正极（标有+）对应于聚焦盘的正极并与电极紧密接触，不使胶条下面的溶液产生气泡。

4. 在每根胶条上覆盖 1～3mL 矿物油（根据不同胶条长度，本实验 1.5mL），防止胶条水化过程中液体的蒸发。需缓慢地加入矿物油，沿着胶条，使矿物油一滴一滴慢慢加在塑料支撑膜上。

5. 对好正、负极，盖上盖子。将聚焦槽水平放入等电聚焦仪中，设置等电聚焦程序。

7cm 胶条

水化	12h（18℃）	主动水化（50V）或被动水化		
S1	250V	线性	30min	除盐
S2	500V	快速	30min	除盐
S3	4000V	线性	3h	升压
S4	4000V	快速	20 000V.H	聚焦
S5	500V	快速	任意时间	保持

17cm 胶条

水化	12h（20℃）	主动水化（50V）或被动水化	
S1	250V	线性	30min	除盐
S2	1000V	快速	1h	除盐
S3	10 000V	线性	5h	升压
S4	10 000V	快速	60 000V.H	聚焦
S5	500V	快速	任意时间	保持

选择所放置的胶条数。

设置每根胶条的极限电流。（50μA/根）

设置等电聚焦时的温度。（20℃）

（三）第二向 SDS-PAGE 电泳

1. 组装配胶装置、灌胶　配制 12%的丙烯酰胺凝胶两块。配 12mL 凝胶溶液，每块凝胶 6mL，将溶液分别注入玻璃板夹层中，7cm 胶条不同浓度的 SDS-PAGE 胶配方见表 4-20-1。

表 4-20-1　配制 Tris-甘氨酸 SDS-PAGE 分离胶所用溶液

溶液成分	不同体积（mL）凝胶液中各成分所需体积（mL）							
	5	10	15	20	25	30	40	50
6%								
水	2.6	5.3	7.9	10.6	13.2	15.9	21.2	26.5
30%丙烯酰胺溶液	1	2	3	4	5	6	8	10
1.5 mol/L Tris（pH8.8）	1.3	2.5	3.8	5	6.3	7.5	10	12.5
10% SDS	0.05	0.1	0.15	0.2	0.25	0.3	0.4	0.5
10%过硫酸胺	0.05	0.1	0.15	0.2	0.25	0.3	0.4	0.5
TEMED	0.004	0.008	0.012	0.016	0.02	0.024	0.032	0.04
8%								
水	2.3	4.6	6.9	9.3	11.5	13.9	18.5	23.2
30%丙烯酰胺溶液	1.3	2.7	4	5.3	6.7	8	10.7	13.3
1.5 mol/L Tris（pH8.8）	1.3	2.5	3.8	5	6.3	7.5	10	12.5
10% SDS	0.05	0.1	0.15	0.2	0.25	0.3	0.4	0.5
10%过硫酸胺	0.05	0.1	0.15	0.2	0.25	0.3	0.4	0.5
TEMED	0.003	0.006	0.009	0.012	0.015	0.018	0.024	0.03
10%								
水	1.9	4	5.9	7.9	9.9	11.9	15.9	19.8
30%丙烯酰胺溶液	1.7	3.3	5	6.7	8.3	10	13.3	16.7
1.5 mol/L Tris（pH8.8）	1.3	2.5	3.8	5	6.3	7.5	10	12.5
10% SDS	0.05	0.1	0.15	0.2	0.25	0.3	0.4	0.5

续表

溶液成分	不同体积（mL）凝胶液中各成分所需体积（mL）							
	5	10	15	20	25	30	40	50
10%过硫酸胺	0.05	0.1	0.15	0.2	0.25	0.3	0.4	0.5
TEMED	0.002	0.004	0.006	0.008	0.01	0.012	0.016	0.02
12%								
水	1.6	3.3	4.9	6.6	8.2	9.9	13.2	16.5
30%丙烯酰胺溶液	2	4	6	8	10	12	16	20
1.5 mol/L Tris（pH8.8）	1.3	2.5	3.8	5	6.3	7.5	10	12.5
10% SDS	0.05	0.1	0.15	0.2	0.25	0.3	0.4	0.5
10%过硫酸胺	0.05	0.1	0.15	0.2	0.25	0.3	0.4	0.5
TEMED	0.002	0.004	0.006	0.008	0.01	0.012	0.016	0.02
15%								
水	1.1	2.3	3.4	4.6	5.7	6.9	9.2	11.5
30%丙烯酰胺溶液	2.5	5	7.5	10	12.5	15	20	25
1.5 mol/L Tris（pH8.8）	1.3	2.5	3.8	5	6.3	7.5	10	12.5
10% SDS	0.05	0.1	0.15	0.2	0.25	0.3	0.4	0.5
10%过硫酸胺	0.05	0.1	0.15	0.2	0.25	0.3	0.4	0.5
TEMED	0.002	0.004	0.006	0.008	0.01	0.012	0.016	0.02

待凝胶凝固后，倒去分离胶表面的超纯水或水饱和正丁醇，用超纯水冲洗。

2. 平衡

（1）从−20℃冰箱中取出的胶条，先于室温放置 10～15min 平衡。

（2）配制胶条平衡缓冲液 I（尿素 6mol/L、SDS 2%、Tris-HCl 0.375mol/L，pH 8.8、甘油 20%、DTT 2%），平衡缓冲液 II（尿素 6mol/L、SDS 2%、Tris-HCl 0.375mol/L，pH 8.8、甘油 20%、碘乙酰胺 2.5%），充分混匀。

（3）在桌上先放置干的厚滤纸，聚焦好的胶条胶面朝上放在干的厚滤纸上。将另一份厚滤纸用 MilliQ 水浸湿，挤去多余水分，然后直接置于胶条上，轻轻吸干胶条上的矿物油及多余样品。这可以减少凝胶染色时出现的纵条纹。

（4）将胶条胶面朝上转移至溶胀盘中，每个槽一根胶条，并根据胶条长度加入平衡缓冲液 I。将样品水化盘放在水平摇床上平衡 15min。加样量见表 4-20-2。

表 4-20-2　不同胶条的平衡液加样量

胶条长度	7cm	11cm	17cm
平衡缓冲液 I	2.5mL	4mL	6mL
平衡缓冲液 II	2.5mL	4mL	6mL

（5）第一次平衡结束后，彻底倒掉或吸掉样品水化盘中的胶条平衡缓冲液 I。并用滤

纸吸取多余的平衡液（将胶条竖在滤纸上，以免损失蛋白或损坏凝胶表面）。再加入胶条平衡缓冲液Ⅱ（加样量见表4-20-2），继续在水平摇床上缓慢摇晃15min。

（6）用滤纸吸去SDS-PAGE上方玻璃板间多余的液体。将处理好的第二向凝胶放在桌面上，长玻璃板在下，短玻璃板朝上，凝胶的顶部对着自己。

3. 转移和电泳

（1）将低熔点琼脂糖封胶液进行加热溶解。

（2）将10×电泳缓冲液稀释成1×电泳缓冲液，赶去缓冲液表面的气泡。

（3）第二次平衡结束后，彻底倒掉或吸掉样品水化盘中的胶条平衡缓冲液Ⅱ。并用滤纸吸取多余的平衡液（将胶条竖在滤纸上，以免损失蛋白或损坏凝胶表面）。

（4）将IPG胶条从样品水化盘中移出，并完全浸没在1×电泳缓冲液中。然后将胶条胶面朝上放在凝胶的长玻璃板上。

（5）将放有胶条的SDS-PAGE转移到灌胶架上，短玻璃板一面对着自己。

（6）用镊子轻轻地将胶条向下推，使之与聚丙烯酰胺凝胶胶面完全接触，不要在胶条下方产生气泡。

（7）在IPG胶条上注入低熔点琼脂糖，待低熔点琼脂糖封胶液完全凝固后，将凝胶转移至电泳槽中。

（8）在电泳槽加入电泳缓冲液后，接通电源，起始时用低电流进行电泳，待样品完全走出IPG胶条，浓缩成一条线后，再加大电流，待溴酚蓝指示剂达到底部边缘时即可停止电泳。具体不同长度的胶条电泳程序如下：

7cm胶条：起始电流为5mA/胶；加大后电流为15～20mA/胶；

17cm胶条：起始电流为5mA/胶；加大后电流为20～30mA/胶。

（9）电泳结束后，轻轻撬开两层玻璃，取出凝胶，并切角以作记号。

（四）考马斯亮蓝染色

1. 用去离子水清洗凝胶3次，每次10min，以去除SDS。

2. 加入足够的考马斯亮蓝染色液覆盖凝胶，摇荡过夜。

3. 在摇荡下用去离子水清洗凝胶，直到得到理想的对比度。

（五）染色后图像扫描

用UMAX扫描仪中的软件MagicScan进行扫描，扫描图保存为TIFF格式。

1. 胶放好后先用低分辨率预视一下，调整扫描范围：透射稿，256灰阶，75dpi，自动→点击"预视"，扫描出来后，框出所要范围。

2. 再重新用高分辨率进行扫描：透射稿，256灰阶，300dpi，自动→点击"扫描"。

3. 也可用手动设置参数，使扫描图像对比度最好，所见点最多。

（六）进行PDQuest软件分析

略。

六、结果及评价

蛋白点圆并分得开，较少横纹或竖纹。

七、注 意 事 项

1. 由于裂解液中含尿素，所有操作温度不能超过 30℃，以免发生甲酰基化。
2. 上样时注意不要产生气泡。否则会影响到胶条中蛋白质的分布。
3. 聚焦结束的胶条，立即进行平衡、第二向 SDS-PAGE 电泳，否则将胶条置于样品水化盘中，−20℃冰箱保存。
4. 平衡后将胶条放置到玻板上方时注意不要在胶条下方产生气泡。在用镊子、压舌板或平头针头推胶条时，要注意是推动凝胶背面的支撑膜，不要碰到胶面。
5. 移动凝胶时戴手套，只碰角落，防止污染胶面。
6. 如果是血清样本需除去高丰度蛋白。

八、出现问题及解决办法

（一）造成水平条带的原因

1. Detergent 去污剂浓度过低。
2. 尿素浓度过低。
3. DTT 浓度过低，或者用量过少。
4. 上样位置不合适（如杯上样）。
5. 蛋白酶活性。
6. 胶条溶胀时间过短。
7. 样品中含有不溶的蛋白（离心 1h/40 000g）。
8. 空气中的 CO_2。

（二）蛋白点出现垂直条带的原因

平衡过程中 DTT 不足，导致一些蛋白出现垂直条带。

九、思 考 题

（1）双向电泳中第一向到第二向进行平衡过程的机制是什么？
（2）蛋白凝胶染色的方法有哪些？各有哪些优缺点？
（3）蛋白质裂解液中加入两性电解质的作用是什么？
（4）样品制备的干扰物质有哪些？

第二节　蛋白印迹技术—Western Blot

一、简　介

Western Blot 又称免疫印迹，是指将蛋白样品转移到固相载体上，而后利用相应的抗体来检测目的蛋白的一种方法，是检测混合样品中单一特定蛋白的常用技术（图 4-20-1）。Western Blot 是进行蛋白质分析最流行和成熟的技术之一。本章讨论 Western Blot 操作方法及常见问题分析，有助于成功完成该实验。

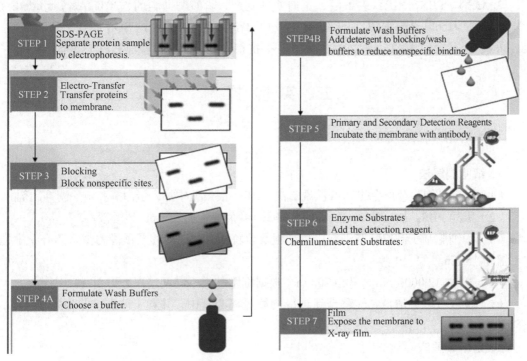

图 4-20-1　Western Blot 实验过程示意图

二、主 要 应 用

1. 研究检测样品中特异性蛋白质的存在。
2. 细胞中特异蛋白质的半定量分析。
3. 蛋白质分子的相互作用的后续分析。

三、实 验 原 理

通过电泳区分不同的组分，并转移至固相支持物，通过特异性试剂（抗体）作为探针，对靶物质进行检测，蛋白质的 Western 印迹技术结合了凝胶电泳的高分辨率和固相免疫测定的特异敏感等多种特点，可检测到低至 1～5ng（最低可到 10～100pg）中等大小的靶蛋白。

四、主要实验仪器/器材/试剂

1. 仪器　垂直板电泳转移装置、半干转转膜仪、化学发光成像仪、玻璃匀浆器、高速离心机、分光光度计、–80℃冰箱、–20℃冰箱、金属浴、脱色摇床。

2. 耗材　PVDF 膜、NC 膜、滤纸、保鲜膜、搪瓷盘、除气泡滚轮、不同规格移液器、烧杯、量筒、离心管、枪头等。

3. 试剂　PBS、RIPA 裂解液、蛋白酶抑制剂、磷酸酶抑制剂、30% Acrylamide/Bis（37.5：1）、1mol/L Tris-HCl（pH 8.8）、1mol/L Tris-HCl（pH 6.8）、SDS、AP、TEMED、Glycine、Tris、NaCl、Tween-20、封闭液、一抗稀释液、二抗稀释液、ECL 试剂。

五、实 验 操 作

（一）蛋白样本提取制备

1. 细胞裂解法

（1）培养的细胞经预冷的 PBS 漂洗 2 次，RIPA 裂解液中加入蛋白酶和磷酸酶抑制剂。

（2）吸净 PBS，加入预冷的裂解液，按每 10^7 个细胞加入 1mL 裂解液。

（3）用细胞刮子刮取贴壁细胞，将细胞及裂解液温和地转移至预冷的微量离心管中，4℃摇动 15min。

（4）4℃，12 000r/min，离心 20min（根据细胞种类不同调整离心力）。

（5）轻轻吸取上清液，转移至新预冷的微量离心管中，并置于冰上，即为蛋白样本，弃沉淀。

2. 组织裂解法

（1）用灭菌的预冷的工具分离目的组织，尽量置于冰上以防蛋白酶水解。

（2）将组织块放在圆底的微量离心管或 Eppendorf 管中，加入液氮冻结组织于冰上均质研磨，可于–80℃长期保存。

（3）每约 100mg 组织加入约 1mL 预冷的含有蛋白酶抑制剂的裂解液，冰浴匀浆后置于 4℃摇动 15min，裂解液体积与组织样本量有适当比例（最终的蛋白浓度至少达到 0.1mg/mL，理想的蛋白浓度应为 1～5mg/mL）。

（4）4℃，12 000r/min，离心 20min，轻轻吸取上清液，转移至新预冷的微量离心管中，并置于冰上，即为蛋白样本，弃沉淀。

（二）蛋白定量

一般使用 Bradford 法或 BCA 法，以小牛血清白蛋白（BSA）来作标准曲线。如果裂解液中有 NP40 或其他表面活性剂，则推荐使用 BCA 法。

1. 标准曲线的绘制：取一块酶标板，按照表 4-20-3 加入试剂。

表 4-20-3 BCA 标准曲线的加样量

孔号	0	1	2	3	4	5	6	7
蛋白标准溶液（μL）	0	1	2	4	8	12	16	20
去离子水（μL）	20	19	18	16	12	8	4	0
对应蛋白含量（μg）	0	0.5	1.0	2.0	4.0	6.0	8.0	10.0

2. 根据样品数量，按照体积比（A：B=50：1）配制适量 BCA 工作液，充分混匀。

3. 各孔加入 200μL BCA 工作液。

4. 把酶标板放在振荡器上振荡 30s，37℃放置 30min，然后在 562nm 下比色测定。以蛋白含量（μg）为横坐标，吸光度值为纵坐标，绘出标准曲线。

5. 稀释待测样品至合适浓度，使样品稀释液总体积为 20μL，加入 BCA 工作液 200μL，充分混匀，37℃放置 30min 后，以标准曲线 0 号管作参比，在 562nm 波长下比色，记录吸光度值。

6. 根据所测样品的吸光度值，在标准曲线上即可查得相应的蛋白含量（μg），除以样品稀释液总体积（20μL），乘以样品稀释倍数即为样品实际浓度（单位：μg/μL）。

（三）变性、还原蛋白样本

蛋白变性一般使用含阳离子变性去污剂如 SDS 的上样 buffer（loading buffer），并于 95～100℃煮沸 5min，标准的上样 buffer 称为 2×loading buffer，上样时与样本 1：1 混合后变性上样即可，如果蛋白浓度较低则可选用 5×loading buffer。

（四）SDS-PAGE 电泳

1. 选择分离胶 根据目的蛋白的分子量大小选择合适的分离凝胶浓度，不同浓度的 SDS-PAGE 分离胶的最佳分离范围见表 4-20-4。

表 4-20-4 不同浓度 SDS-PAGE 分离胶的最佳分离范围

SDS-PAGE 分离胶浓度	最佳分离范围
6%胶	50～150kD
8%胶	30～90kD
10%胶	20～80kD
12%胶	12～60kD
15%胶	10～40kD

2. 配胶 根据配方配制分离胶（5mL/块）和浓缩胶（2mL/块），确定板不漏水并干了后再往分离胶溶液中加入 10%AP 及 TEMED。再往玻板灌入 4.2mL 的分离胶，灌胶前注意要将混合液轻柔混匀，避免产生气泡。灌分离胶后应立即封胶，用无水乙醇或水饱和的异丁醇封胶，封胶后切记，勿动。加入封胶试剂时，动作要缓慢，不能太用力将分离胶吹

散。室温下，待胶凝后（夏天 30～45min，冬天可能更久，需 50～70min，也可增加 10%AP 及 TEMED 的使用量，但不超过配方量的 1 倍）。将封胶试剂倒掉，用 ddH$_2$O 将无水乙醇冲洗干净，将水倒掉后自然晾干或用滤纸吸干，往浓缩胶溶液中加入 10%AP 及 TEMED，灌入浓缩胶后，立即插梳子。

3. 上样及电泳　将凝好的胶装入电泳槽中，竖直拔起梳子，清洗孔道，混匀样品，按每孔为 20～40μg 蛋白的量上样。接好电极，盖上电极盖，初始电压为 20V 时进行预电泳 10min，改用电压 80V 电泳 30min，再用 120V 电泳至指示剂距胶下缘 1cm 左右结束电泳。

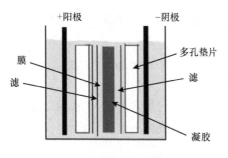

图 4-20-2　湿转膜、凝胶放置示意图

（五）转膜

1. 湿转法　将跑好的凝胶转至硝酸纤维素膜（NC 膜）或 PVDF 膜，PVDF 膜需提前用甲醇泡 1～2min，将膜、凝胶放置到湿转夹子中，膜面向正极，凝胶面向负极（图 4-20-2），内置冰槽，电压 100V 转膜（转膜时间依分子量大小而定）。

2. 半干转法

（1）滤纸和膜按转膜时所需面积剪好。

（2）电泳完成后将胶板取下，撬开短板，将胶按蛋白分子量标准切下所需分子量对应的胶，做好标记泡于转膜液中；NC 膜：直接置于转膜液中润湿；滤纸于转膜液中润湿。注：膜（用新的转膜液）和滤纸（可用回收的）需要在 1-Step Transfer Buffer 中浸润 10min。

（3）取出 Turbo 快速半干转转膜盒，打开盖子，按照以下（半干转由下至上）最底层—滤纸—NC 膜—胶—滤纸—盖子（图 4-20-3）。每一层需用滚轴赶去气泡。

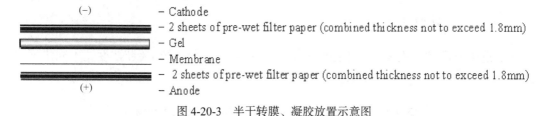

图 4-20-3　半干转膜、凝胶放置示意图

（4）设置电压 V、电流 A。根据膜面积设定电流，整块胶限制电流 1.3A，1.5cm×8cm 胶两条限制电流 1.3A，恒定电压 25V（表 4-20-5）。

表 4-20-5　半干转各规格胶的电压设置

Gel Size	Surface Area（cm²）	Constant Current（A）	Voltage Limit（V）	Recommended Transfer Time（minutes）		
				Low MW	Mixed MW	High MW
1 mini-size gel	～60	1.3	25	5	7	10
2 mini-sized gels or 1 midi-sized gel	～120	2.5	25	5	7	10
3 mini-sized gels	～180	3.8	25	5	7	10
4 mini-sized gels or 2 midi-sized gels	～240	5.0	25	5	7	10

注意：上述条件为伯乐 Turbo 快速半干转的转膜条件，如果是选用不同的半干转装置会有所不同。

3. 半干转与湿转区别 由于半干转散热能力有限，一般不能进行太长时间，小分子质量的蛋白半干转效果比较好，而大分子质量（150kD）以上建议湿转。

4. 关于转印膜的选择 见表 4-20-6。

表 4-20-6 转印膜的选择

	NC 膜	尼龙膜	PVDF 膜
灵敏度和分辨率	高	高	高
背景	低	较高	低
结合能力	$80\sim110\mu g/cm^2$	$>400\mu g/cm^2$	$125\sim200\mu g/cm^2$（适合于 SDS 存在下与蛋白质的结合）
材料质地	干的 NC 膜易脆	软而结实	机械强度高
溶剂耐受性	无	无	有
操作程序	缓冲液润湿，避免气泡	缓冲液润湿	使用前 100%甲醇润湿
检测方式	常规染色，可用放射性和非放射性检测	不能用阴离子染料	常规染色，比较于 NC 膜，可用考马斯亮蓝染色，可用于 ECL 检测、快速免疫检测
适用范围	0.45μm，一般蛋白 0.2μm，分子质量小于 20kD 蛋白 0.1μm，分子质量小于 7kD 蛋白	低浓度小分子蛋白、酸性蛋白、糖蛋白和蛋白多糖（主要用于核酸检测中）	糖蛋白检测和蛋白质测序
价格	价格较便宜	便宜	较贵

（六）免疫反应

首先用 TBST（TBS＋0.1%Tween-20）配制的 5%脱脂牛奶封闭 1h 后，再加一抗（稀释浓度见抗体说明书）4℃孵育过夜，TBST 漂洗，4×5min，加入辣根过氧化物酶标记的羊抗兔二抗（稀释浓度见抗体说明书），室温振荡孵育 1h，TBST 漂洗，4×5min。

如果是磷酸化蛋白，封闭液用 5%BSA 封闭。

（七）化学发光成像

1. 打开化学发光成像仪，预热仪器。于仪器黑色底座上铺上保鲜膜。根据膜的大小，取等体积的 A 液和 B 液于 EP 管中，混匀即成显色液；用平头镊将膜取出，膜的下缘轻轻接触滤纸，膜的蛋白面朝上置于洁净的保鲜膜上；吸取配制好的显色液均匀地覆盖至膜上，室温孵育 2min。

2. 用平头镊将膜取出，膜的下缘轻轻接触滤纸，去尽残液后置于新的保鲜膜上，再覆盖一层（注意赶走其中的气泡，并尽量使保鲜膜平整），设置曝光时间，进行成像，分析结果。

六、注意事项

1. 灌胶前注意要将混合液轻柔混匀，避免产生气泡。灌分离胶后应立即封胶，用水饱和的异丁醇封胶，封胶后切记，勿动。加入正丁醇封胶时，动作要缓慢，不能太用力将分离胶吹散。

2. 插梳子应由一侧向另一侧倾斜下压，确保梳子底部无气泡产生。

3. 电泳用恒压模式能保持蛋白质恒定的电泳迁移率，而电压先低后高可使样品更好地进入凝胶。实际电压可根据时间安排调节，电压高时电泳发热大，电压低于 50V 时小蛋白容易弥散，凝胶分辨率会下降。

4. 一定按照上述顺序放置转膜装置，胶在负极，膜靠近正极。

5. 滤纸与膜、胶的尺寸大小相近。

6. 夹好膜和凝胶后，确定在凝胶/膜和滤纸之间没有气泡存在，否则会导致转膜不完全。

7. 用镊子夹膜时要夹膜的边角，防止镊子损伤膜上蛋白。

8. 显影过程注意避光。

9. 铺膜后尽量使膜上残留较少液体，避免膜干掉，要迅速滴加显影液。

七、结果分析

用 ImageLab 软件对各条带进行光密度分析，目的蛋白的灰度值除以内参的灰度值以校正（图 4-20-4）。

实例：

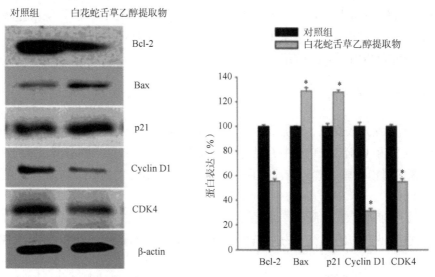

图 4-20-4　白花蛇舌草乙醇提取物（EEHDW）对 CRC 移植瘤小鼠 Bcl-2，Bax，p21，Cyclin D1 及 CDK4 蛋白表达的影响

八、常见问题与解决办法

1. 高背景（图 4-20-5、表 4-20-7）

使用背景消除液前　　　　　　　　使用背景消除液后

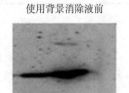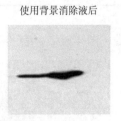

图 4-20-5　高背景示意图

表 4-20-7　常见高背景的原因及解决办法

原因	解决办法
蛋白浓度过高	降低抗体浓度
膜的污染	使用干净镊子；戴手套操作；换一张新膜，用足够的液体，确保膜始终保持湿润；孵育时使用脱色摇床；避免膜重叠，互相覆盖；小心操作，勿毁损膜
漂洗不完全	增加漂洗时间和缓冲液体积
封闭液不适合	比较尝试不同封闭液
封闭不完全	延长封闭时间（可 4℃过夜）
抗体浓度过高	优化降低一抗、二抗浓度
曝光时间过长	缩短曝光时间
缓冲液污染	使用新配制缓冲液

2. 信号弱或无信号（图 4-20-6、表 4-20-8）

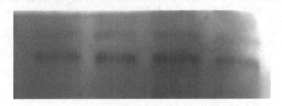

图 4-20-6　信号弱或无信号示意图

表 4-20-8　常见信号弱或无信号原因及解决办法

原因	解决办法
抗原量不足	增加上样量
蛋白质在储存过程中降解	重新制备样品
转膜不完全	转膜后确定转膜效率、保证胶与膜充分结合、保证电极正确装配、控制转膜温度（冰袋降温）、优化转膜电流及时间
膜的错误选择	选择合适膜的孔径：>22kD 蛋白选用 0.45μm 孔径，<22kD 蛋白选用 0.22μm 孔径
抗原被封闭液遮蔽	优化封闭液、缩短封闭时间、减小封闭液中蛋白浓度

续表

原因	解决办法
抗体	增加抗体浓度、注意抗体储存条件（避免反复冻融）
曝光时间过短	延长曝光时间
底物	延长底物孵育时间

3. 非特异性条带（图 4-20-7、表 4-20-9）

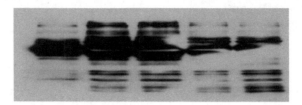

图 4-20-7　非特异性条带示意图

表 4-20-9　常见非特异性条带的原因及解决办法

原因	解决办法
底物太灵敏	选择合适的底物
交叉反应	选择单克隆抗体
抗原浓度太高	降低抗原浓度
抗体浓度太高	降低抗体浓度
曝光时间太长	减少曝光时间

4. 其他（表 4-20-10）

表 4-20-10　其他原因及解决办法

现象	原因	解决办法
荧光淬灭快	二抗浓度太高，膜干燥	降低二抗浓度，保证膜的湿润度
条带内出现不显影圆点	转膜过程中有气泡	转膜时赶尽气泡
条带不完整	底物孵育不均匀	用保鲜膜均匀孵育底物
反影（白色条带、黑色背景）	HRP 浓度过高	降低二抗浓度
散在小圆斑	封闭液有杂质颗粒	静置牛奶使大颗粒沉淀

九、思 考 题

（1）实验中为什么要检测内参的表达量？

（2）SDS 在整个实验过程中有哪些作用？

第三节　基质辅助激光解吸电离飞行时间质谱技术

一、简　介

基质辅助激光解吸电离飞行时间质谱（matrix-assisted laser desorption/ionization time of flight mass spectrometry，MALDI-TOF-MS，见图 4-20-8）是近年来发展起来的一种软电离新型有机质谱，已成为检测和鉴定多肽、蛋白质、多糖、核苷酸、糖蛋白、高聚物及多种合成聚合物的强有力工具。原理：当用一定强度的激光照射样品与基质形成的共结晶薄膜，基质从激光中吸收能量，基质-样品之间发生电荷转移使得样品分子电离，电离的样品在电场作用下加速飞过飞行管道，根据到达检测器的飞行时间不同而被检测，即测定离子的质量电荷之比与离子的飞行时间成正比来检测离子。

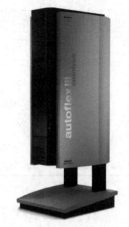

图 4-20-8　MALDI-TOF/TOF

二、主 要 应 用

（1）蛋白质表达谱分析。
（2）蛋白质修饰谱分析。
（3）定量蛋白质组分析。
（4）空间蛋白质组分析。
（5）多肽和蛋白质表征。
（6）微生物分类与鉴定。
（7）合成化合物的分析。

三、实 验 原 理

Autoflex TOF/TOF 是一种 MALDI 源的串联质谱系统，其设计尤其适合于自动化的 MS 和 MS/MS 高通量的蛋白质和多肽的鉴定。

（一）基质辅助激光解吸电离源

基质辅助激光解吸电离源是一种软电离技术，能够使非挥发性的及热不稳定性的生物大分子形成离子并在极低的浓度下进行检测。

基质是 MALDI 的核心组成，其主要作用是吸收激光能量并将能量传递给待测分子使之离子化。MALDI 基质需要有以下特征：必须能与样品互溶（液态基质）或共结晶（固态基质）；在高真空下能保持聚集态；并能促进离子的形成。

表 4-20-11 中列出了常用的 MALDI 基质，根据待测样品选择适合的基质、样品靶及点样方法。

表 4-20-11　常用的基质及适用对象

分析对象	基质	样品靶类型	点样方法
多肽	HCCA	Ground steel	Dried droplet
		AnchorChip Standard（800μm）	Dried droplet
蛋白	SA	Ground Steel	Double Layer
	2, 5-DHAP	Ground Steel	Dried droplet
核酸	3-HPA	Ground Steel	Dried droplet
		AnchorChip Small（400μm）	Dried droplet
多糖/多肽/蛋白	2, 5-DHB	Ground Steel/AnchorChip Standard（800μm）	Dried droplet

（二）飞行时间质量分析器

飞行时间质量分析器（time of flight，TOF）是检测离子离开离子源后，在通常为 1～2 m 长的真空飞行管中飞行到达检测器所需的时间（图 4-20-9）。离子源中形成的离子从加速电压获得初始动能后在一个无场空间飞行。由于飞行路径中既没有电场，也没有磁场的影响，尽管所有的离子在离开离子源时具有同样的动能，但由于不同的离子具有不同的质荷比（m/z），其飞行的速度会根据 m/z 不同发生变化。到达检测器的时间也就有先后，m/z 小的离子先到达，而 m/z 大的离子后到达（图 4-20-9）。

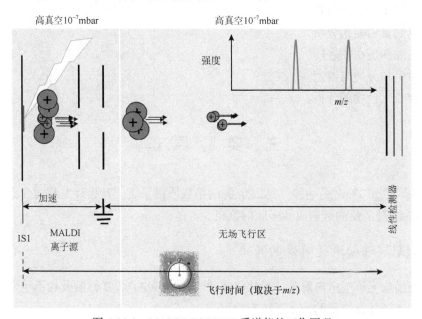

图 4-20-9　MALDI-TOF/TOF 质谱仪的工作原理

由于 MALDI 质谱仪受电离过程所引起的离子能量分配的限制,并非所有的离子在同一时间同一地点被释放和电离,常会发生与能量、定位、时间有关的误差。同时电斥力引起了离子最初的能量分配。总之,离子形成过程中的这些误差使同质荷比的离子在穿过加速区域后具有不同的运动能量,而具有一定能量范围的离子导致了到达检测器的时间有微小的差别。这使质谱检测的峰宽度加宽,降低了分辨率。归结起来有以下几个方面:①时间分布:即离子形成的先后不同;②空间因素:即离子形成的位置不同;③动能因素:即离子携带的初始动能不同。对飞行时间质量分析技术的改进主要针对以上三个因素,以改变对离子流初始动能和位置的控制。涉及的关键技术包括:增加离子系列延时聚焦的脉冲提取技术(图 4-20-10)及为增加飞行距离引入的离子反射器(图 4-20-11)。

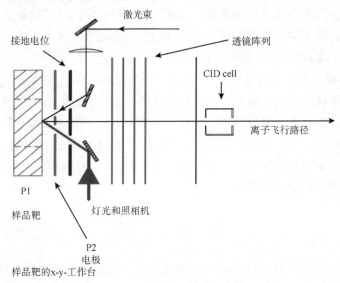

图 4-20-10　系列延时聚焦的脉冲提取技术

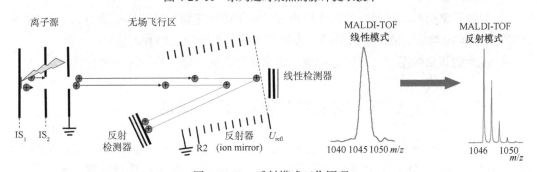

图 4-20-11　反射模式工作原理

1. 脉冲离子提取(PIE) 工作原理如下:

第一步:点有分析物的样品靶 P1 总是与电压 IS/1 相连。最初 P2 具有与样品靶 P1 相同的电压,这样被分析的样品在激光照射前不会受到任何外部电场影响。这一步是为过渡到第二步作准备的。

第二步:分子和离子通过激光电离/解吸附作用开始由 P1 向 P2 运动,速度为 700m/s。与此同时,被分析的样品形成离子。这时离子仍然没有受到任何电场的影响。只有在

MALDI 作用下，通过被分析样品表面粒子的蒸发才使得它们的动能突然增大到产生 700m/s 这样的速度。在以后的几百个纳秒内，继续向 P2 运动。

然而，不是所有离子开始时的速度都是 700m/s。一些速度快的离子要比一些速度慢的离子飞得远一些。若不使用脉冲离子提取，这种速度的差异将会降低 TOF 质谱仪在线性模式的分辨率。延迟时间结束时进入第三步。

第三步：P2 的电势从 IS/1 脉冲降到 IS/2，产生电场，场强足够使所有带电分子向 P2 方向移动。

这意味着在把 P2 电压 IS/2 转换成等于 IS/1 之前，能量高、飞得快的离子靠近 P2 处于较低的电场区，飞得较慢的靠近 P1 附近的离子在较高电场区。由此，同飞得较快的离子相比，飞得较慢的离子从高场区开始，因此这些飞得较慢的离子会在无场区飞得较快，而原来飞得较快的离子则会飞得较慢。在 P1 和 P2 上采用适当的电压差，质量数相同但飞行速度不同的离子将在同一时间到达检测器。

2. 离子反射器 离子反射器可以用来反射离子的运动方向，使离子在有限的飞行空间内能够飞行更长路径，从而使离子得到更好的分离。这种反射器由一个具有比加速电场更强的电场构成，并以一定角度与加速电场相对以避免将离子反射回离子源。反射器还能够补偿初始动能的发散：对于高动能的离子，其在反射器内的进入深度加大，而低动能的离子进入深度浅，会更快地反射出来。最终的结果是离子动能被平均化，最后以相同的速度到达检测器，提高了检测的分辨率。

四、特　　点

1. 实时检测　通过软件可实时看到激光轰击样品的情况，并得出一级质谱图。

2. 超高质量准确度　可精确到小数点后四位。

3. 超快采集速率　高通量的特性使得大量离子可快速稳定地到达碰撞室，以总离子流扫描的方式同时检测复方的全成分及二级碎片离子，得到庞大的数据信息。

4. 庞大的蛋白数据库　可以方便地得到未知蛋白的归属，鉴定差异蛋白。

五、主要实验仪器/器材/试剂

1. 试剂　100mmol/L NH_4HCO_3、25mmol/L NH_4HCO_3、100mmol/L NH_4HCO_3/30% 乙腈、60%乙腈/0.1%三氟乙酸、胰蛋白酶、多肽标准品Ⅱ、基质（α-氰基-4-羟基-肉桂酸，HCCA）等。

2. 仪器与器材　MALDI-TOF、样品靶、无尘纸、培养箱、冰箱、离心管、离心机、移液器等。

六、实验操作（鉴定差异蛋白实验）

（一）酶切

1. 用手术刀片切下胶上目标条带（或用自制切点器切下感兴趣的点），置于 EP 管中

（胶块切成 1～3mm 大小），同时切下空的胶块作对照。

2. 加入 200～400μL 100mmol/L NH$_4$HCO$_3$/30% 乙腈脱色，清洗至透明，去除上清液。（注：脱色液体积过量为好，脱色至透明，不必担心蛋白质的损失，因为完整蛋白质在此条件下很难被洗脱）。

3. 加入 50μL 的 100% 乙腈脱水，涡旋后静置约 15min 至胶粒变成乳白色，去除上清液。重复"步骤 3"一次。

4. 各加入 5μL 2.5～10ng/μL 胰蛋白酶溶液（使用前按照样品的个数稀释），置于 4℃冰箱 30～60min，使胶块充分吸胀（若仍有剩余液，吸出打掉）。

注：50ng 酶量是基于考染一块胶 1mg 的上样量。上样量增加，酶量同比增加，酶与被分析蛋白质质量比一般为 1∶20～1∶100。

5. 再加入 20～30μL 25mmol/L NH$_4$HCO$_3$ 缓冲液（无胰蛋白酶），pH 7.8～8.0。注：缓冲液体积视胶块体积而定，一般每个胶块 20μL 左右。

6. 37℃反应过夜，20h 左右。

7. 吸出酶解液，转移至新 EP 管中，原管加入 100μL 60% 乙腈/0.1% 三氟乙酸，超声 15min，吸出溶液，并入前次溶液，冻干。

注：50% 乙腈/0.1% 三氟乙酸也可以。

8. 样品制备完成，可以复溶，点样，进行质谱分析。

（二）AnchorChip 点样

1. 向冻干的样品中加入 5μL（100% 乙腈∶0.1% 三氟乙酸=1∶1，V/V）的溶液中复溶，取出 2μL 点靶。

2. 取 0.8μL 的标准品溶液（已经分装好放在-20℃冰箱，10μL/管，使用前需稀释 20 倍，每管加入 190μL 的高纯水）点在 1～2、3～4、5～6……之间的点上面。

3. 饱和基质的稀释：饱和基质：（100% 乙腈∶0.1% 三氟乙酸=1∶1，V/V）=1∶9，V/V（即：2μL HSCCC 饱和溶液+9μL 高纯水+9μL AT50）。取 0.8μL 稀释后的基质点在干燥后的样品和标准品上面。

4. 除盐（标准品可不除盐）：把 1μL 0.1% TFA 点在靶上，放 20s 后再吸走（如盐多，可重复两次）。

5. 干燥后可进行样品分析。

（三）样品制备过程中的注意事项

1. 100mmol/L NH$_4$HCO$_3$：称取 1.581g NH$_4$HCO$_3$（M_W 79.06）溶于 200mL Milli Q 水中（有效期：2 个月）。

2. 25mmol/L NH$_4$HCO$_3$：称取 0.396g NH$_4$HCO$_3$ 溶于 200mL Milli Q 水中（有效期：2 个月）。

3. 100mmol/L NH$_4$HCO$_3$/30% 乙腈：称取 1.581g NH$_4$HCO$_3$（M_W 79.06）溶于 140mL Milli Q 水中与 60mL 100%乙腈充分混合（有效期：2 个月）。

4. 100% 乙腈（有效期：6 个月）。

5. 60% 乙腈/0.1% 三氟乙酸：39.9mL Milli Q 水中加入 60mL 100%乙腈，0.1mL 100% 三氟乙酸（有效期：3 个月）。

6. 胰蛋白酶的分装及使用时的稀释：胰蛋白酶为 20μg/管，用 200μL 配套的缓冲溶解（缓冲一般为 50mmol/L 的 NH_4HCO_3，也有用 25mmol/L 的），此时浓度为 100ng/μL。然后分装成 4μL/管，即 0.4μg/管。在-20℃保存。使用时用 50mmol/L 的 NH_4HCO_3 稀释至 2.5～10ng/μL。例如，待测的样品有 20 个，由于每个需要加入 5μL 的量进行酶解，考虑到损失的量，共需要的体积大约为 110μL，由于原来有 4μL，所以现在需要加入 97μL NH_4HCO_3 进行稀释。

7. 标准品的分装：多肽标准品 Ⅱ 700～4000Da 250…./tude 的配制方法：向此管标准品中加入 250μL 高纯水，混合，分装成 10μL/管，标记，-20℃保存。

8. 饱和基质的配制：取基质（HCCA）用 AT 70（乙腈∶0.1% 三氟乙酸=70∶30）饱和。AT 50 也可以。

（四）仪器操作

1. 打开 flexControl-autoflex TOF/TOF 软件。

2. 按仪器上面绿色方形按钮，待样品托盘出来后，将样品靶放进 TOF 中。

3. 估计待测物质的分子量，通过左下角的 select 选择所需要的 method。

4. 校正靶的位置：sample Carrier→Advanced→Teach→选择校正的点的位置→Go→把十字的中心调整到靶心→Reached→校准好 3 个位置为止→OK。

5. 标准品校正：选择点靶时的标准品的位置→打一张谱图→add→Automatic Assign→校准至 Err＜10ppm（若偏差比较大，也必须保证 Err＜20ppm）→Apply→file→save method。

6. 选择样品点的位置进行测试。

7. 文件保存：data-送样人-日期-样品（英文）。

8. 分析实验结果，通过 Mascot 搜库鉴定蛋白。

9. 退出应用程序，退出操作系统，计算机关闭。

七、注 意 事 项

1. 仪器由专人操作、管理、维护。

2. 质谱内飞行管受温度影响很大，因此室内窗帘勿开，而且空调须轮流使用，并保证室内温度为 25℃。

3. 请勿将样品托盘长时间暴露在空气中，以免灰尘落入。

4. 操作过程中一定要穿实验服、戴手套和口罩。

5. 严格遵守操作规程。爱护仪器设备，动作轻巧，防止仪器受损。

6. 使用中若发现异常情况，应主动报告管理人员，查明原因，并联系维修。严禁违规处理，私自拆卸，隐瞒不报。

八、结果及评价

1. 一级谱图　能反映大部分组分情况；基线平稳；各组分峰型尖锐且基线分离。

2. 二级谱图　尽量选择单一显示峰进行二级分析，图谱要求母离子能看到，主要子碎片明确。

3. 搜库结果　蛋白序列符合程度高，无假阳性（结果示例见图 4-20-12、图 4-20-13）。

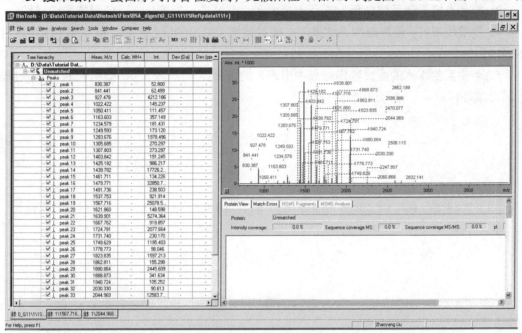

图 4-20-12　质谱图结果

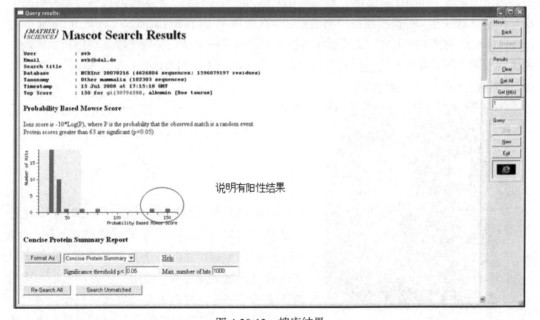

图 4-20-13　搜库结果

九、出现问题与解决办法

1. 2-D 胶上蛋白点很明显,但是质谱峰很差　考虑酶解过程出现问题,需要重新取样酶解。

2. 蛋白标准品的质谱图上出现其他的峰　考虑蛋白已经降解。

3. 样品点样干燥后为白色　样品中盐太多,需要进一步出盐,以免影响质谱信号。

4. 质谱峰很好,但是搜库无结果　一般需要增大搜库的误差范围,也可能是库中没有的新的蛋白。

5. 动物实验样本的蛋白鉴定结果中出现人的角蛋白　由于样品污染引起的。实验过程中需要戴好口罩、手套等以避免样品污染。

十、思　考　题

(1)为什么鉴定未知蛋白时需要酶解?

(2)进行蛋白分析和多肽分析时使用的基质一样吗?为什么?

第四节　飞行时间质谱及其联用技术

一、简　介

液质联用(HPLC-MS)又叫液相色谱-质谱联用技术,它以液相色谱作为分离系统,质谱作为检测系统。样品在质谱部分和流动相分离,被离子化后,经质谱的质量分析器将离子碎片按质量数分开,经检测器得到质谱图。而高分辨率飞行时间质谱仪(time of flight mass spectrometer,TOF)的出现,使液质联用技术上升到了一个新的高度。液质联用技术体现了色谱和质谱优势的互补,将色谱对复杂样品的高分离能力,与 TOF 具有高选择性、高灵敏度及能够提供分子量与结构信息的优点结合起来,在药物分析、食品分析和环境分析等许多领域得到了广泛的应用。本节着重介绍飞行时间质谱部分,高效液相色谱部分将在其他章节详细介绍。

二、主　要　应　用

TOF 是一种新型的质谱仪(图 4-20-14)。这种质谱仪的质量分析器是一个离子漂移管(ion drift tube)。由离子源产生的离子首先被收集。在收集器中所有离子速度变为 0。使用一个脉冲电场加速后进入无场漂移管,并以恒定速度飞向离子接收器。离子质量越大,到达接收器所用时间越长;离子质

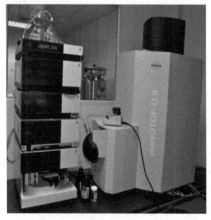

图 4-20-14　HPLC-Q-TOF/TOF

量越小，到达接收器所用时间越短，根据这一原理，可以把不同质量的离子按 *m/z* 大小进行分离。飞行时间质谱仪可检测的分子量范围大，扫描速度快，仪器结构简单。

三、实 验 原 理

基于飞行时间质谱具有极高的质量准确度（精确到小数点后四位）的特点，飞行时间质谱结合液相色谱、毛细管电泳仪等其他分离装置，在物质定性方面具有相当的优势，并且分析范围广。从药物小分子，到生物大分子蛋白均可检测（图 4-20-15）。

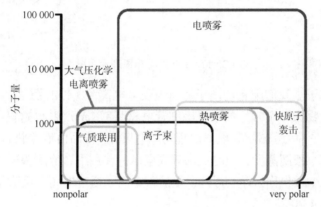

图 4-20-15　LC-MS 的适用范围概况

飞行时间质谱由三部分组成：离子产生装置（离子源）、离子传输与聚焦装置及飞行管离子分辨装置（图 4-20-16）。被检测成分由液相部分分离，依次输送到质谱，在离子源

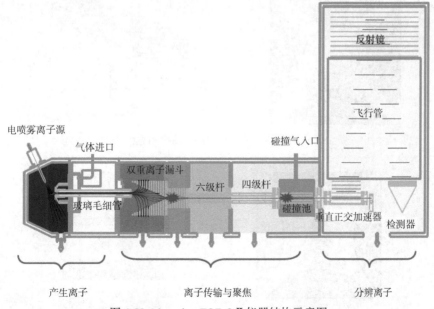

图 4-20-16　microTOF-QⅡ仪器结构示意图

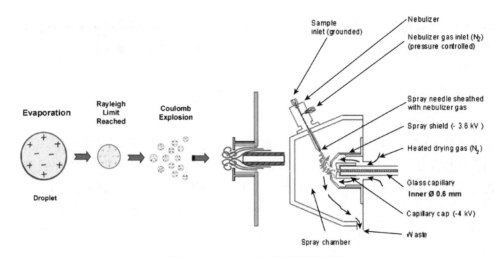

图 4-20-17　ESI 源工作原理示意图

部分被轰击形成离子。我们配备的离子源有电喷雾电离源（ESI 源）、大气压化学电离源（APCI 源）及做生物大分子常用的纳升毛细管电离源（Nano 源）。这里主要介绍一下 ESI 源，这里最常用的一种离子源，其电离原理是库仑爆炸。样品由液体状态被送到 ESI 源处，在雾化器的作用下小液滴蒸发，同时在高温高电压的作用下，液滴快速脱溶剂，形成带电离子逃逸现象。这个过程称为库仑爆炸。最后带电离子通过电场和反吹干燥气的作用带入离子传输通道（图 4-20-17）。

　　离子传输部分，由一个六级杆及一个四级杆组成，提供一个带电场的通道，其作用是持续提供稳定电压，使带电粒子稳定且快速有序地传送到检测器，而不丢失离子（图 4-20-18）。

　　碰撞池部分，离子碰撞，产生二级碎片（图 4-20-19）。

图 4-20-18　离子传输部分结构示意图

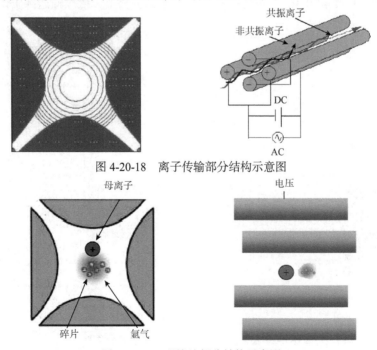

图 4-20-19　碰撞池部分结构示意图

离子通过碰撞池，受到一个垂直电压的作用，进入飞行管。飞行时间质谱的核心就是引入了飞行时间这一概念。其原理是利用不同带电粒子本身的荷质比差异，在同一电场下飞行达到检测器的时间不同，从而起到分辨效果（图 4-20-20）。

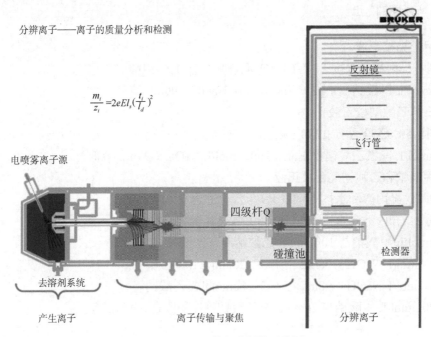

图 4-20-20 飞行管部分结构示意图

四、特　　点

1. 实时检测　通过软件可实时看到成分的分离鉴定情况。

2. 超高质量准确度　可精确到小数点后四位，一般超过 10 个 ppm 的偏差就能否定该结果的符合性。

3. 超宽范围　以分子量划分，检测范围基本涵盖所有物质成分。

4. 真实同位素峰的检测　精确分子量的基础，不仅对目标峰进行检测，同时通过对同位素峰的计算确定其成分的准确度。

5. 超快采集速率　高通量的特性使得大量离子可快速稳定地到达碰撞室，以总离子流扫描的方式同时检测复方的全成分及二级碎片离子，得到庞大的数据信息。

五、主要实验仪器/器材/试剂

（一）运行缓冲液类

色谱级乙腈、色谱级甲醇、高纯水、甲酸、2mmol 乙酸铵等。

（二）固定试剂类

色谱柱、预柱、微孔滤膜、PEAK 管、EP 管、样品瓶等。

（三）标准校正试剂

1. 甲酸钠校正液

溶剂：异丙醇和水按 1：1（*V/V*）混合并含有 0.2%甲酸。

10mmol/L 甲酸钠校正液：1mL 1mol/L NaOH + 99mL 溶剂。

2. 三氟乙酸钠校正液

溶剂：50%乙腈含有 0.1%三氟乙酸（TFA）。

10mmol/L 三氟乙酸钠校正液：1mL 1mol/L NaOH + 99mL 溶剂。

3. 甲酸钠和乙酸钠混合校正液

溶剂 1：异丙醇和水按 1：1（*V/V*）混合并含有 0.2%甲酸。

溶剂 2：异丙醇和水按 1：1（*V/V*）混合并含有 0.2%乙酸。

10mmol/L 甲酸钠与 10mmol/L 乙酸钠混合校正液：

2mL 1mol/L NaOH + 98mL 溶剂 1→20mmol/L 甲酸钠。

2mL 1mol/L NaOH + 98mL 溶剂 2→20mmol/L 乙酸钠。

将 20mmol/L 甲酸钠与 20mmol/L 乙酸钠等体积混合，4℃保存。

六、实 验 操 作

（一）实验样品要求

1. 用于直接 TOF 分析的样品要求

（1）纯净单体或少成分复合单体（小于 3 个）样品可直接进样。

（2）样品浓度低，单个成分浓度不可高于 5μg/mL。

2. 用于过滤相分离样品的样品要求

（1）清楚目标成分。

（2）清楚目标成分分子量。

（3）单个成分浓度不超过 100μg/mL。

（4）过 0.22μm 微孔滤膜。

（5）做好样品前处理，生物样品需在负责老师指导下处理完成。

（二）上机溶液要求

流动相均需用进口色谱级别，离子化试剂需在负责老师指导下加入流动相。

（三）仪器操作步骤

1. 打开 Q-TOF 仪器主机左下侧电源开关，仪器主机启动并自检，并开始抽真空，大约需要 8h。由于平时不关机，直接进入步骤 2。

2. 在 Windows 桌面上选择图标，启动 microTOF 应用程序。

3. 应用程序启动，进行程序控制窗口，并自动连续仪器主机，点击左上方 Operable 仪器启动完毕。

4. 根据样品信息选择正负离子模式。

5. 根据样品分子量范围选择分析方法，如分子量范围在 800 以下选择 tune low；如果分子量跨度大选择 tune wide。

6. 蠕动泵注射器装入少许校正液，应用程序点击 Calibrate。校正成功后点击 Apply。

7. 优化液相条件，复杂成分的分析必须通过反复的条件优化，取得最好的分离效果后再进行质谱的分析。

8. 优化质谱参数，选择最佳的离子化及分离条件。

9. Run Sample：点击 Run 图标，液质联用应保证液相色谱与质谱同时进行检测。

10. 序列运行过程中可以通过 Data Analysis 软件观察实时谱图。

11. 结果分析：通过 Data Analysis 软件分析跑出的谱图，可以通过保留时间定性成分，也可以通过精确分子量提取目标成分的峰，误差在 10ppm 以内的可以初步定性该成分。

12. 导数据：点击 File，点击 Export，点击 Experiment/protocol file，选择实验目录名，最后点击 Export。完成后会在桌面生成实验数据。

13. 做完实验后，分别用纯水及纯有机相反复冲洗管路，避免试剂污染或残留影响下一次实验，或影响仪器寿命。当通道的信号小于 1000 的高度时停止冲洗，将雾化器开至 0.2，反吹气开至 2，温度降低至 120℃。点击左上角 standby。

14. 退出应用程序，退出操作系统，计算机关闭。

七、注 意 事 项

1. 仪器和控制电脑一般不关机，仅在出现意外或长时间不用时关机。关机应由专人操作。

2. 仔细阅读产品说明书，注意软件提示，及时进行各项仪器维护。

3. 定期检查废液缸，一旦废液积蓄超过 2/3，及时倾倒。

4. 仪器运行时请不要打开放样区的门，等到程序运行结束或暂停后再打开。

5. 样品配制前务必根据软件计算的体积加样品，配制好后放入仪器前务必检查放置的位置。

6. 如果样品可能有沉淀物存在，务必先离心（＞13 000r/min×5min），取上清液上样，避免颗粒物或不溶的细胞碎片被吸入仪器。

7. 定期观察注射器是否有盐分结晶析出，如果出现，及时和当地工程师联系。

8. 如果用户自行配制运行缓冲液或各类试剂，请务必使用 0.2μm 孔径的滤膜过滤后再使用。

八、结果与意义分析

1. 一级谱图 能反映大部分组分情况；基线平稳；各组分峰型尖锐且基线分离（图 4-20-21A）。

2. 二级谱图 尽量选择单一显示峰进行二级分析，图谱要求母离子能看到，主要子碎片明确（图 4-20-21B）。

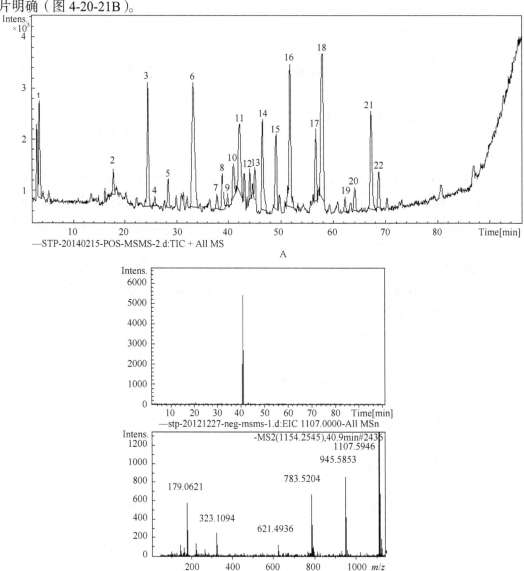

图 4-20-21　麝香通心滴丸醇提成分物质分析

九、出现问题与解决办法

1. 出峰时间太早，即样品在色谱系统中不保留：考虑改变色谱柱或流动相系统。

2. 峰形不好，即拖尾或肩峰：考虑改变液相方法。

3. 多针之后信号骤然下降或出现鬼峰：考虑多针残留影响，走多针空白冲洗系统。

4. 当仪器冲洗程序无法达到原来信号高度时：将仪器中的源头取出超声清洗，如信号依然不够高，考虑将通道毛细管取出，依次用水、异丙醇、甲醇、乙腈多次冲洗。

十、思　考　题

（1）飞行时间质谱与三重四级杆质谱的区别及优势领域是什么？

（2）如何选择色谱柱？

（3）如何选择流动相系统？

第二十一章 蛋白纯化技术（层析系统）

一、简 介

随着生命科学研究进入后基因组时代，以蛋白质为主要对象的研究成为各实验室研究的主题，其中，对单个蛋白质的分离纯化是蛋白质研究的基础工作，也是非常重要的工作。对纯度均一蛋白质的研究是揭示生命规律的重要手段，也是新药研发的必要途径，因为只有获得一定量的蛋白质纯品，才能满足结构和功能分析、物理化学参数测定、生物活性检测、毒理和药理实验等，乃至大量制备用于诊断和治疗。蛋白质分离纯化的重要问题是如何在纯化过程中保持温和的条件，从而保证在此过程中蛋白质的结构和活性不受影响。层析技术（chromatography）为蛋白质纯化提供了这样的条件，而层析系统为层析技术及其过程提供了稳定、准确、可靠的自动化平台，而各种层析介质和层析柱则是层析技术的核心。

二、主 要 用 途

层析技术大都在室温或低温下操作，所用的流动相可以是与生理液相似的具有一定pH、离子强度的缓冲水溶液，所用的填料表面修饰各种基团，可与蛋白质分子温和接触，从而保持了蛋白质分子的原有构象和生物活性。层析系统及各种分离纯化所需的填料和层析柱是保证该纯化过程的稳定性、重现性和自动化所必需的设备。

三、基 本 原 理

层析系统一般由泵推动溶液；各种阀门控制溶液流向，或者进样，或者洗脱层析柱；样品经过层析柱并洗脱后，以样品各组分在流动相和固定相（层析介质）中的分配系数不同而保留不同，从而分开；不同组分经过各种在位检测器，如紫外检测器、电导检测器、pH检测器等确定各组分的位置和浓度；最后各组分由收集器自动收集。如图4-21-1所示，完整的层析系统主要包含泵、各种阀门、层析柱、各种在位检测器和收集器。泵是层析系统的心脏，用以推动溶液流动，双柱塞双泵，可提供精确稳定，双向变速可调的液流，并可根据层析柱的不同而提供一定的压力。检测器是层析系统的眼睛，必须具有足够的灵敏度。在层析中需要检测的指标有pH、离子强度、紫外/可见光吸收值、折光度、荧光值等。

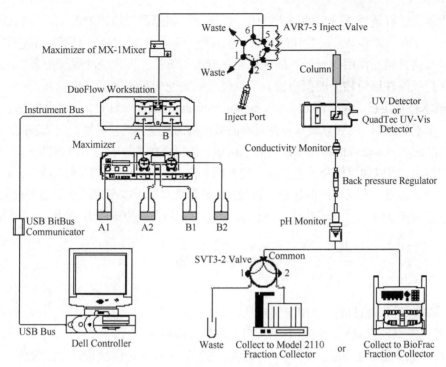

图 4-21-1　蛋白纯化层析仪器结构示意图

各种层析技术简介如下：

1. 离子交换（ion exchange chromatography，IEC）　不同蛋白质在一定缓冲液和 pH 条件下具有彼此不同的电荷数目，因此与离子交换层析介质上的配基的相互作用不同，可用不同离子强度或连续离子强度梯度的盐溶液将结合能力不同的蛋白质依次洗脱下来。蛋白质与离子交换介质之间的相互作用方式是多种多样的，不仅与蛋白质所带的净电荷有关，而且与蛋白质分子的空间结构和电荷分布等因素有关，每一种蛋白质具有其独特的性质，因此，在分离制备蛋白质时要选择不同的介质和不同的条件，主要有层析介质及其孔径和载量，如 UNOsphere Q/S、MacroPrepHigh Q/S、DEAE 和 CM 等，层析条件主要有缓冲液、pH、离子强度等。

2. 凝胶过滤（gel filtration chromatography，GFC）　一种纯粹按蛋白质分子在溶液中的体积大小分离的层析方法，层析介质具有一定范围的孔尺寸，大分子进不去而先流出层析柱，小分子后流出。

3. 羟基磷灰石层析（CHT）　具有独特的分离机制，是唯一直接用于蛋白质和核酸纯化的无机层析填料，高度耐碱，生物安全性最高。其中 PO_4^{3-} 与带正电的蛋白质以离子键结合，具有离子交换特性，可由 NaCl 浓度梯度或 Na_3PO_4 浓度梯度洗脱，其中的 Ca^{2+} 与带负电蛋白质的自由羧基以金属螯合方式结合，这种结合方式对 NaCl 不敏感，可由 Na_3PO_4 浓度梯度洗脱。因此该填料既可以用 Na_3PO_4 单梯度洗脱，也可以采用 NaCl 浓度梯度洗脱后以低浓度 Na_3PO_4 缓冲液平衡，再以 Na_3PO_4 浓度梯度洗脱的双梯度洗脱模型，以达到更高的分辨率。

4. 亲和层析（affinity chromatography）　利用生物大分子和层析介质表面存在的某种

特异性吸附而进行选择性分离的层析技术。层析介质表面预先连接上配基，如 Protein A、IDA、酶、抗原、激素等，具有和配基有生物特性吸附的生物大分子与配基相互作用而被保留，没有这种相互作用的分子不能保留而先流出层析柱，再改变洗脱液的条件，如 pH、组成等，把吸附在层析柱上的蛋白质分子以纯品或较纯的形态洗脱下来。

5. 疏水作用层析（hydrophobic interaction chromatography，HIC）　蛋白质分子是一个外部有一亲水层包围、内部有疏水核并具有高级结构的复杂体系。尽管蛋白质表面亲水性很强，但也存在一些非极性的疏水基团或疏水区域，特别是在高浓度盐溶液条件下，这些疏水基团向外伸展，可以和层析介质上的疏水配基相互作用，不同蛋白质的疏水特性不同，从而可以在不同盐溶液下实现不同的保留而被分离。通常疏水层析以高浓度盐溶液平衡上样，洗脱过程中盐浓度下降，蛋白质与层析介质上的配基的吸附力变为排斥力，从而蛋白质被洗脱。

四、特　　点

1. 兼顾分析和制备的高分辨率层析系统。
2. 可更换双柱塞双泵，兼顾中压、高流速制备和高压分析。
3. 组分收集器功能强大，可用 96 孔板，EP 管，各种规格试管，冰浴收集，到任意体积的收集瓶收集。
4. 用于蛋白质、多肽等生物大分子的分析分离和制备。

五、仪器与试剂

蛋白纯化层析仪，配有紫外检测器，所用试剂均为分析纯。

六、实　验　操　作

（一）样品准备

根据样品成分特点，选择样品处理方式。一般提取好的样品，冷冻干燥后，以层析系统流动相溶解，以 0.22μm 尼龙膜超滤得供试品溶液。

（二）色谱条件

构建层析体系（流动相种类、浓度和 pH），优化操作参数（色谱柱尺寸、色谱参数和温度等），便可对样品成分进行有效的分离。

（三）蛋白纯化仪（层析系统）操作步骤

1. 准备工作与仪器预查
（1）所有用于该层析系统的水、缓冲液等试剂溶液和所有样品在使用前均必须以

0.22μm 或 0.45μm 微孔滤膜过滤，并以真空抽气装置或超声波对以上各试剂溶液和样品脱气，以确保溶液和样品中无微颗粒和溶解气体。

（2）将输液管路终端浸入各选用的溶液中。

（3）检查层析系统信号线和流通管路等各部分线路是否连接完好，若无异常情况可准备开机。

2. 开机

（1）插上系统各部分电源插头，开启组分收集器开关，然后开启层析系统主机左下方电源开关，再打开 QuadTec 检测器电源开关，最后打开电脑监视器的电源开关，进入 Windows 系统。用鼠标双击 Windows 桌面的"BioLogic Configuration"图标，在弹出窗口中确认不选择"Maximizer is install"，选择 BioFrac 组分收集器，根据泵头配置选择 F10 或 F40 泵头，最后鼠标点击"OK"确认（在该操作设置一次即可，在以后的操作中不必每次设置）。

（2）鼠标双击 Windows 桌面的"BioLogic DuoFlow"快捷键，进入层析系统"Manual"监视界面，检查该界面系统各部分和阀门的状态，在"QuadTec Detector"控制面板上点击"ON"，打开紫外灯。

（3）用洁净针筒插入主机 A 泵前下方的"Priming"接口，旋松该接口，用针筒抽出泵中的溶液，旋紧接口，再重复上述操作，直到抽出溶液不含气泡，最后旋紧接口；B 泵也如同上述操作，确保 A、B 泵中没有气泡。

（4）鼠标选择 Manual 界面中"Workstation Valves"的 AVR7-3 阀门的"P"位置，使阀门转到 Purge 位，打开主机左下方"Purge"下的"A"按钮，开始以所选 A 液冲洗 A 泵管道，约 2min 后再按该按钮停止 Purge，然后按"B"按钮，以所选 B 液冲洗 B 泵管道，同样冲洗 2min。然后鼠标选择 AVR7-3 阀门的"L"位置。

3. 根据层析柱使用说明安装层析柱，然后在"Manual"界面的"Flow rate"栏输入流速，鼠标点击"Start"，以所选溶液预平衡层析柱。

4. 方法编辑和运行

（1）新方法编辑：鼠标选择"Manual"界面工具栏中的"Browser"按钮，鼠标点击"USERS"，展开文件管理目录树，建立新用户名、新项目名和新方法名，进入方法编辑界面，在 SETUP 界面选择方法所用的系统组件，鼠标点击工具栏"Protocol"按钮，在 Protocol 界面编辑方法。

（2）选择或编辑旧方法：在"Browser"展开文件管理目录树，鼠标双击所选方法，进入该方法编辑界面，可对该方法进行编辑。

（3）方法编辑完毕后，在该界面的工具栏点击"Run"按钮，在弹出的窗口中输入运行的名称和操作人，鼠标点击"OK"进入方法运行界面，点击该界面工具栏"Start"按钮，开始运行程序。注意：如果选择自动进样环进样，则必须在方法运行到进样步骤前进样，确认 AVR7-3 阀门在"L"位置，进样针吸了样品后插入 AVR7-3 阀的 2 号位进样，进样结束后切勿将进样针拔出，以免样品因管道虹吸进入废液管，方法运行到进样步骤自动将 AVR7-3 阀转到"I"位置，在方法指定的流速下将样品注入层析柱，在方法进样结束后方可将进样针拔出。

（4）程序运行结束后，方法和运行数据将被自动保存，可在"Browser"界面查看方法、运行的数据和层析图谱，并可对这些数据和图谱进行编辑和打印。

1）色谱图峰标记：点击工具栏的"Browser"按钮进入数据编辑界面，按目录树结构选择所要编辑的色谱图，双击打开进入 Postrun 界面，点击工具栏的 Tags 按钮，在弹出的窗口点"OK"回到色谱图界面，将鼠标移到所要标记的峰尖，点击则峰按顺序标记。

2）色谱图输出：点击工具栏的"Browser"按钮进入数据编辑界面，选择所要编辑的色谱图，双击打开进入 Postrun 界面，点击菜单栏的"File"，在下拉菜单中选择"Print Report"，在弹出窗口下方的 Printer Type 选择"color"，点击"OK"确定；重新点击菜单栏的"File"，在下拉菜单中选择"Export Chromatogram Image"，在弹出窗口中选择色谱图保存的位置，按确定。找到色谱图的位置，该色谱图可粘贴到 Word 上并进行编辑。

3）色谱图比较：在 Browser 界面用鼠标选择所要比较的色谱图，点击该界面左下方的"Compare"按钮，在弹出窗口中输入比较文件的名称，按"OK"确定，再用鼠标选择另一个数据，按"Compare"按钮，则在文件目录窗口的下方窗口中出现 2 个数据，如果还需要加入数据比较，可按上述操作继续选择数据，最后点击该窗口右方的"Compare Traces"按钮，进入 Compare 界面，点击工具栏的"Overlay"按钮，则所选择的色谱图叠加，可进行比较。

5. 关机

（1）过夜停用维护：用过滤脱气的 HPLC 水冲洗 A、B 泵及其管道；再用针筒各抽取 10mL HPLC 水打入各泵上方的泵头冲洗入口，将废液瓶放在 A、B 泵中下方的泵头清洗液出口接清洗液，进行泵头清洗。

（2）长期停用维护：根据层析柱使用说明清洗保存层析柱，然后拆下层析柱，连接系统柱头和柱尾的接头；在手动操作界面选择 AVR7-3 阀门的"L"位置，以 5～10mL/min 的流速冲洗整个系统和管道；再用针筒各抽取 10mL HPLC 水冲洗泵头；最后用过滤脱气的 20%乙醇溶液冲洗整个系统、阀门及其管道，并定期维护。

（3）鼠标点击工具栏"Manual"按钮回到手动界面，停泵，关闭紫外灯，检查各阀门的位置，鼠标点击右上方关闭按钮，在弹出窗口点击"OK"，退出程序。

（4）关闭组分收集器电源，关闭主机左下方电源，关闭 QuadTec 检测器电源，拔掉各组件电源插头。

6. 清洁卫生

（1）用吸水纸或滤纸吸干各管道接头和系统表面的溶液或水。

（2）桌面、系统表面擦拭干净。

七、注 意 事 项

1. 所有用于层析系统的缓冲液和样品均要用 0.45μm 的滤膜过滤并脱气。

2. 开机前检查仪器连接状态，并用缓冲液充满泵进水管道，可用针筒在泵前下方的 Priming 口进行抽吸。

3. 关机时层析柱按照其使用说明进行操作保护，仪器如果仅放置过夜或 1～3 天内继续使用，仪器管道用低盐溶液冲洗即可；如果仪器停用超过 1 周，在系统管道必须充满 20% 乙醇，可配 20% 乙醇用泵（A、B 各 50%）冲洗系统，其中层析柱接头处用白色接头短接，进样阀用 20% 乙醇充满。

4. 如果使用了高浓度盐溶液（超过 1mol/L），则使用后必须用清水擦拭各接头，桌面保持干净、整洁。

5. 开机、设置重要参数、程序编制和运行样品

（1）打开检测器（QuadTec 是独立电源）、收集器、层析仪电源开关，打开计算机，先启动 Biologic Configuration 检查泵头、收集器、层析工作站等的设置是否正确，然后启动 Biologic DuoFlow 软件。计算机会自动检测阀门、检测器等有关部件。

（2）根据所用柱子说明书提供的耐压极限设置泵的压力限制（但压力不要超过泵的最大压力范围，F10 泵头 3500psi，F40 泵头 1000psi），压力超过柱子的耐压极限会损坏柱子。

（3）如果使用 pH 检测器，每次使用前根据使用缓冲液 pH 范围用相应标准缓冲液（pH 4、pH 7 或 pH 7、pH 10）按软件校正程序进行校正。使用 Maximizer 时还要进行盐浓度的单点或两点校正（用精密 pH 计）。pH 检测器不用时应将电极从流通池中取出，保存在随机带的缓冲液（或 pH 4 的 3.5mol/L KCl 溶液）中，避免蛋白质、盐类等物质黏附或析出在电极上，以延长电极寿命。电极必须在缓冲液中保存，不可以干置。

（4）如果分离样品（特别是微量样品）需要收集，程序编制时注意设置延迟收集体积（delay volume，一般 200μL 左右，是从紫外检测器到收集器滴头一段管道加上包含的流通池自身死体积的体积，管道体积可以量出长度根据操作手册提供的管道参数算出，流通池死体积可以从说明书中查出），以使对样品的收集与紫外检测结果精确对应。

（5）用有关缓冲液清洗和平衡柱子，紫外（紫外灯本身需要一段时间稳定）和电导基线走稳后可以开始走样。上样前要把上样阀置于 load 位置，上样后在程序执行到 inject 步骤之前上样注射器不要拔掉，否则样品会因为重力缘故从上样阀废液出口流出。

（6）在上不同样品时，应特别注意清洗上样阀的 load、inject、purge 位置，避免样品的交叉污染。

（7）程序结束后注意熄灭紫外灯以延长其寿命。

八、结果及评价

分析色谱图谱，比较各样品间的差异，并根据标准溶液，分离并分析样品成分，最终进行样品纯化成分的大量制备。

九、出现问题和解决办法

1. 压力读数或流量脉动，可能是气泡滞陷在泵头，可参考仪器手册赶出气泡。

2. 紫外基线脉动或噪声过大，可能是气泡滞陷在检测池，可参考仪器手册赶出气泡。

3. 反压过大，可能是管道堵塞或柱子需要清洗。取下柱子，如果反压仍过大，需清洗管道和阀门（可以从泵开始逐段检查找出堵塞处），否则按柱子说明书清洗或再生柱子。

十、思　考　题

蛋白纯化层析技术有哪几种？

第二十二章　毛细管电泳技术

一、简　　介

毛细管电泳（capillary electrophoresis，CE），是 20 世纪 80 年代中期问世的一种分离手段，是经典电泳技术与现代微柱分离相结合的产物，是离子或荷电粒子以电场为驱动力，在毛细管中按其淌度和分配系数不同进行高效、快速分离的一种电泳新技术。

经过 20 年的发展之后，毛细管电泳已经成为一种主流的分析技术。由于其极高的分离效果、极低的操作及运行成本而被越来越多的研究者使用。现在，在各种各样的标准之中我们都会发现毛细管电泳技术的身影，毛细管电泳的测定方法越来越多地出现在包括美国药典、欧洲药典、中国药典、ISO、ASTM 等众多标准之中。

毛细管电泳技术不但为人类基因组测序计划提供了最为高效和可靠的平台，而且也开创了一个超高分离效率的新时代。毛细管电泳技术所具有的快速、高效、高分辨率优势将会给各个领域的研究者提供新的研究思路和发现新的结果，特别是当研究对象是极性或水溶性物质的时候，毛细管电泳能够提供比传统色谱手段更高的分辨率及定量准确性。

目前毛细管区带电泳（CZE）、胶束电动力学色谱（MEKC）、毛细管凝胶电泳（CGE）和无胶筛分毛细管电泳（NGCE）这些传统的分离模式仍然被广泛应用，并且在分离介质等方面不断推陈出新，毛细管电色谱（CEC）、非水系毛细管电泳（NACE）、芯片电泳（ChipCE）、CE 联用技术等新技术新方法不断涌现并开始进入实验室，使 CE 技术的应用领域向更高更广拓展。

二、主　要　用　途

毛细管电泳是指在 10～100μm 内径的超细毛细管中采用高压电场（10～30kV）对不同分子及颗粒进行高效分离及检测的技术。该技术可适用于离子、化合物、天然产物、生物大分子、纳米颗粒及病毒颗粒的分离检测，还可用于分子间相互作用的研究。

三、实　验　原　理

CE 从传统电泳发展而来，它以高压（可达 30kV）下产生的强电场为驱动力，以 20～

200μm 内径的石英毛细管为分离通道，依据各组分之间电泳淌度来实现分离。

毛细管电泳仪器的结构通常包括压力系统、电驱动系统（高压电源、Pt 电极、供毛细管两端插入且又可和电源相连的缓冲液贮槽）、毛细管、检测管、记录装置及温控系统等。

CE 的核心是在高电场下进行电泳分离。实现高电场的关键部件是小孔径毛细管电泳柱。而 CE 分离中首要的任务是根据样品的情况选择不同的分离模式和分离方法，以达到最佳分离效果（图 4-22-1）。本章主要介绍 CZE，也称为毛细管自由溶液区带电泳，是毛细管电泳中最基本也是应用最广的一种分离模式，其分离机制主要是基于组分在自由溶液中迁移速率的不同而进行分离（图 4-22-2）。CZE 是其他电泳分离模式的母体，其实验条件的选择也是其他分离模式的基础。这里着重介绍 CZE 的各种操作条件对组分分离的影响及实验条件的选择。

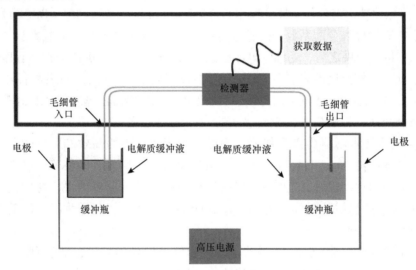

图 4-22-1　毛细管电泳基本仪器结构示意图

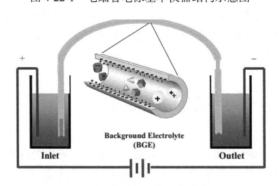

图 4-22-2　毛细管区带电泳分离原理

四、特　　点

1. 分离效率极高。采用毛细管电泳技术能够得到比较高的分离效率，尤其是蛋白质、多肽类的极性分子，能得到其他色谱得不到的分析结果。

2. 分析和清洗速度快，一般在几分钟内就可以完成分析。测定样品间只需将毛细管充分冲洗，便可避免样品间的交叉干扰。分析时间约是传统凝胶电泳的 1/10。

3. 对样品的前处理要求很低，有些样品不需要前处理就可以进样分析。特别适合尿液、血液及食品等复杂的实际样品中蛋白质的分析。

4. 毛细管电泳的运行成本极低。毛细管电泳柱一般不需要填充或比较复杂的处理，价格很低，另外使用寿命较长，而且要求的使用条件要比色谱柱低。

5. 自动化程度高，实验重现性好。传统的凝胶电泳涉及制胶、染色和脱色等过程。完全自动化的毛细管电泳技术避免了大量的人工操作所带来的分析结果的不确定性。

6. 绿色环保的技术。毛细管电泳的运行环境大多是在水介质缓冲溶液中，尽量减少对实验室人员的身体健康造成的危害。

五、仪器与试剂

毛细管电泳仪、配有二极管阵列检测器、石英毛细管、酸度计，所用试剂均为分析纯。

六、实　验　操　作

（一）样品准备

根据样品成分特点，选择样品处理方式。一般提取好的样品，冷冻干燥后，以电泳缓冲液溶解，以 0.22μm 尼龙膜超滤得供试品溶液。

（二）电泳条件

确定分析模式（CZE），以及样品处理方式后，构建缓冲体系（缓冲液种类、浓度和 pH），优化操作参数（毛细管尺寸、操作电压和温度等），便可对样品成分进行有效的分析。

（三）毛细管电泳操作步骤

毛细管电泳的基本步骤包括清洗毛细管、更换电泳缓冲液、进样及在线检测。

1. 开机

（1）接通电源，打开毛细管电泳仪开关，打开计算机，点击桌面 32 Karat 操作软件图标，点击 DAD 检测器图标，进入毛细管电泳仪控制界面。

（2）将分别装有 0.1mol/L 盐酸、1mol/L 氢氧化钠、运行缓冲液 A、重蒸水的瓶子依次放入左边缓冲液托盘（Inlet）并记录对应的位置。

（3）将装有运行缓冲液 A 及空的缓冲液瓶放入右边缓冲液托盘（Outlet），记录对应的位置。

（4）将装有待检测样品的缓冲液瓶放入左侧样品托盘，记录对应的位置。

（5）检查卡盘和样品托盘是否正确安装。盖好托盘盖，注意直接控制图像屏幕上是否显示卡盘和托盘已安装好。此时应能听到制冷剂开始循环的声音。

2. 石英毛细管的处理

（1）在直接控制屏幕上点击压力区域，出现对话框。

（2）设置 Pressure、Duration、Direction、Pressure Type、Tray Positions 等参数。点击 OK，瓶子移到指定的位置，开始冲洗。

按照表 4-22-1 的步骤依次进行冲洗。冲洗完成后，毛细管已处理好，毛细管中充满运行缓冲液。

表 4-22-1　毛细管冲洗程序

溶液	进口	出口	压力/psi	时间/min
重蒸水	E1	B1	25	0.5
0.1mol/L 盐酸	C1	B1	20	2
重蒸水	E1	B1	20	0.5
1mol/L 氢氧化钠	D1	B1	20	2
重蒸水	E1	B1	20	0.5
运行缓冲液	A1	B1	20	2

3. 方法编辑

（1）先进入 32 Karat 主窗口，用鼠标右键单击所建立的仪器，选择 Open Offline，几秒后会打开仪器离机窗口。

（2）从文件菜单选择 File Method New，在方法菜单选择 Method Instrument Setup 进入仪器控制和数据采集模块。选择其中一个为"Initial Condition"（初始条件）的选项卡，进入初始条件对话框。在这个对话框中输入用于仪器开始运行时的参数。

4. 序列的建立

（1）从仪器窗口选择 File/Sequence/New，打开序列向导，按要求选择。

（2）点击 Finish，出现新建的序列表。

5. 系统运行

（1）在系统运行前，检查仪器的状态：检测器配置是否正确；灯是否点着；样品和缓冲液是否放置正确。

（2）从菜单选择 Control/Single Run 或点击图标打开单个运行对话框。

（3）在仪器窗口的工具条上点击绿色的双箭头打开运行序列对话框。

6. 关机

（1）关闭氙灯。

（2）点击 Load，使托盘回到原始位置。

（3）打开托盘盖，待冷凝液回流后关闭控制界面。

（4）关闭毛细管电泳仪开关，关闭计算机，切断电源。

七、注 意 事 项

（一）操作电压

1. CZE 分离条件优化，在保证分离度及分离精密度的前提下，尽量选择较高的电压条件，但不致产生过高的电流和过多的焦耳热。

2. 操作电压可选范围在 0～30kV，建议采用恒压模式运行，因其他实验条件如缓冲液浓度、温度等的微小变化都可能给电流造成很大影响。

（二）缓冲溶液

缓冲液的选择通常须遵循下述要求。

1. 在所选择的 pH 范围内有很好的缓冲容量。

2. 在检测波长无吸收或吸收值低。

3. 自身的淌度低，即分子大而荷电小，以减少电流的产生。

4. 为了达到有效的进样和合适的电泳淌度，如果组分的离解常数已知，则应控制缓冲液的 pH，以使组分间的有效淌度之差达最大。

5. 在配制缓冲液时，必须使用高纯蒸馏水和试剂，用前要用 0.45μm 滤膜除去颗粒等。

6. 可在缓冲溶液中添加某种成分，通过它与管壁或与样品溶质之间的相互作用，改变管壁或溶液相物理化学特性，进一步优化分离条件，提高分离选择性和分离度。常用添加剂有表面活性剂，如季铵盐等；有机溶剂，如甲醇等；手性试剂，如环糊精等。

（三）温度选择

分离在恒温下进行，通常仪器的温控范围在 15～60℃，采用制冷剂控制温度精度可达 0.1℃，从而保证分离的重复性。常规 CZE 操作温度多控制在 20～30℃，具体温度需在实验中进行优化选择。

（四）毛细管柱的冲洗

通常对未涂层的毛细管柱在每次实验前后均应用 0.1mol/L NaOH 和水分别冲洗 1～5min，若分离的样品较复杂，如蛋白质，在各次分离之间均应用 NaOH 溶液和分离缓冲液分别冲洗 1～5min，若样品较简单，在每次运行之间，只需用缓冲液冲洗即可。

（五）样品溶液的配制

1. 一般除了检测微量成分以外，应尽量配制较小浓度的样品溶液，这样可以改善峰形，提高分离度。

2. 常用的溶剂为水，当样品溶液浓度远低于缓冲液浓度时，会导致样品区带的展宽，影响分离，因此有时采用 1：10 的缓冲液稀释液作为溶剂以改善峰形。

3. 如果为水不易容样品，可以采用一定比例的有机溶剂，但要考虑与缓冲体系的互溶性。

（六）检测波长的选择

CZE 中的电解质溶液一般均有较低的极限波长，可采用 190～220nm 作为检测波长。

（七）压力进样

压力进样是 CZE 中最常采用的进样方式，进样时间应尽量短，一般不超过 10s，特别是对于加入有机溶剂的样品溶液，如果进样时间过长，可能会导致断流，而使电泳无法进行。

八、结果及评价

分析电泳图谱，比较各样品间成分差异，并根据标准溶液，以校正峰面积对浓度作图，绘制标准曲线，计算成分含量及建立样品毛细管电泳指纹图谱。

九、出现问题和解决办法

1. 样品峰出现拖尾，可能是样品在毛细管内壁吸附。对蛋白质及核酸样品应尽量采用涂层毛细管分离，或采用极端 pH 条件或动态涂层防止样品吸附。

2. 样品峰过宽，可降低样品进样量，若情况还没有改善，可能是样品本身性质不均一，主要是针对蛋白质样品。

3. 迁移时间不稳定，可能是缓冲溶液与毛细管内壁平衡较慢，每次样品运行之间应避免用 NaOH 溶液冲洗毛细管。

4. 电流泄漏，可能是①毛细管断裂，可更换新毛细管，并用水清洗光纤头及检测窗口。②毛细管无断裂，实验环境湿度过大，可使用抽湿机，并打开仪器 Cartridge Cover。如果没有抽湿机可以使用空调，在湿度过大的情况下可在仪器关闭时放置干燥剂，但是在仪器运行时一定要将干燥剂取出。

十、思 考 题

（1）毛细管电泳技术的基本原理和特点。
（2）缓冲溶液选择应遵循的原则。

第二十三章　蛋白悬液芯片技术

一、简　介

Bio-Plex 悬液芯片系统是新一代的生物芯片技术，在形式上是把流式细胞技术和酶标检测技术有机地整合在一起（图 4-23-1）。它利用 100 种不同颜色的微球来标记生物分子配体，每个微球可偶联一个对应不同靶分子的特异反应物，可在单个样品中同时检测多达50 个生物分子，并且检测范围可达到 0.2～3 200pg/mL（细胞因子）或 1.95～32 000pg/mL（蛋白质）。该技术操作简单、方便，整个过程只需要几小时便能完成。并且该系统具有自动校正和校验工具，可以保证样品间差异、板间差异、系统间差异控制在 10% 以下。该技术在检测大量的珍贵临床样品中占据重要的地位。

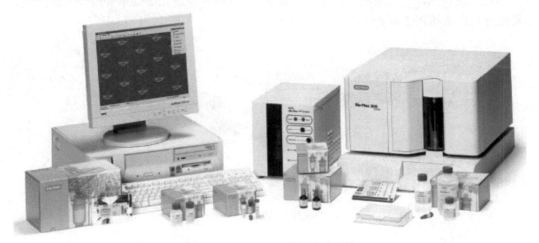

图 4-23-1　Bio-Plex 悬液芯片系统

二、主　要　用　途

Bio-Plex 悬液芯片系统适用于生物细胞、试验动物和人体标本中多项重要生物标志分子及其相互作用，以及与候选药物相互作用的研究，应用领域涵盖了①临床诊断：肿瘤标志物的检测、传染性疾病的检测、自身免疫病的检测、遗传病的分析、流行病学病原体的筛查、烈性传染病的快速诊断；②基础研究：细胞因子的研究、信号通路的分析、抗体功能的解析、SNP 研究、新药开发等。

三、主 要 原 理

1. 芯片原理 Bio-Plex 悬液芯片的核心技术：在制作过程中严格按照搭配的比例掺入两种不同的红色分类荧光染料，根据比例不同可以把微球分为 100 种。每种微球上可偶联一种对应的靶分子特异反应物，反应物可以是酶底物、受体、抗原或抗体，从而可以对一个样本中多种不同的目的分子进行同步检测。在液相蛋白芯片中，先把针对不同检测物的不同颜色微球混合，然后加入被检测物，在悬液中微球与被检测物特异性结合，并加上荧光标记，从而可进行检测（图 4-23-2）。

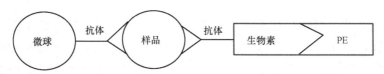

图 4-23-2　Bio-Plex 悬液芯片原理示意图

2. 检测原理 微球被鞘流液体传送系统排成单列通过两束激光：一束判定颗粒的颜色（分类激光），从而决定被测物的类型和性质（定性）；另一束（报告激光）测定颗粒上的荧光标记强度，从而决定被测物的量（定量）。所得信号经过光电倍增管后经电脑处理，所得数据可以直接用来判断结果（图 4-23-3）。

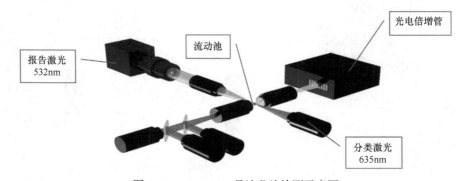

图 4-23-3　Bio-Plex 悬液芯片检测示意图

四、特　　点

1. 检测通量大 对单个样品可同时检测高达 50 个生物分子，且在 30min 可以完成 96 个样品的检测并获得多达 10 000 个分析数据。

2. 检测样品量少 检测仅需要少于 50μL 的血清或其他生物样品。

3. 检测灵敏度高 可对样品中一些低表达细胞因子或蛋白进行检测，其检测范围为 0.2～32 00pg/mL 或 1.95～32 000pg/mL。

4. 数据准确且重复性高 该系统配备自动校正和校验工具可以保证样品间差异、板间差异、系统间差异控制在 10% 以下，可获得准确而有重复性的结果。

五、主要实验器材/试剂/对象

1. **实验器材** 移液枪、振荡器、超声波、摇床、洗板机。
2. **实验试剂** 细胞因子检测试剂盒或磷酸化蛋白试剂盒。
3. **实验对象** 血清、血浆、细胞培养上清液、细胞裂解液、组织裂解液等。

六、实 验 步 骤

（一）检测细胞因子

1. 实验准备

（1）点击仪器上的 Start up，预热仪器 30min。把 Assay buffer、Wash buffer、Sample diluents 试剂拿出来放置到室温，然后剩余试剂放在冰上。

（2）稀释样本：用 Sample diluents 4 倍稀释血清样本。

（3）稀释 Wash buffer：用 ddH$_2$O 把 Wash buffer 稀释 10 倍（60mL Wash buffer+540mL ddH$_2$O）。

（4）配制标准品：加 500μL Standard diluents 到标准品中，涡旋 5s，在冰上孵育 30min，作为标准品母液。

（5）稀释标准品：取 128μL 配制好的标准品母液+72μL Standard diluents 为 S7，然后再取 50μL（S7）+150μL Standard diluents，涡旋混匀 5s 为 S6，以此类推，直至稀释到 S1，同时用 Standard diluents 作为 Blank。

（6）稀释磁珠：用 Assay buffer 稀释磁珠 20 倍（288μL Beads+5472μL Assay buffer），稀释后振荡 30s。注意要避光。

（7）用 calibrate 试剂盒对仪器进行校正。

2. 开始实验

（1）把磁珠振荡 10～20s，加 50μL 到每孔中。

（2）用 100μL Wash buffer 洗板 2 次。

（3）振荡样本、标准品、Blank。加 50μL 各样本到每孔中，盖上锡箔纸进行振荡，速度为（850±50）r/min，室温孵育 1h。

（4）用 100μL Wash buffer 洗板 3 次。提早 10min，准备开始配抗体。

（5）用 Ab diluents HB 稀释抗体 10～20 倍，稀释后振荡 5s。

（6）振荡抗体，加 25μL 到每孔中。盖上锡箔纸进行振荡，速度为（850±50）r/min，室温孵育 30min。

（7）用 100μL Wash buffer 洗板 3 次。提早 10min，配制 PE。用 Assay buffer 稀释 PE 100 倍，稀释后振荡 5s。

（8）振荡 PE，加入 50μL 到每孔中。盖上锡箔纸进行振荡，速度为（850±50）r/min，室温孵育 10min。

（9）用 100μL Wash buffer 洗板 3 次。

（10）加入 125μL Assay buffer 到每孔中，盖上锡箔纸进行振荡，速度为（850±50）r/min，室温振荡 30s，放入仪器中进行检测。

（二）检测磷酸化蛋白

1. 实验准备

（1）蛋白样品：提前把蛋白样品提取好，并且初步用 BCA 定量法对蛋白样品进行定量，从而确定是否要对样品进行稀释。

（2）微球：各种微球先超声 30s 后涡旋 1min。各种微球用 Wash buffer 进行混合配制。

（3）抗体：各种抗体在加样前 30min 进行配制，用试剂盒里的抗体稀释液进行配制。

（4）PE：需要加样前 30min 进行配制，用 Wash buffer 进行配制。

（5）磷酸化蛋白测定：做两块板，一块板是待测定的磷酸化蛋白，一块板是总蛋白。

2. 开始实验

（1）加入 100μL 的 Wash buffer 到各孔中润湿滤板，洗板机吸掉孔中液体。

（2）每孔加入 50μL 微球，洗板机洗板 2 次。

（3）加入 25μL 的 Testing Assay buffer，再加入 25μL 的样品，用锡箔纸包住，600r/min，室温孵育过夜，洗板机洗板 3 次。

（4）加入 25μL 的抗体，用锡箔纸包住，1100r/min，室温孵育 30s 后换成 300r/min，室温孵育 30min，洗板机洗板 3 次。

（5）加入 50μL 的 PE，用锡箔纸包住，1100r/min，室温孵育 30s 后换成 300r/min，室温孵育 15min，洗板机洗板 3 次。

（6）加入 125μL 的 Resuspend buffer，注意加的时候不能有气泡。用锡箔纸包住，1100r/min，室温孵育 30s，放入仪器中进行检测。

（7）注意放入仪器中检测前，需要先对仪器预热 30min，对仪器进行校正和校验。

七、注 意 事 项

1. 严格进行每次实验的 Start Up、Shut Down 和板间清洗（Wash Between Plates）操作，以避免鞘流系统的管路堵塞。

2. 经常注意鞘流液瓶和废液瓶的液面，及时添加鞘流液和倒空废液。经常打开仪器的所有门观察是否漏液，如果漏液须及时联系 Bio-Rad 工程师进行维修。

3. 如果仪器预热后闲置 4h，则激光自动关闭，这时如果要读板必须重新预热；如果温度改变 2℃以上必须重新进行校正（calibration）。

4. 读板前的注意事项

（1）检查滤板是否平整。

（2）目测平板待检孔是否充满 buffer。

（3）平板在 1100r/min，室温摇 30s。

（4）检查废液瓶是否倒空和鞘流液瓶是否充满。

5. 每月做一次系统校验（validation），仪器搬动后也必须进行校验，检查并验证系统的光学系统、鞘流流路系统、报告激光和分类激光系统等。每次进行实验前，还需要进行系统校正（calibration）。

6. 每月保养：清洁仪器外表，先用温和洗涤剂，后用 10%漂白液擦拭仪器外表；若机器长期不用，必须将机器的管路充满 20%乙醇，可用 20%乙醇代替鞘流液，然后进行 Wash Between Plate。

八、结果与意义分析

1. 要看 DD gate 是否正确，以及图 4-23-4 中的（8758，17393）。不同试剂公司均有提供该公司的 DD gate，必须设置正确。

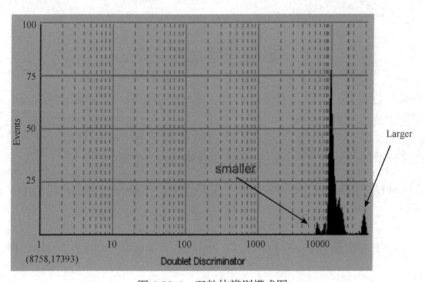

图 4-23-4　双粘体辨别模式图

2. 两条红色虚线之间的图，中间部分越尖越好，这说明微球比较集中，微球在进样的时候是靠着中间进样的，晃动比较少。Smaller 部分越多，说明在实验过程中，振荡速度太快，微球碎掉。Larger 太多，说明在实验过程中，振荡速度太慢，微球聚合。

Bead Map：是微球的分布图，是指阅读中所有事件的密度点图（图 4-23-5）。图中白色区域是指所选分析物期望的区域。每一点群落在一个白色区域中代表在某一检测中一个特有的小球设置（分析物）。数据点群应落在这些区域中，如果一个或多个数据群没有落在白色区域，提示有可能小球褪色或者有其他问题的存在。

如：　是好的结果。　是不好的结果，微球没有均匀分布在白色区域，说明实验过程出现一定的问题。

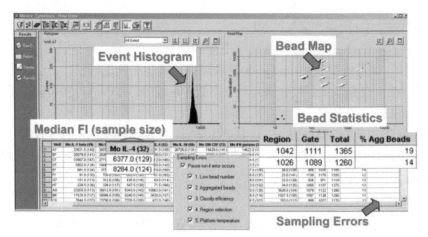

图 4-23-5　密度点图

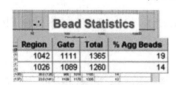

Total：全部的微球。
Gate：进入 DD gate 的微球。
Region：不仅进入 DD gate，且发出荧光的微球。
所以：Region≤Gate≤Total。
%Agg Beads：表示微球聚合率。值越小越好

九、出现问题或解决方法

一般在实验过程中，主要是看微球的 DD gate 是否正确，其次就是看 Bead Map 是否正常，有可能出现以下几种情况：

：这种情况提示鞘流液不对，必须更换鞘流液，重新上机。

：这种情况提示微球被分成两群，说明微球发生聚合。在实验过程中，要适当地提高振荡速度。

：这种情况提示在进样过程中有空气进入，有可能是在最后一步加样过程中引入气泡。

：这种情况提示没有鞘流液，可能是鞘流液已经使用完，要重新添加鞘流液。

：这种情况提示最后重悬微球的 buffer 使用的不对，使得微球分布在白色区域的形状也很不均匀。加入正确的重悬液来重悬微球，再进行检测。

十、思　考　题

（1）Bio-Plex 悬液芯片主要是哪些技术的结合？
（2）Bio-Plex 悬液芯片主要优势有哪些点？
（3）上机前，需要重悬微球，需要注意哪些事项？

第二十四章　蛋白相互作用技术

一、简　介

蛋白相互作用的方法有许多种，如酵母双杂交系统、免疫共沉淀、荧光共振能量转移、噬菌体展示技术、GST pull-down 技术及表面等离子共振技术（SPR）等。

酵母双杂交系统是一种在体内研究蛋白质-蛋白质相互作用的系统，它巧妙地利用了真核生物转录调控因子的组件式结构特征，一个是 DNA 结合结构域（binding domain，BD），一个是转录激活结构域（activating domain，AD）。单独使用其中一个都不能顺利转录，只有当 AD 和 BD 同时发挥功能时，才能激活转录的功能。运用基因重组技术把编码靶蛋白的 DNA 序列连接到带有 BD 的表达载体上，导入酵母细胞中，表达带有 BD 的杂合蛋白，与报告基因上游的启动调控区相结合，作为"诱饵"。将带有 AD 的载体和结合对象相连接，作为"猎物"载体，转化含有"诱饵"的酵母细胞。一旦"诱饵"蛋白与"猎物"载体中的这个结合蛋白发生相互作用，AD 和 BD 就会被牵引靠拢，激活报道基因表达。如果检测到报道基因的表达产物，则说明两者之间有相互作用，反之则两者之间没有相互作用。

免疫共沉淀是指当细胞在非变形条件下被裂解时，完整细胞内会存在许多蛋白间的相互作用，如果用某种蛋白的抗体来免疫沉淀该种蛋白，那么与此蛋白在体内结合的其他蛋白也会被沉淀下来。

荧光共振能量转移是指距离很近的两个荧光分子间产生的一种能量转移现象。当供体荧光分子的发射光谱与受体荧光分子的吸收光谱重叠，并且两个分子的距离在 10nm 范围以内时，就会发生一种非放射性的能量转移，即 FRET 现象，使得供体的荧光强度比它单独存在时要低得多（荧光淬灭），而受体发射的荧光却大大增强（敏化荧光），因此可以在靶蛋白上标记上供体荧光分子，在待检测蛋白上标记上受体荧光分子，若发生 FRET 现象，则说明两种蛋白间存在相互作用。

噬菌体展示技术是指在编码噬菌体外壳蛋白基因上连接一个单克隆抗体的 DNA 序列，当噬菌体生长时，表面就表达出相应的单抗，再将噬菌体过柱，柱上若含目的蛋白，就会与相应抗体特异性结合，同时把与目的蛋白结合的其他蛋白给一起拉下来，再进一步通过质谱等技术确定与目的蛋白相互作用的蛋白。

GST pull-down 技术是指利用重组技术将靶蛋白与谷胱甘肽巯基转移酶（GST）融合，融合蛋白通过 GST 与固相化在载体上的 GTH（Glutathione）亲和结合。因此，当与融合蛋白有相互作用的蛋白通过层析柱时或与此固相复合物混合时就可被吸附而分离，再进一

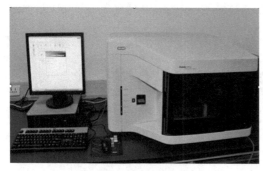

图 4-24-1 ProteOn XPR36

步通过质谱等技术确定与靶蛋白相互作用的蛋白。

ProteOn XPR36 蛋白相互作用阵列系统是由 Bio-Rad 公司推出的新一代生物传感器，该仪器是基于"表面等离子共振技术"设计而成的（图 4-24-1）。它具有 6×6 的芯片格式，可以实现单次进样即可得到最多 6 对相互作用的动力学常数，这种分析方法不仅大大提高了分析速度，而且由于分析时是多个浓度、多个不同的 Ligand 和 Analyte 在完全相同条件下反应的，得到的结果最准确，重复性也最好。该仪器保持了较高的通量和灵敏度，可以用于大规模医药研发。

二、主 要 应 用

在功能基因组领域，它可以分析调控因子和某些特定 DNA 序列是否存在特异的相互作用；在结构生物学研究方面，用它来分析大分子复合物的稳定性、结合自由能等；在药物开发方面，它可以用于高通量筛选、药代动力学和药物作用机制研究；在生产方面，它可以用来做质控；在临床研究方面，SPR 技术可以作为一种高通量的 ELISA 来使用，测量体液或细胞裂解液的特定分子的浓度。

三、主 要 原 理

ProteOn 是基于 SPR 技术设计而成的。SPR 有很多理论模型，其中 Kretschmann 结构比较简便。这种结构以石英棱镜作为光密介质，水或水溶液作为光疏介质。在两者的界面上镀一层金属薄膜，通常金属薄膜的厚度不超过 60nm。光线从棱镜底部照射到界面上，如图 4-24-2 所示，一束偏正光照射到棱镜和溶液的界面上时，如果发生全反射，会在界面上形成倏逝波。当特定波长的偏振光线以特定的角度入射时，由于光波是电磁波，会令金属表面的自由电子发生扰动，使其分布不均匀，从而产生疏密相间的震荡波。当这种震荡波和光线的倏逝波频率一致的时候，两者产生共振。共振波沿金属表面传递，从而带走了入射光线的能量，使得反射光的能量急剧减少。这时候的入射角被称为 SPR 角。Kretschmann 棱镜结构下的 SPR 发生的角度只和棱镜、金属薄膜及上方液体的折射率相关。由于棱镜的折射率是固定的，金属薄膜通常使用 60nm 厚的金膜，这样 SPR 的发生角度就只和上方液体的折射率相关。

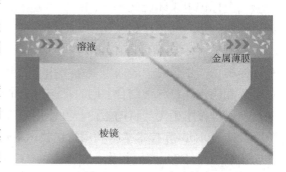

图 4-24-2 ProteOn 原理

金属薄膜上包被有基质，它们的厚度通常在几十到一百多纳米，以保证整个基质都在有效的倏逝场内。基质上有羧基基团，结合生物分子的氨基（–NH₂）、巯基（–SH）、醛基（–CHO）等活性基团。标记在芯片上的生物分子叫作配体（ligand）。一旦生物分子被富集到基质上，就改变了局部的溶液折射率，从而影响到 SPR 角度。当另一个生物分子在溶液中流过时，两个分子结合，被富集到了芯片表面，从而进一步改变溶液局部的折射率。只要通过测量 SPR 角的变化，就可以知道芯片上结合了多少物质。

四、特　　点

1. 实时检测　可实时观察到结合和解离的过程，可以定量分析相互作用的强弱和动力学。

2. 无须标记　两个分子无须标记同位素、荧光分子或其他标签，非常方便，同时测出的相互作用最接近体内的情况。

3. 高灵敏度　可以使用很少的样品测定非常强或非常弱的相互作用，可以检测蛋白质和小分子药物之间的相互作用。

4. 较高的通量　SPR 技术可以在数分钟内分析多对分子的相互作用，使这一技术真正走向了药物筛选领域。

五、实验样品/实验试剂/耗材

（一）实验样品要求

1. 用于 Ligand（标记分子）的样品要求

（1）蛋白活性要高，如果是已制备的蛋白，尽量新鲜；如果是购买的蛋白质，尽量不要使用溶解后分装冻存已经很长时间的样品。

（2）蛋白质尽量纯化，纯度超过 90% 比较理想。

（3）纯化后的蛋白质溶液不能含有 Tris、咪唑等含有氨基或亚氨基的化合物成分。

（4）蛋白质浓度尽量不低于 30mol/L。

（5）清楚蛋白质的分子量，以及蛋白质大致的等电点。

2. 用于 Analyte（流动相分子）的样品要求

（1）样品应尽量纯化，纯度超过 90% 比较理想。

（2）清楚样品分子量。

（3）如果是蛋白质样品，清楚其大致等电点。

（4）确保化合物具有良好的水溶解性。

3. 上机溶液要求　自行配制运行缓冲液或各类试剂，包括样品等均要用 0.2μm 滤膜过滤后再使用，避免堵塞管道。

（二）实验试剂及耗材

1. 运行缓冲液（Running Buffer）类　PBS-T：150mmol/L NaCl、10mmol/L phosphate、

0.005% Tween 20、pH 7.4。

2. 固定试剂（Immobilization Buffer）类　10mmol/L 乙酸钠溶液：114μL 冰醋酸液体（或 0.12g 冰醋酸固体）加到 200mL 纯水中，混匀后分成 4 瓶，每瓶 50mL，分别用 NaOH 溶液调节 pH 到 4.0、4.5、5.0、5.5，然后定容至每瓶 100mL。4℃保存。

3. 芯片初始化（Chip Normalization）试剂　50%甘油：取 50mL 甘油，加水充分混匀，定容至 100mL。常温保存。

4. 芯片再生试剂（Regeneration Buffer）类

（1）0.85%磷酸：取 98%的磷酸浓溶液 510μL 至 100mL 水中，混匀。4℃保存。

（2）100mmol/L 盐酸：取 37%浓盐酸 1mL，加水至 100mL，混匀。4℃保存。

（3）50mmol/L 氢氧化钠：0.2g NaOH 加 100mL 纯水溶解。常温保存。

（4）1mmol/L 氯化钠：5.85g NaCl 加 100mL 纯水溶解。常温保存。

（5）0.5% SDS：0.5g SDS 粉末加 100mL 纯水溶解。

（6）10mmol/L 甘氨酸试剂：0.296g 甘氨酸加 200mL 纯水，溶解后分成 4 瓶，每瓶 50mL，分别用盐酸调节 pH 至 1.5、2.0、2.5、3.0，然后定容至 100mL。4℃保存。

5. 维护缓冲液（Maintenance Solution）类

（1）维护缓冲液 1：0.5% SDS（10g SDS 粉末加 2 L 纯水溶解。常温保存）。

（2）维护缓冲液 2：50mmol/L 甘氨酸盐酸（7.4g 甘氨酸加 1.5L 纯水溶解，用 NaOH 调节 pH 至 9.5，然后定容至 2 L。4℃保存）。

维护缓冲液 3：70% 异丙醇，常温保存。

6. 实验耗材类　ProteOn GLC 芯片或 ProteOn GLM 芯片或 ProteOn GLH 芯片；ProteOn Immobilization 试剂盒。

六、实 验 步 骤

1. 打开 ProteOn 仪器主机左下侧电源开关，仪器主机启动并自检，大约需要 3min。

2. 在 Windows 桌面上选择图标，启动 ProteOn Manager 应用程序。

3. 应用程序启动，进入程序控制窗口，并自动连接仪器主机，仪器启动完毕。

4. 插入 Maintenance chip，buffer A 装 ddH$_2$O，buffer B 装 PBS-T，点击 primer，选择 buffer B，根据电脑提示做，程序结束后弹出芯片。

5. 插入 GLH 芯片，根据电脑提示，在 L 排装 250μL 50%甘油，点击 Initialize Chip。

6. 如果是第一次用的芯片，在编辑 protocol 时，要首先编辑 condition。注意：如果不是第一次用的芯片，这步不能做。一般 condition 分六步：①0.5% SDS；②50mmol/L NaOH；③100mmol/L HCl。流速默认，由于 Horizontal 和 Vertical 都要做，因此是六步。点击 advanced，把 Use Default 的"√"去掉，在 Orientation 里选择 Horizontal 还是 Vertical。

7. 拉动 Blank，用 PBS-T 洗一遍。只需做 Vertical，因为下面要做 Ligand 的偶联，流速也默认。

8. CH$_3$COONa（溶解 Ligand 的 buffer）pH 梯度的摸索。首先要查到 Ligand 的 pI 值，

然后用低于 Ligand 的 pI 1～2 的 pH 的 CH₃COONa，进而进行 CH₃COONa 的梯度摸索。看曲线比基线高最多的便是最适合的 pH，若两个 pH 差不多，选最接近 Ligand pI 的 pH 的 CH₃COONa。还有参考标准是看结合时间最快，也就是斜率最陡的。注意，如果 6 个通道只用了 2 个来做 CH₃COONa 的 pH 梯度摸索，其他通道则加 PBS-T（用当天的 running buffer）。

9. 摸索 Ligand 的浓度。注意，蛋白质浓度要尽量不低于 30μmol/L，这样加样量才会少，才会对 buffer 的 pH 影响小。否则浓度太低，蛋白质要浓缩。

10. 用酸/碱处理，把 Ligand 洗下来，再用 Blank 冲洗，洗脱流速要快，时间要短。

11. 活化。拖动 immobiliation，里面有三步。第一步，activate。用几个通道，其余用 PBS-T。流速：30μL/min，180s。活化试剂：EDAC+sufo NHS。第二步，Ligand。用摸索好的 pH 和 Ligand 浓度来做。流速：25μL/min，360s，一般这步要停止，看 Ligand 结合多还是少，少的话马上再加 Ligand，再做一次 Ligand。第三步，deactivation。用乙醇盐酸胺，这个流速默认。

12. 拖动 stabilization。走 3 个 Blank，要选 Horizontal 方向。完成后，用 running buffer（PBS-T）冲 1h，让基线稳定。

13. 相互作用。做 5 个分析物浓度梯度，加上一个 buffer。如果分析物是用 DMSO 或其他化学试剂溶解的，要提前先做一个体积校正。拖动 EVC calibration，进行编辑。分析物的浓度要摸索，并且分析物的流速也要摸索，这是为了防止传质不足。一般，分子量大时，流速必须加快，同时应适当减少 Ligand 的标记量。

14. 再生。冲掉分析物。一般建议高流速，短时间，这样才能减少对 Ligand 的损害。

15. 结果分析：做出来的曲线，要先 Auto Process 后，扣除 interspot 和 buffer。如果有做 EVC，也必须扣除 EVC。然后得出来的曲线，进行动力学分析。点击 Analysis Dataset，然后点击 Analysis，选择 Kinetic，用 Langmuir 来进行曲线拟合。

16. 导数据：点击 File，点击 Export，点击 Experiment/protocol file，选择实验目录名，最后点击 Export。完成后会在桌面生成实验数据。

17. 做完实验后，要先把 GLH 芯片弹出来。要等到 Chip Eject 灯灭了才可以拔出来。再插入 MNT 芯片，做下 post experiment，这个根据电脑提示进行。做完后，如果短时间内要做实验，不关机；如果长时间不做实验，可进行关机。在程序的仪器控制屏幕中，点击 shut down，在对话框中选择"Start Immediate Shutdown"选项，并选择"OK"。如果选择"Long Term Shutdown"，则需要准备 70% 异丙醇，并按提示完成关机步骤。在程序提示完成 shut down 步骤后，主机所有指示灯均显示为"琥珀黄色"后，才可关闭主机电源。

18. 退出应用程序，退出操作系统，电脑关闭。

七、注 意 事 项

1. 仪器和控制电脑一般不关机，仅在出现意外或长时间不用时关机。关机应由专人操作。

2. 仔细阅读产品说明书，注意软件提示，及时进行各项仪器维护。

3. 定期检查废液缸，一旦废液积蓄超过 2/3，及时倾倒。

4. 仪器运行时请不要打开放样品区的门，等到程序运行结束或暂停后再打开。

5. 样品配制前务必根据软件计算的体积加样品，配制好后放入仪器前务必检查放置的位置。

6. 如果样品可能有沉淀物存在，务必先离心（＞10 000r/min×5min），取上清液上样，避免颗粒物或不溶的细胞碎片被吸入仪器。

7. 定期观察注射器是否有盐分结晶析出，如果出现，及时和当地工程师联系。

8. 如果用户自行配制运行缓冲液或各类试剂，请务必使用 0.2μm 孔径的滤膜过滤后再使用。

八、结果与意义分析

实际曲线必须是高浓度的先饱和，一般高浓度的曲线均在低浓度的上面，且全部的曲线都应在参照 buffer 曲线的上面。实际的曲线和拟合曲线非常接近，得出来的 KD 值才比较客观（图 4-24-3）。

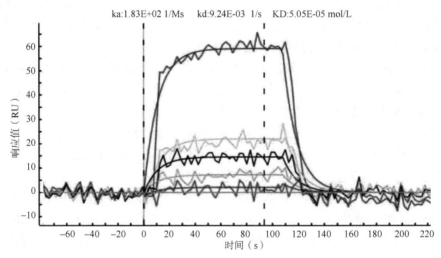

图 4-24-3　Bcl-2 蛋白和熊果酸的相互作用

注：动力学常数的测定需要通过若干条结合和解离曲线共同计算出 ka、kd 等数据。该图为由 6 个浓度梯度的熊果酸同时和 Bcl-2 相互作用的结合图。KD 值=kd/ka，代表两者间结合的亲和力。这两者间的 KD 值为：$5.05×10^{-5}$mol/L

九、出现问题与解决办法

1. 通常出现插入芯片，但电脑无法识别的情况。

在实验前，要先把芯片冷却到室温，然后再插入仪器中。并且拔出芯片后，重新插入芯片，中间必须间隔 3min 后方可操作。一般出现电脑无法识别芯片的情况，有几种可能：一是芯片表面的识别码被破坏；二是芯片没有冷却到室温，表面上仍有水珠存在；三是拔插太频繁，导致电脑无法识别。

2. 芯片初始化已通过，但无法编辑运行方法。

重新把芯片弹出，过 3min 后再把芯片插入，再次进行初始化，如果仍不能进行编辑，只能做关机程序，然后做 primer 运行程序，一般就可以了。

3. 出现传质速度不足以保持分析物浓度恒定的现象。

原因包括：Analyte 的分子量比较大，热运动速度比较低；Ligand 数量过多，或者相互作用的反应过快，导致 Analyte 消耗速度超过了传质速度；液流速度太低，对消耗的 Analyte 的补充过慢，或对解离出的 Analyte 带走得过慢，在这些情况下都会出现传质不足。当 Analyte 的分子量比较大时，流速必须相应加快，同时应适当减少 Ligand 的标记量。

4. 在做完活化步骤时，基线不稳。

由于做完活化步骤，MCM 要转 90°，会引起热量的变化，基线会不稳，这时候要平衡至少 1h，也就是说让 PBS-T 流过至少 1h，基线稳定后才能进行后续实验。

5. 一些小分子再生可能会引起 Ligand 构象的改变，如何确定再生条件是否合适。

必须做 3 次重复实验，看曲线是否重叠，如果重叠，说明条件合适，如果不重叠，说明 Ligand 已受损，要更换条件。

十、思 考 题

（1）如蛋白等电点 pI 为 8.9，那么溶解蛋白的 buffer 的 pH 为多少比较合适？

（2）第一次用的芯片，要先进行哪些步骤？

第二十五章 荧光分析

一、简 介

有些物质受到光照射时，除吸收某种波长的光之外，还会发射出比原来所吸收光的波长更长的光，这种现象称为光致发光，最常见的光致发光现象是荧光和磷光。荧光是物质分子接受光子能量被激发后，从激发态的最低振动能级返回基态时发射出的光。荧光分析法是根据物质的荧光谱线位置及其强度进行物质鉴定和含量测定的方法。如果待测物质是分子，则称为分子荧光；如果待测物质是原子，则称为原子荧光。根据激发光的波长范围又可分为紫外-可见荧光、红外荧光和 X 射线荧光。随着物理学、计算机学等学科的新成就的不断引入，荧光分析法的技术和仪器日益拓展。时间分辨、同步荧光和胶束增敏等技术的提出和应用，以激发光作为光源的仪器的研制和发展，推动和促进了荧光分析法的发展，使得荧光分析法从灵敏度到选择性都得到了很大的改善。由于本篇内容所介绍仪器为荧光分光光度计，其主要原理为分子荧光法，故该篇主要讲述分子荧光法的相关内容。

二、主 要 应 用

主要应用于无机元素及有机物成分的定性和定量分析，以及物质与物质（含核酸、蛋白质等生物大分子）的相互作用情况研究。

荧光分析法目前已广泛用于生命科学研究、医药卫生检验、药物分析、环境检测及食品工业等领域。荧光分析法的主要功能在于检测物质，检测对象包含无机元素、有机物及生物大分子等。其中，芳香族及具有芳香烃结构的物质，如多环胺类、萘酚类、嘌呤类、吲哚类，以及具有芳环或芳杂环结构的氨基酸及蛋白质等，在紫外灯照射下通常能产生荧光，因此可以采用荧光分析方法对上述物质进行直接测定。而能产生荧光的无机物较少，对这类物质的荧光分析通常采用间接测定的方法，即先将待测元素与荧光试剂反应，反应后的结果归纳起来有两种情况：一是使其生成具有更敏锐荧光特性的配合物，二是使荧光试剂的荧光信号淬灭。在这两种情况下，都可以利用荧光光谱的强度变化情况对待测物的含量进行间接测定。

三、主要原理

当物质分子接受外部能量的辐射时，处于基态能级的电子在被激发光激发后会跃迁到激发态，这些处于激发态能级的电子不稳定，在返回基态的过程中会将一部分的能量以光的形式放出，产生荧光，不同物质由于分子结构的不同，其激发态能级的分布也不同，这种特征反映在荧光上表现为各种物质的鉴定（图4-25-1）；同时，当荧光物质的浓度较低时，其荧光强度与该物质的浓度通常有良好的线性关系，即 $I_f = Kc$。因此，通过比较不同样品激发或发射光谱的相对强度，可以实现对待分析样品的定量分析。

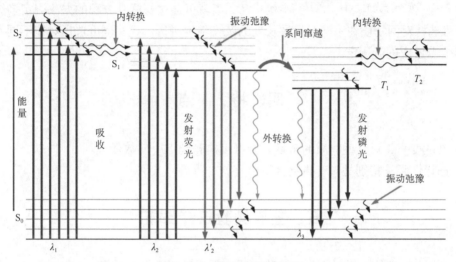

图 4-25-1　荧光产生示意图

1. 激发光谱　指不同激发波长的辐射引起物质发射某一波长的荧光所得的光谱。即固定发射光波长 λ_{em}，依次改变激发波长 λ_{ex} 测定荧光强度 F，以 F-λ 作图得荧光物质的激发光谱。

2. 发射光谱　又称荧光光谱，固定激发光波长 λ_{ex}，依次改变发射波长 λ_{em} 测定荧光强度 F，以 F-λ 作图得荧光光谱。

3. 仪器基本结构　分子荧光光谱区别于紫外-可见吸收光谱的最大的一点在于，紫外-可见吸收光谱属于分子吸收光谱范畴，其检测的是外部激发光源透过物质溶液前后的信号变化情况，因此，其检测器和光源处于同一方向上；而分子荧光光谱则属于分子发射光谱范畴，其检测的是外部光源激发下物质分子向外发射的光谱信号，两者区别如图 4-25-2 所示。因此，荧光分光光度计的检测器和光源位置处于相互垂直的方向，其内部构造参见图4-25-3。

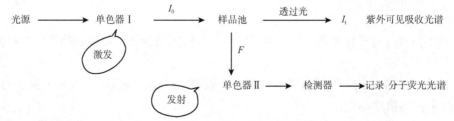

图 4-25-2　两类仪器基本结构区别示意图

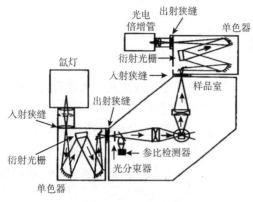

图 4-25-3 荧光分光光度计仪器结构示意图

4. 检测方法 在实际的试验中，一般采用标准工作曲线法进行检测：取不同的已知量的被测荧光物质，配成一系列浓度的标准溶液，通过测定出这些标准溶液的荧光强度，拟合出一条荧光强度对标准溶液浓度响应的工作曲线，在同样条件下，通过测定未知样品的荧光强度，即可从标准工作曲线上查出未知样品荧光强度对应的浓度。荧光强度与吸光度一样，具有加和性，因此无须经过分离就可通过解联立方程的方法测定多组分混合物，可选择对两物质在不同激发波长处的荧光强度进行测定，也可选择对在不同发射波长处的荧光强度进行测定。

四、特 点

1. 灵敏度高，对某些物质的微量分析可以检测到 10^{-10}g 数量级。
2. 选择性强，特别是对有机化合物而言。

五、主要实验仪器/试剂

荧光分光光度计，石英比色皿，移液器，所用试剂均为分析纯。

六、实 验 步 骤

（一）样品准备

1. 液体样品需检查浓度范围是否合适，如果需要稀释，则要考虑所需溶剂类型和稀释倍数。
2. 固体样品均匀粉末、片状或具有光滑平面的块状样品，均可直接测定。使用前需更换仪器的配件。

（二）使用操作步骤

1. 接通电源。打开计算机，打开主机电源。主机同时会发出吱吱的响声，表示脉冲电源正常工作。
2. 双击"Cary Eclipse"图标进入该程序，双击"Scan"快捷键，进入"Scan-Online"状态。其余扫描模式类同。
3. 点击"Setup"图标，选择模式，设置激发和发射波长范围、扫描速度、储存方式等参数，按"OK"返回。

4. 点击"Zero"图标，调节基线零点。

5. 打开主机盖板，将待测样品倒入荧光比色皿，将比色皿外表用卷纸吸干后，放入比色皿架，关上盖板，点击"Start"图标，扫描激发或发射谱图。

6. 在"Graph"下拉菜单中的"Maths"操作中可对谱图进行数学处理。

7. 按需进行方法和数据的存储。点击"另存方法为"进行方法的存储；点击"另存数据为"进行数据的存储。如需后期实验作图，可选择后缀为".csv"的 ASC Ⅱ 码扩展格式。

8. 测试完成后，取出比色皿，洗净。关上主机盖板。

9. 关闭电脑，关主机电源、总电源。

七、注 意 事 项

1. 盖板在打开的状态下，严禁进行任何扫描操作。
2. 溶液中的悬浮物对光有散射作用，必要时应用垂熔玻璃滤器滤过或用离心法除去。
3. 温度对荧光强度有较大影响，测定时应控制温度一致。
4. 测定时需注意溶液 pH 和试剂的纯度等对荧光强度的影响。
5. 所用玻璃仪器与荧光池必须保持高度洁净。
6. 使用中若发现异常情况，应主动报告管理人员，查明原因，并联系维修。严禁违法处理，私自拆卸，隐瞒不报。

八、结果与意义分析

分析荧光图谱（图 4-25-4），比较各样品间荧光强度差异，并根据标准溶液，以荧光强度对标准溶液浓度绘制标准曲线，通过测定未知样品的荧光强度，即可从标准工作曲线上查出未知样品荧光强度对应的浓度。

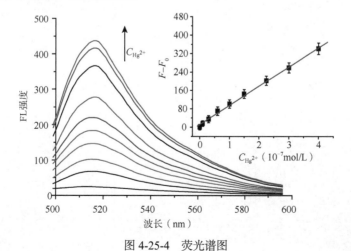

图 4-25-4　荧光谱图

九、出现问题与解决办法

1. 空白溶液的荧光强度过高：解决方法为使用二次去离子水或高纯蒸馏水，并将所用的水保存在惰性塑料容器中，取用时用硅胶管量取。因为有些玻璃器皿可能含有少量的砷、锑等元素，而造成污染。

2. 荧光物质用紫外灯照射有荧光，但用荧光光谱仪分析荧光强度非常低，可能原因是荧光物质浓度太低，须提高浓度；或是荧光物质的激发波长设置出现问题，建议全波长扫描确定激发波长。

3. 荧光分光光度计所测得的激发光谱或荧光光谱往往是表观的，与实际光谱有差别。产生这种现象的原因较多，最主要的原因是光源的强度随波长而变，每个检测器（如光电倍增管）对不同波长光的接受程度不同，以及检测器的感应与波长不呈线性。尤其是当波长处在检测器灵敏度陡坡时，误差最为显著。因此，在用单光束荧光分光光度计时，先用仪器上附有的校正装置将每一波长的光源强度调整到一致，然后以表观光谱上每一波长的感应强度进行校正，以消除误差。对于双光束光路的荧光分光光度计，可用参比光束抵消光学误差。

十、思 考 题

（1）如何绘制激发光谱和发射光谱曲线？
（2）可通过哪些技术提高荧光分析法的灵敏度和选择性？

第五篇

中药提取、分离、分析技术

第二十六章　中药化学成分提取与分离

第一节　中药及天然药物化学成分的提取方法

中药及天然药物中有效成分的提取是中药科研与生产过程中的重要的单元操作，提取溶剂的选择、提取方法的选用都直接关系到被提取有效成分的数量和质量，进而影响到产品的质量。

一、溶剂提取法

1. 简介　溶剂提取法指根据中药及天然药物中各种成分在溶剂中的溶解性质，选用对活性成分溶解度大，对不需要溶出成分溶解度小的溶剂，将有效成分从药材组织内溶解出来的方法。

2. 主要用途　用于提取中药及天然药物中的各种有效成分。

3. 基本原理　当溶剂加到中草药原料（需适当粉碎）中时，溶剂由于扩散、渗透作用逐渐通过细胞壁透入细胞内，溶解了可溶性物质，而造成细胞内外的浓度差，于是细胞内的浓溶液不断向外扩散，溶剂又不断进入药材组织细胞中，如此多次往返，直至细胞内外溶液浓度达到动态平衡时，将此饱和溶液滤出，继续多次加入新溶剂，就可以把所需要的成分近于完全溶出或大部分溶出。

4. 主要提取溶剂

（1）水：是一种强的极性溶剂。中草药中亲水性的成分，如无机盐、糖类、分子不太大的多糖类、鞣质、氨基酸、蛋白质、有机酸盐、生物碱盐及苷类等都能被水溶出。为了增加某些成分的溶解度，也常采用酸水及碱水作为提取溶剂。酸水提取，可使生物碱与酸生成盐类而更易溶出，碱水提取可使有机酸、黄酮、蒽醌、内酯、香豆素及酚类成分更易溶出。但用水提取，苷类成分易酶解，且易霉坏变质。某些含果胶、黏液质类成分的中草药，其水提取液常常很难过滤。沸水提取时，中草药中的淀粉可被糊化，从而增加过滤的困难。故含淀粉量多的中草药，不宜磨成细粉后加水煎煮。中药传统用的汤剂，多用中药饮片直火煎煮，加温除可以增大中药成分的溶解度外，还可能有与其他成分产生"助溶"现象，增加了一些水中溶解度小的、亲脂性强的成分的溶解度。但多数亲脂性成分在沸水中的溶解度是不大的，即使有助溶现象存在，也不容易提取完全。如果应用大量水煎煮，就会增加蒸发浓缩时的困难，且会溶出大量杂质，给进一步分离提纯带来麻烦。中草药水提取液中含有皂苷及黏液质类成分，在减压浓缩时，还会产生大量泡沫，造成浓缩的困难。

通常可在蒸馏器上装置一个气-液分离防溅球加以克服，工业上则常用薄膜浓缩装置。

（2）亲水性的有机溶剂：也就是一般所说的与水能混溶的有机溶剂，如乙醇（酒精）、甲醇（木精）、丙酮等，以乙醇最常用。乙醇的溶解性能比较好，对中草药细胞的穿透能力较强。亲水性的成分除蛋白质、黏液质、果胶、淀粉和部分多糖等外，大多能在乙醇中溶解。难溶于水的亲脂性成分，在乙醇中的溶解度也较大。还可以根据被提取物质的性质，采用不同浓度的乙醇进行提取。用乙醇提取比用水提取，提取时间短，溶解出的水溶性杂质也少。乙醇为有机溶剂，虽易燃，但毒性小，价格便宜，来源方便，有一定设备即可回收反复使用，而且乙醇的提取液不易发霉变质。由于这些原因，用乙醇提取的方法是历来最常用的方法之一。甲醇的性质和乙醇相似，沸点较低（64℃），但有毒性，使用时应注意。

（3）亲脂性的有机溶剂：也就是一般所说的与水不能混溶的有机溶剂，如石油醚、苯、乙醚、二氯乙烷、氯仿、乙酸乙酯等。这些溶剂的选择性能强，不能或不容易提取出亲水性杂质。但这类溶剂挥发性大，多易燃（氯仿除外），一般有毒，价格较贵，设备要求较高，且它们透入植物组织的能力较弱，往往需要长时间反复提取才能提取完全。如果药材中含有较多的水分，用这类溶剂就很难浸出其有效成分。因此，大量提取中草药原料时，直接应用这类溶剂有一定的局限性。

5. 实验步骤

（1）溶剂的选择：运用溶剂提取法的关键，是选择适当的溶剂。溶剂选择适当，就可以比较顺利地将需要的成分提取出来。选择溶剂要注意以下三点：①溶剂对有效成分溶解度大，对杂质溶解度小；②溶剂不能与中药的成分起化学反应；③溶剂要经济、易得、使用安全等。例如，葡萄糖、蔗糖等分子比较小的多羟基化合物，具有强亲水性，极易溶于水，就是在亲水性比较强的乙醇中也难于溶解。淀粉虽然羟基数目多，但分子太大，所以难溶解于水。蛋白质和氨基酸都是酸碱两性化合物，有一定程度的极性，所以能溶于水，不溶于或难溶于有机溶剂。苷类都比其苷元的亲水性强，特别是皂苷由于它们的分子中往往结合有多数糖分子，羟基数目多，能表现出较强的亲水性，而皂苷元则属于亲脂性强的化合物。多数游离的生物碱是亲脂性化合物，与酸结合成盐后，能够离子化，加强了极性，就变为亲水的物质，这些生物碱可称为半极性化合物。所以，生物碱的盐类易溶于水，不溶或难溶于有机溶剂；而多数游离的生物碱不溶或难溶于水，易溶于亲脂性溶剂，一般在氯仿中溶解度最大。鞣质是多羟基的化合物，为亲水性的物质。油脂、挥发油、蜡、脂溶性色素都是强亲脂性的成分。

（2）提取方法的选择：用溶剂提取中草药成分，常用煎煮法、浸渍法、渗漉法、回流提取法及连续回流提取法等。同时，原料的粉碎度、提取时间、提取温度、设备条件等因素也都能影响提取效率，必须加以考虑。

1）煎煮法：是我国最早使用的传统的浸出方法，也是临床最常用的一种煎药法。所用容器一般为陶器、砂罐或铜制、搪瓷器皿，不宜用铁锅，以免药液变色。现在有市售的小型煎药机，简便实用。直火加热时最好时常搅拌，以免局部药材受热太高，容易焦糊。有蒸汽加热设备的药厂，多采用大反应锅、大铜锅、大木桶，或水泥砌的池子中通入蒸汽加热。还可将数个煎煮器通过管道互相连接，进行连续煎浸。

2）渗漉法：是将中草药粉末装在渗漉器中，不断添加新溶剂，使其渗透过药材，自上而下从渗漉器下部流出浸出液的一种浸出方法。当溶剂渗进药粉溶出成分相对密度加大而向下移动时，上层的溶液或稀浸液便置换其位置，造成良好的浓度差，使扩散能较好地进行，故浸出效果优于浸渍法。但应控制流速，在渗漉过程中随时自药面上补充新溶剂，使药材中有效成分充分浸出为止。或当渗滤液颜色极浅或渗滤液的体积相当于原药材重量的 10 倍时，便可认为基本上已提取完全。在大量生产中常将收集的稀渗滤液作为另一批新原料的溶剂之用。

3）浸渍法：系将中草药粉末或碎块装入适当的容器中，加入适宜的溶剂（如乙醇、烯醇或水），浸渍药材以溶出其中成分的方法。本法比较简单易行，但浸出率较差，且如用水为溶剂，其提取液易于发霉变质，须注意加入适当的防腐剂。

4）回流提取法：应用有机溶剂加热提取，需采用回流加热装置，以免溶剂挥发损失。小量操作时，可在圆底烧瓶上连接回流冷凝器。瓶内装药材为容量的 30%～70%，溶剂浸过药材表面 1～2cm。在水浴中加热回流，一般保持沸腾约 1h，放冷过滤，再在药渣中加溶剂，第二、三次加热回流分别约半小时，或至基本提尽有效成分为止。此法提取效率较冷浸法高，大量生产中多采用连续提取法。

5）连续回流提取法：应用挥发性有机溶剂提取中草药有效成分，不论小型实验或大型生产，均以连续回流提取法为好，而且需用溶剂量较少，提取成分也较完全。实验室常用脂肪提取器或称索氏提取器。连续回流提取法，一般需数小时才能提取完全。提取成分受热时间较长，遇热不稳定易变化的成分不宜采用此法。

二、水蒸气蒸馏法

1. 简介 水蒸气蒸馏法指将含有挥发性成分的药材与水共蒸馏，使挥发性成分随水蒸气一并馏出，经冷凝分取挥发性成分的提取方法。

2. 用途 主要用于具有挥发性的，能随水蒸气蒸馏而不被破坏，与水不发生反应，且难溶或不溶于水的挥发油成分的提取。

3. 原理 根据道尔顿定律，相互不溶也不起化学作用的液体混合物的蒸汽总压，等于该温度下各组分饱和蒸气压（即分压）之和。因此尽管各组分本身的沸点高于混合液的沸点，但当分压总和等于大气压时，液体混合物即开始沸腾并被蒸馏出来。

4. 实验试剂 水。

5. 实验方法 将含挥发性成分药材的粗粉或碎片，加水至高出药材液面 1～5cm，浸泡湿润后，直火加热蒸馏或通入蒸汽蒸馏，也可在多能式中药提取罐中对药材边煎煮边蒸馏，药材中的挥发性成分随蒸汽蒸馏而带出，经冷凝后收集馏出液，一般需再蒸馏 1 次，以提高馏出液的纯度和浓度，最后收集一定体积的蒸馏液；但蒸馏次数不宜过多，以免挥发油中某些成分氧化或分解。

以下几种蒸馏方式可供选择：

（1）水中蒸馏：原料置于筛板或直接放入蒸馏锅，锅内加水浸过料层，锅底进行加热。

（2）水上蒸馏（隔水蒸馏）：原料置于筛板，锅内加入水量要满足蒸馏要求，但水面不得高于筛板，并能保证水沸腾至蒸发时不溅湿料层，一般采用回流水，保持锅内水量恒定以满足水蒸气操作所需的足够饱和水蒸气，因此可在锅底安装窥镜，观察水面高度。

（3）直接水蒸气蒸馏：在筛板下安装一条带孔环行管，由外来水蒸气通过小孔直接喷出，进入筛孔对原料进行加热，但水散作用不充分，应预先在锅外进行水散，锅内蒸馏快且易于改为加压蒸馏。

（4）水扩散水蒸气蒸馏：这是近年国外应用的一种新颖的蒸馏技术。水蒸气由锅顶进入，水蒸气自上而下逐渐向料层渗透，同时将料层内的空气推出，其水散和传质出的精油无须全部气化即可进入锅底冷凝器。水蒸气为渗滤型，蒸馏均匀、一致、完全，而且水油冷凝液较快进入冷凝器，因此所得精油质量较好、得率较高、能耗较低、蒸馏时间短、设备简单。

6. 注意事项 该法需要加热至沸，因此不适用于受热不稳定组分的提取。

三、升 华 法

1. 简介 某些固体物质受热直接气化，遇冷后又凝固为固体化合物，称为升华。

2. 用途 主要用于中药中某些具有升华性质的成分，如碘、水杨酸、苯甲酸、樟脑、咖啡因、游离羟基蒽醌、香豆素类和有机酸等。

3. 原理 固体受热后，在低于其熔点的温度下，不经过熔化就可直接转化为蒸气，蒸气遇冷后又能凝结为固体。

4. 实验器皿 升华装置。

5. 实验步骤 可将中药放在大小适宜的烧杯中，上面用圆底烧瓶盛水冷却，然后加热，到一定温度（沸点）产生蒸气，蒸气可凝结于烧瓶底部，重新生成一种纯度更高的固体物。

6. 注意事项

（1）升华法虽然简单易行，但中药炭化后，往往产生挥发性的焦油状物，黏附在升华物上，不易精制除去。

（2）升华不完全，产率低，有时还伴随有分解现象。

第二节 中药及天然药物化学成分的一般分离方法

中药及天然药物采用各种方法提取后所得到的提取液是包含诸多成分的混合物，要想得到所需成分单体化合物，需经过进一步的分离精制和纯化处理。在分离过程中，可根据中药及天然药物性质的不同选择相应的方法，或综合运用多种方法，以达到分离的目的。目前实验室最常用的方法有溶剂法、柱色谱法、沉淀法、结晶与重结晶法等。

一、溶 剂 法

（一）系统溶剂分离法

1. 简介 本法是选用不同极性的溶剂组成溶剂系统，按极性由小到大的顺序依次提取分离提取液中各种溶解度有差异的成分，使各种成分获得分离的方法。

2. 主要用途 用于初步分离中药及天然药物中的各种成分。

3. 基本原理 根据溶剂极性大小顺序依次提取分离各种溶解度有差异的成分。溶剂（按极性由弱到强）包括：石油醚、苯、乙醚、氯仿、乙酸乙酯、正丁醇、丙酮、乙醇、甲醇、水，其中石油醚、苯、乙醚、氯仿为弱极性有机溶剂，乙酸乙酯和正丁醇为中等极性溶剂，丙酮、乙醇、甲醇、水为强极性溶剂（习惯上称为亲水性溶剂），把弱极性有机溶剂和中等极性溶剂习惯上称为亲脂性溶剂。

4. 主要实验试剂 石油醚、苯、乙醚、氯仿、乙酸乙酯、正丁醇、丙酮、乙醇、甲醇、水。

常用溶剂及相适应提取分离的中药及天然药物成分见表 5-26-1。

表 5-26-1 常用溶剂及相适应提取分离的中药及天然药物成分

溶剂	适合分离的成分
石油醚、己烷	挥发油、脂肪油、蜡、脂溶性色素、甾醇类和某些苷元等亲脂性成分
乙醚、三氯甲烷	树脂、生物碱、苷元、醛、酮、醇、醌、有机酸和某些苷类等亲脂类成分
三氯甲烷-乙醇（2：1）	强心苷等中等极性成分中较小极性的某些苷类
乙酸乙酯	黄酮苷等中等极性成分中极性居中的某些苷类
正丁醇	皂苷、蒽醌苷等中等极性成分中极性较大的某些苷类
丙酮、乙醇、甲醇	极性很大的苷、糖类、氨基酸、某些生物碱盐等亲水性成分
水	蛋白质、黏液质、果胶、糖类、氨基酸和无机盐类等强亲水性成分

5. 实验步骤

（1）将总提取物适当浓缩，或拌入惰性吸附剂如粗硅胶、纤维粉及硅藻土等，低温或自然干燥后粉碎，然后依次用石油醚（或苯）、乙醚、三氯甲烷、乙酸乙酯、丙酮、乙醇和水分步抽提，使溶解度不同的各种成分得到分离。

（2）也可以选择其中三四种不同极性的溶剂组成溶剂系统，由低极性到高极性分步进行抽提，分成若干部位。

6. 注意事项 所选用的溶剂要按照极性由小到大的顺序依次提取分离各种成分。

（二）两相溶剂萃取法

1. 简介 本法是利用混合物中各组分在两相溶剂中分配系数不同而达到分离目的的方法。分配系数越大，分离效果越好。实验室一般在分液漏斗中萃取，在实际工作中为避免在分液漏斗中多次萃取的麻烦及有时候会发生的乳化现象，可在连续液-液萃取装置或液滴逆流层析装置中进行。

2. 主要用途 用于初步分离中药及天然药物中的各种成分。

3. 基本原理 利用混合物中各组分在两相溶剂中分配系数不同而达到分离目的。

4. 主要实验试剂 石油醚、乙醚、三氯甲烷、乙酸乙酯、正丁醇、水。

常用溶剂及相适应提取分离的中药及天然药物成分见表 5-26-2。

表 5-26-2 表 5-26-2   常用溶剂及相适应提取分离的成分

溶剂	适合分离的成分
正丁醇-水	极性较大的成分
乙酸乙酯-水	极性中等的成分
氯仿（或乙醚）-水	极性较小的成分

5. 实验步骤（适用简单萃取法）

（1）小量萃取一般在分液漏斗中进行。操作时先选择一个大小适宜的分液漏斗，在旋塞上涂好润滑脂，旋转数圈，关好旋塞，检查有无漏水。

（2）装入待萃取物和溶剂，装入量约占分液漏斗体积的 1/3，盖好塞子，倒转漏斗，开启旋塞，排气后关紧，开始轻轻振摇，每振摇几次后，注意打开旋塞排气，如此重复数次，最后再剧烈振摇 2～3min，静置于铁架台的铁圈中，使两相溶液分层。

（3）开启旋塞放出下层溶液，而上层溶液则从分液漏斗的上层倒出，以免污染。此为一次萃取。

（4）若要反复萃取数次，则根据实际情况决定保留上层溶液或下层溶液。

6. 注意事项

（1）在操作过程中，注意将水提液的浓度控制在相对密度为 1.1～1.2。

（2）分配系数差异较大的成分的分离，一般萃取 3～4 次即可完成，选用的萃取溶剂第一次用量一般为水提液的 1/3～1/2，以后的用量可适当减少为水提液的 1/6～1/4，若亲水性成分不易转入有机溶剂层时，需增加萃取次数或更换萃取溶剂。

（3）若选用三氯甲烷萃取，易产生乳化现象，特别是在碱性情况下，乳化现象更为严重。操作过程中，可采用旋转混合，改用三氯甲烷、乙醚混合溶剂萃取或加大有机溶剂量等措施，尽量避免乳化现象的发生。

7. 出现问题及解决办法　出现了乳化现象，可用以下措施破乳。

（1）较长时间放置。

（2）轻度乳化可用一根金属丝在乳化层中搅动使之破乳。

（3）将乳化层抽滤。

（4）将乳化层加热或冷冻。

（5）分出乳化层，再用新溶剂萃取。

（6）若因两种溶剂能部分互溶而发生乳化，可加入少量电解质（如氯化钠），利用盐析作用加以破坏。在两相相对密度相差很小时，也可加入氯化钠增加水的相对密度。

（7）滴数滴醇类（如戊醇），改变表面张力，破坏乳状液。

二、柱色谱法

1. 简介　柱色谱法是化学成分分离和纯化最常用的方法，根据色谱原理不同，包括吸附柱色谱、大孔树脂柱色谱、凝胶柱色谱、分配柱色谱和离子交换柱色谱等。

2. 主要用途 用于中药及天然药物中各类成分的分离。

3. 实验原理

（1）吸附柱色谱：利用吸附剂对被分离化合物分子吸附能力的差异，而实现分离的一类色谱。

（2）大孔树脂柱色谱：通过吸附作用（范德瓦耳斯力和氢键）及分子筛作用而达到分离化合物的目的。一般来说，大孔树脂的色谱行为具有反相的性质。被分离物质的极性越大，越先流出色谱柱。对于非极性的大孔树脂，洗脱剂极性越小，洗脱能力越强；对于中等极性大孔树脂及极性较大化合物，则极性较大时洗脱能力强。一般上样后先用水（或酸、碱水）洗去杂质，然后用不同浓度的含水醇、甲醇、乙醇、丙酮等依次洗脱。

（3）凝胶柱色谱：主要是分子筛的作用，根据凝胶的孔径和被分离化合物分子的大小而达到分离的目的。当混合溶液通过凝胶柱时，比凝胶孔径小的分子可以自由进入凝胶内部，而比凝胶孔隙大的分子不能进入凝胶内部，只能通过凝胶颗粒间隙。因此移动速率有差异，分子大的物质不被迟滞，保留时间短，分子小的物质由于向孔隙沟扩散，移动被滞留，保留时间较长，从而达到分离目的。

（4）分配柱色谱：利用被分离成分在固定相和流动相之间的分配系数的不同而达到分离目的的一类色谱。按照固定相与流动相的极性差别，分配色谱有正相和反相之分。在正相分配色谱法中，流动相的极性小于固定相极性。在反相分配色谱法中，流动相的极性大于固定相。

（5）离子交换柱色谱：主要是基于混合物中各成分解离度差异进行分离。以离子交换树脂为固定相，水或酸水、碱水为流动相，在流动相中的离子物质与树脂进行交换而被吸附，再用合适溶剂将被交换成分从树脂上洗脱下来即可。

4. 主要实验耗材 玻璃色谱柱、硅胶、氧化铝、活性炭、聚酰胺、大孔树脂、凝胶、十八烷基硅烷或 C8 键合相、离子交换树脂等。

常用填充材料及相适应提取分离的中药及天然药物成分见表 5-26-3。

表 5-26-3 常用填充材料及相适应提取分离的中药及天然药物成分

填充材料	适合分离的成分
硅胶	基本适用于各类成分的分离
氧化铝	弱碱性，主要用于碱性或中性亲脂性成分的分离，如生物碱、甾、萜类等成分；尤其适合生物碱的分离
活性炭	主要用于分离水溶性物质如氨基酸、糖类及某些苷类
聚酰胺	主要用于酚类、醌类如黄酮类、蒽醌类及鞣质等成分的分离
非极性或弱极性大孔树脂（如 D101/AB-8、HPD100）	适合于甾体、二萜、三萜、黄酮、木脂素、香豆素、生物碱等脂溶性成分的分离
弱极性或极性大孔树脂（如 D201、D301、HPD300、HPD600、AB-8、NKA-9）	适合于皂苷、生物碱苷、环烯醚萜苷类成分分离
合成原料中加有甲基丙烯酸甲酯或丙烯腈的大孔树脂	适合于黄酮苷、蒽醌苷、木脂素苷、香豆苷等成分分离
正相分配色谱法（常用固定相有氰基与氨基键合相）	主要用于分离极性及中等极性的分子型物质

续表

填充材料	适合分离的成分
反相分配色谱法（常用固定相有十八烷基硅烷或 C8 键合相）	主要用于分离非极性及中等极性的各类分子型化合物，特别适合各种苷类分离
葡聚糖凝胶、羟丙基葡聚糖凝胶	主要适用于多糖类、蛋白质、苷及苷元的分离
阳离子交换树脂	主要用于碱性成分的分离
阴离子交换树脂	主要用于酚、酸性成分的分离

5. 实验操作

（1）装柱：①装柱前，柱子应干净、干燥，并垂直固定在铁架台上，将少量洗脱剂注入柱内，取一小团玻璃毛或脱脂棉用溶剂润湿后塞入管中，用一长玻璃棒轻轻送到底部，适当捣压，赶出棉团中的气泡，但不能压得太紧，以免阻碍溶剂畅流（如管子带有筛板，则可省略该步操作）。②在上面加入一层约 0.5cm 厚的洁净细砂，从对称方向轻轻叩击柱管，使砂面平整。③常用的装柱方法有干装法和湿装法两种。

1）干装法：在柱内装入 2/3 溶剂，在管口上放一漏斗，打开活塞，让溶剂慢慢地滴入锥形瓶中，接着把干吸附剂经漏斗以细流状倾泻到管柱内，同时用套在玻璃棒（或铅笔等）上的橡皮塞轻轻敲击管柱，使吸附剂均匀地向下沉降到底部。填充完毕后，用滴管吸取少量溶剂把黏附在管壁上的吸附剂颗粒冲入柱内，继续敲击管柱直到柱体不再下沉为止。柱面上再加盖一薄层洁净细砂，把柱面上液层高度降至 0.1～1cm，再把收集的溶剂反复循环通过柱体几次，便可得到沉降得较紧密的柱体。

2）湿装法：基本方法与干装法类似，所不同的是，装柱前吸附剂需要预先用溶剂调成淤浆状，在倒入淤浆时，应尽可能连续均匀地一次完成。如果柱子较大，应事先将吸附剂泡在一定量的溶剂中，并充分搅拌后过夜（排除气泡），然后再装。

（2）加样

1）将干燥待分离固体样品称重后，溶解于极性尽可能小的溶剂中使之成为浓溶液。将柱内液面降到与柱面相齐时，关闭柱子。

2）用滴管小心沿色谱柱管壁均匀地加到柱顶上。

3）加完后，用少量溶剂把容器和滴管冲洗干净并全部加到柱内，再用溶剂把黏附在管壁上的样品溶液淋洗下去。慢慢打开活塞，调整至液面和柱面相平为止，关好活塞。如果样品是液体，可直接加样。

（3）洗脱与检测

1）将选好的洗脱剂沿柱管内壁缓慢地加入柱内，直到充满为止（任何时候都不要冲起柱面覆盖物）。打开活塞，让洗脱剂慢慢流经柱体，洗脱开始。

2）洗脱完毕，采用薄层色谱法对各收集液进行鉴定，把含相同组分的收集液合并，除去溶剂，便得到各组分的较纯样品。

6. 注意事项

（1）色谱柱的大小规格由待分离样品的量和吸附难易程度来决定。一般柱管的直径为 0.5～10cm，长度为直径的 10～40 倍。填充吸附剂的量为样品重量的 20～50 倍，柱体高度应占柱管高度的 3/4，柱子过于细长或过于粗短都不好。

（2）无论是干装法，还是湿装法，装好的色谱柱应是充填均匀，松紧适宜一致，没有气泡和裂缝，否则会造成洗脱剂流动不规则而形成"沟流"，引起色谱带变形，影响分离效果。

（3）在洗脱过程中，注意随时添加洗脱剂，以保持液面的高度恒定，特别应注意不可使柱面暴露于空气中。在进行大柱洗脱时，可在柱顶架一个装有洗脱剂的带盖塞的分液漏斗或倒置的长颈烧瓶，让漏斗颈口浸入柱内液面下，这样便可以自动加液。

（4）如果采用梯度溶剂分段洗脱，则应从极性最小的洗脱剂开始，依次增加极性，并记录每种溶剂的体积和柱子内滞留的溶剂体积，直到最后一个成分流出为止。

（5）洗脱的速度也是影响柱色谱分离效果的一个重要因素。大柱一般调节在每小时流出的毫升数等于柱内吸附剂的克数。中小型柱一般以 1～5 滴/秒的速度为宜。

（6）洗脱液的收集，有色物质，按色带分段收集，两色带之间要另收集，可能两组分有重叠。对无色物质的接收，一般采用分等份连续收集，每份流出液的体积毫升数等于吸附剂的克数。若洗脱剂的极性较强，或者各成分结构很相似时，每份收集量就要少一些，具体数额的确定，要通过薄层色谱检测，视分离情况而定。现在，多数用分步接收器自动控制接收。

7. 出现问题及解决办法

（1）过柱的时候出现气泡：一是和使用的溶剂有关，如果是易挥发的溶剂，如乙醚，在室温稍高的情况下，很容易出现这种现象，因此，在室温高的时候，可以选择沸点较高、挥发性相对较小的溶剂。还有，使用混合溶剂时，使用的两种溶剂的沸点应该相差不大，如乙酸乙酯和石油醚（60～90℃），而乙醚就要选择石油醚（30～60℃）。二是不论是带砂板的还是塞棉花的，在装柱之前，都要将空气用加样的方法排干，避免柱中有空气。

（2）杂质累积到柱后产品中，可以用少量溶剂洗涤或重结晶。

三、沉 淀 法

1. 简介　沉淀法是提取液中加入某些试剂使产生沉淀，以获得有效成分或除去杂质的方法。常用的有铅盐沉淀法和试剂沉淀法。

2. 主要用途　用于中药及天然药物中各类成分的分离。

3. 基本原理

（1）铅盐沉淀法：中性乙酸铅可与酸性物质或某些酚性物质结合成不溶性铅盐。因此，常用以沉淀有机酸、氨基酸、蛋白质、黏液质、鞣质、树脂、酸性皂苷、部分黄酮等。与碱性乙酸铅产生不溶性盐或络合物的范围更广，除上述物质外，还能沉淀某些大分子中性成分，如中性皂苷、糖类，某些异黄酮及其苷，某些碱性较弱的生物碱等。

（2）溶剂沉淀法：在溶液中加入另一种溶剂以改变混合溶剂的极性，使一部分物质沉淀析出，从而实现分离。

（3）酸碱沉淀法：利用各成分酸碱解离度的差异进行分离。

4. 主要实验试剂　乙酸铅、有机试剂、酸碱水等。

5. 操作步骤

（1）铅盐沉淀法：先将中性乙酸铅饱和溶液加入水或烯醇提取液中，至沉淀完全，静置，滤过，得到中性乙酸铅沉淀物，然后再将碱性乙酸铅饱和溶液加入所得滤液中，至沉淀不再析出，静置后滤过，得到碱性乙酸铅沉淀物及滤液。最后，将以上操作获得的三部分物质分别进行脱铅处理。

（2）溶剂沉淀法：向提取液中加入某些特定试剂或溶剂，使目标分离成分与试剂生成沉淀或因溶解度降低而析出沉淀，待完全沉淀后，滤过即得。

1）水提取醇沉淀法，将中药与天然药物的水提取液过滤后，向水提取液中加入数倍高浓度乙醇，以沉淀除去多糖、蛋白质等水溶性杂质。

2）醇提取水沉淀法，将中药与天然药物的乙醇提取液过滤后，浓缩并加入数倍量水稀释，放置，以沉淀除去树脂、叶绿素等水不溶性杂质。

3）在中药与天然药物的溶剂提取溶液中加入某种溶剂，改变溶液系统的极性，达到分离纯化化学成分的目的，如乙醇浓缩液中加入乙醚或丙酮，可使皂苷沉淀析出，达到皂苷分离纯化目的。

（3）酸碱沉淀法：向提取液中加入适量酸水（或碱水），将目标分离成分处理成盐溶解于酸水（或碱水）中，然后再加入适量碱水（或酸水），使目标成分恢复原来的结构，形成沉淀析出，最后可以离心或利用与水不相混溶的有机溶剂把这些化学成分萃取分离获得。

6. 注意事项

（1）采用沉淀法分离化合物，若生成沉淀的是有效物质，则要求反应必须可逆；若沉淀物为杂质，则可为不可逆反应。

（2）酸碱沉淀法适用于酸性、碱性和两性化合物的分离。

（3）铅盐沉淀法既可以使杂质生成铅盐沉淀除去，也可以使有效成分生成铅盐沉淀。所以使用过程中要注意中性、酸性及碱性铅盐的适用范围。

四、结晶与重结晶法

1. 简介　结晶与重结晶法是纯化物质最后阶段常采用的方法，其目的是进一步分离纯化，是利用混合物中各成分在溶剂中的溶解度不同达到分离目的的方法。

2. 主要用途　对中药及天然药物中的各种成分进一步纯化处理，以达到分离精制的目的。

3. 基本原理　利用混合物中各种成分在溶剂中溶解度的差别，使所需成分以结晶状态析出。结晶过程最重要的是溶剂选择。对溶剂的要求一般包括不与结晶化学成分发生化学反应；对被结晶化学成分，在热时溶解度大，冷时溶解度小，对杂质热或冷时都可溶或都不溶；沸点较低的溶剂；无毒或毒性小。要使重结晶得到较高的纯度和回收率，溶剂用量是关键。一般可在完全溶解量的基础上再加完全溶解量的20%左右的溶剂。当没有合适的单一溶剂时，可以考虑使用混合溶剂，一般选择溶解度大和溶解度小的两种溶剂混合，选择溶解度小的溶剂，目的是降低被结晶化学成分的溶解度，进而达到过饱和，产生结晶。

4. 主要实验试剂　甲醇、乙醇、丙酮、乙酸乙酯、乙酸、吡啶等。

5. 操作步骤

（1）结晶溶液的制备：将经过适当分离得到的较纯的混合物置于锥形瓶中，加入较需要量略少的适宜溶剂，接上冷凝管（以防溶剂挥发及可燃溶剂着火或有毒溶剂中毒），水浴加热至微沸，若未完全溶解，可分次逐渐自冷凝管上端加入溶剂，直至目标结晶物质刚好完全溶解，制成近饱和溶液（注意判断是否存在不溶性杂质，以免误加过多溶剂）。

（2）趁热滤过除去不溶性杂质：制备好的热溶液需趁热滤过，除去不溶性杂质（注意避免在滤过过程中有结晶析出），同时熄灭附近的火源，操作应迅速。若热溶液含有色杂质，可加活性炭煮沸脱色后趁热滤过。

（3）将滤液放冷使析出结晶：若想获得的结晶纯度较高，宜逐渐降低温度，使结晶缓慢析出。放置过程中，先塞紧瓶塞，若久置后尚无结晶析出，可打开瓶塞，使溶剂自然挥发后析出结晶；也可用玻璃棒摩擦容器内壁或投入晶种以诱导结晶析出；某些化合物含量高且纯却不易结晶时，可将其制备成易于结晶的衍生物。

（4）抽气滤过将结晶从母液中分出：用抽气滤过的方法使结晶与溶液分离后，滤纸上的结晶表面通常还吸附有母液，需用少量溶剂洗涤。洗涤时，抽气应暂时停止，用玻璃棒或刮刀小心拨动挑松，使晶体润湿，静置片刻后再抽气把溶剂滤去。母液适当浓缩，放置一段时间后又可析出一部分结晶。

（5）重结晶：将上述操作所得粗结晶用适当溶剂溶解、滤过、放置析晶后，立即抽滤得第一批结晶，母液浓缩放置，可得第二批结晶，抽滤后再浓缩母液，经反复处理后得数批结晶，各部分结晶通过检查，相同物质可合并，最后再经多次重结晶以获得较纯的晶体。

（6）晶体的干燥：用红外灯烘干或用真空恒温干燥器干燥，除去晶体表面吸附的少量溶剂。

6. 注意事项　注意影响结晶形成的条件，如杂质的去除、有效成分的含量、溶液的浓度及合适的温度、时间等。

7. 出现问题及解决办法　在加热溶解过程中，结晶物质出现成油珠状及液化现象，可选择沸点低于目标结晶物质熔点的溶剂，并适当加大溶剂的用量；若目标结晶物质的熔点较所选择溶剂沸点低，则应制成在熔点温度以下的饱和溶液。

第二十七章　Agilent 1200 高效液相色谱法

一、简　介

高效液相色谱法（high performance liquid chromatography，HPLC），是在经典液相色谱法基础上发展起来的一种集分离与分析于一体的新技术。它主要由输液泵、进样器、色谱柱、检测器、色谱工作站等软硬件组成，其中输液泵、色谱柱、检测器是关键部件。它与经典液相色谱法的区别是分离效能高、选择性好、灵敏度高、分析速度快、适用范围广（适合于 80% 的已知化合物的分析）。目前，高效液相色谱仪的国内外生产厂家有很多，国外有 Waters 公司、Agilent 公司、Shimadzu 公司等，国内有大连依利特公司、上海分析仪器厂、北京分析仪器厂等。现以主流品牌 Agilent1200 高效液相色谱仪为例阐述 HPLC 在药物分析领域的应用。

二、主 要 应 用

高效液相色谱法适于分析高沸点不易挥发的、受热不稳定易分解的、分子量大、不同极性的有机化合物；生物活性物质和多种天然产物；合成的和天然的高分子化合物等。特别是在化学、生物学和医药学等领域应用广泛，如氨基酸、蛋白质、核酸、烃、碳水化合物、药品、高聚物、农药、抗生素、胆固醇、金属有机物等的分析，大多（80%）是通过 HPLC 来完成的。

三、主 要 原 理

HPLC 一般由输液泵、进样器、色谱柱、检测器、色谱工作站等软硬件组成，见实体图（图 5-27-1）、构造示意图（图 5-27-2）和色谱柱图（图 5-27-3）。

HPLC 按分离机制的不同分为液固吸附色谱法、液液分配色谱法（正相与反相）、离子交换色谱法、离子对色谱法及分子排阻色谱法。其中的液液分配色谱法，是将特定的液态物质涂于担体表面，或化学键合于担体表面而形成的固定相，分离原理是根据被分离组分在流动相和固定相中分配系数的不同而分离，分离过程是一个分配平衡过程。涂布式固定相，已很少采用，现在较多采用的是化学键合固定相，如 C18 柱、C8 柱、氨基柱、氰基柱和苯基柱。

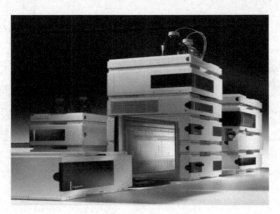

图 5-27-1　HPLC 实体图

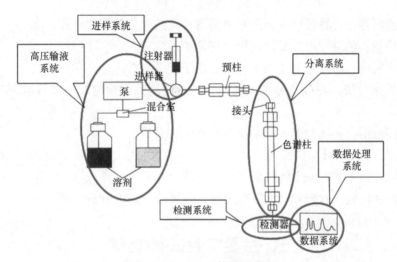

图 5-27-2　HPLC 构造示意图

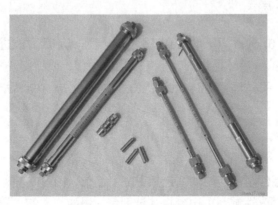

图 5-27-3　HPLC 色谱柱图

液液色谱法按固定相和流动相的极性不同可分为正相色谱法（NPC）和反相色谱法（RPC）。

正相色谱法：采用极性固定相（如聚乙二醇、氨基与氰基键合相）；流动相为相对非极性的疏水性溶剂（烷烃类如正己烷、环己烷），常加入乙醇、异丙醇、四氢呋喃、三氯甲烷等以调节组分的保留时间。常用于分离中等极性和极性较强的化合物（如酚类、胺类、羰基类及氨基酸类等）。正相色谱法中组分洗脱次序为极性小的先洗出，极性大的后洗出。

　　反相色谱法：一般用非极性固定相（如 C18、C8）；流动相为水或缓冲液，常加入甲醇、乙腈、异丙醇、丙酮、四氢呋喃等与水互溶的有机溶剂以调节保留时间。适用于分离非极性和极性较弱的化合物。RPC 在现代液相色谱法中应用最为广泛，据统计，它占整个 HPLC 应用的 80% 左右。反相色谱法中组分洗脱次序为极性大的先洗出，极性小的后洗出。

四、特　　点

1. 优点
（1）高选择性：可将极性或分配系数略有差异的组分较好地分开。
（2）高柱效：色谱柱可以反复利用，理论塔板数高。
（3）高灵敏度：进样量微克到纳克级，适于痕量分析。
（4）分析速度快：一般几分钟或者几十分钟就能完成检测，一次可以同时检测多个组分。
（5）应用范围广：适合于 80% 的已知化合物的分析。

2. 缺点
（1）专属性差：有时一个峰可能不止一种成分。
（2）定性功能差：对未知物的较难定性，需要联合其他分析方法。

五、主要实验试剂/耗材

（一）实验样品要求

1. 一般样品须过 0.45μm 以下的微孔滤膜或者高速离心后方能进样。
2. 所有样品必须溶解后才能进样，溶剂选用流动相，或梯度洗脱时的初始流动相。
3. 生物样品必须经有机试剂完全沉淀蛋白等生物大分子物质后才能进样。

（二）实验试剂及耗材

1. 试剂
（1）HPLC 流动相常用色谱纯试剂包括甲醇、乙腈、四氢呋喃、超纯水。
（2）HPLC 流动相改性试剂可用分析纯试剂包括甲酸、乙酸、磷酸、三氟乙酸等；氨水、三乙胺、二乙胺、乙二胺等；磷酸盐、乙酸盐、柠檬酸盐等缓冲盐。

2. 耗材
（1）色谱柱：C18，C8，氨基柱、氰基柱等。
（2）保护柱：与色谱柱型号相匹配。
（3）样品瓶：2mL 样品瓶、微量样品瓶、棕色瓶等。

（4）其他：针式滤膜过滤器、2mL 注射器等。

六、实 验 步 骤

1. 开机

（1）依次打开液相各模块电源（从上至下、从左至右），仪器 10s 内自检完成。

（2）打开电脑主机，双击电脑桌面上 INSTRUMENT 1 ONLINE 图标，进入化学工作站。

2. 仪器平衡

（1）调出仪器自带方法（Def-Lc.M），检查各参数的设置。

（2）旋松泵上的排气阀，将工作站中的泵流量设到 5mL/min，溶剂 A 设到 100%。

（3）在工作站中打开泵，排出管线中的气泡数分钟，并将新溶剂充满管路。

（4）依此切换到 B、C、D 溶剂分别排气，充满新溶剂。

（5）将工作站中的泵流量设到 1mL/min，多元泵则再设定溶剂配比，如 A=80%，B=20%。

（6）关闭排气阀，检查柱前压力。

（7）待柱前压力基本稳定后，打开检测器氘灯，观察基线平稳情况。

3. 方法编辑

（1）点击"编辑完整方法"，根据向导依次进行设定。

（2）泵参数设定（以二元泵为例）

1）在流量处输入流量，如 1mL/min，在溶剂 B 处输入 70.0（A=100－B），也可插入一行时间列表，编辑梯度。在最大压力极限处输入柱子的最大耐高压，以保护柱子。

2）单击确定进入下一界面。

（3）柱温箱参数设定

1）在柱温下面的方框内输入所需温度，并选中它，点击更多">>"键，选中与左侧一致，使柱温箱的温度左右一致。

2）点击确定进入下一界面。

（4）DAD 检测器参数设定

1）在样品波长处输入所需的检测波长，如 254nm，在带宽处输入 4nm；参比波长及带宽处设定相应的参数，若不知道，则可以关闭；若要保存全波长，则勾选"全部"。

2）在时间列表中可以插入一行，输入随时间切换的波长，如 1min，波长=300nm。依此，可以设定波长梯度。

3）点击确定进入下一界面。

（5）单击方法菜单，选中"方法另存为"，输入一方法名，如"test"，单击确定。

（6）编辑进样序列

1）选中序列参数设置，编辑样品信息，设定操作者姓名，文件保存路径，样品数据文件名等。

2）编辑序列表，输入样品瓶的位置、选用采集方法（如"test"）、样品名称、进样次数、进样体积等基本信息。

（7）待仪器就绪，基线平稳，点击"开始"，进样，采集数据。

4. 谱图处理

（1）由主菜单上的视图进入数据分析，到数据处理界面。

（2）由主菜单上的文件进入调用信号，调出要分析的数据文件色谱图。

（3）由主菜单上的图形进入信号选项，调整谱图坐标。

1）点自定义量程，在时间范围中输入横坐标（时间）（例如 0 到 30）。

2）在响应范围中，输入纵坐标（响应值）（例如–10 到 100）。

3）在量程框中，调到全部使用相同量程。

4）点击确定退出。

5. 积分参数设置

（1）在斜率灵敏度后，输入斜率值。

（2）在峰宽后，输入最小峰宽值。

（3）在最小峰面积后，输入最小峰面积值。

（4）在最小峰高后，输入最小峰高值。

（5）点击左上方带钩的图标，确认。

6. 打印报告

（1）在定量结果栏中，选择计算（面积百分比、外标法、内标法等）。

（2）在目标栏，选打印机打印，或屏幕打印。

（3）点击确定退出。

（4）由主菜单上的报告进入打印报告，打印报告。

7. 关机

（1）关机前，用 95%水冲洗柱子和系统 0.5～1h，流量 0.5～1mL/min，再用 100%有机溶剂冲 0.5h，然后关泵（适于反相色谱柱）。（正相色谱柱用适当的溶剂冲洗）

（2）退出化学工作站及其他窗口，关闭计算机。

（3）最后关掉 Agilent 1200 各模块电源开关。

七、结果与评价

根据峰面积，按外标法或内标法计算样品中待测成分的相对含量。

八、注意事项、出现问题与解决办法

1. 流动相特别是溶有缓冲盐的水相，使用前必须过滤、脱气后方可使用。样品须经过滤或高速离心后方可进样分析。

2. HPLC 所用水应为经纯水机制备的 18.2Ω 超纯水，或者市售的娃哈哈纯净水。

3. 氘灯使用寿命一般在 1000～2000h，系统平衡时或者分析结束洗柱时，可关闭氘灯，以延长其使用寿命。

4. 做完实验后，反相色谱柱需用甲醇冲洗 20～30min。若流动相中含盐类或缓冲溶液，应先用相同比例的无盐流动相冲洗，逐渐变化到用 95% 水溶液冲洗，再逐渐变化到用甲醇冲洗，以保护高压输液泵和延长色谱柱的使用寿命。

5. 仪器出现自动停止时，须检查：①流动相是否抽干，若抽干，及时补充；②柱压是否过高，若超过了 400Bar，检查压力来自哪里，然后采取相应措施排除；③若各模块的指示灯变红，并提示有漏液时，检查漏液的原因，对因排除。

6. 保留时间改变而无法定位待测峰时，采用对照品加入样品同时进样的叠加法进样，峰高明显增高或者峰面积明显增大的峰，即有可能是待测峰。

九、思　考　题

（1）HPLC 在中医药研究中的具体应用有哪些？

（2）你在做 HPLC 时碰到了哪些问题，怎么解决？

第二十八章　傅里叶红外光谱技术

一、简　　介

Nicolet 5700 智能傅里叶红外光谱仪是结合当今最新的光学、电子学、材料科学和人工智能技术而推出的智能化、高级研究级红外光谱仪。它拥有最新的 ETC EverGlo™ 光源、Vectra-Plus™ 干涉仪、DTGS 检测器、智能光学台及 OMNIC 智能软件包等。该仪器具有光谱范围广（7000～400cm^{-1}）、分辨率高（优于 0.1cm^{-1}）及灵敏度高（在标准线性度条件下，信噪比大于 40 000∶1）的特点，被广泛应用于化学、化工、高分子、材料、环境科学、生物、医学、药学、农学、地质、食品、生命科学等学科。

二、主 要 用 途

傅里叶红外光谱具有灵敏度高、波数准确、重复性好的特点，应用范围非常广泛，只要是能够吸收红外光的物质理论上都会得到一张相应的红外光谱图。红外光谱吸收法在中医药领域的主要用途有：

1. 中药品种及品质鉴定。
2. 中药红外指纹图谱。
3. 天然药物（中草药）化学成分的分析及结构鉴定。
4. 药物对生物体的作用。

三、基 本 原 理

当分子受到红外光的辐射，产生振动能级的跃迁，在振动时伴有偶极矩改变者就会吸收红外光子，形成红外吸收光谱。红外光谱属于分子光谱，是确定分子组成和结构的有力工具。根据未知物红外光谱中吸收峰的强度、位置和形状，可以确定该未知物分子中包含哪些基团，从而推断该未知物的结构。

四、特　　点

1. 只需三个分束器即可覆盖从紫外到远红外的区段。

2. 专利干涉仪，连续动态调整，稳定性极高。

3. 可实现 LC/FTIR、TGA/FTIR、GC/FTIR 等技术联用。

4. 智能附件即插即用，自动识别，仪器参数自动调整。

5. 光学台一体化设计，主部件对针定位，无须调整。

五、主要实验仪器/器材/试剂

（一）实验样品要求

红外光谱的试样可以是液体、固体或气体，一般应要求：

1. 试样应该是单一组分的纯物质，纯度应>98%或符合商业规格，才便于与纯物质的标准光谱进行对照。多组分试样应在测定前尽量预先用分馏、萃取、重结晶或色谱法进行分离提纯，否则各组分光谱相互重叠，难于判断。

2. 试样中不应含有游离水。水本身有红外吸收，会严重干扰样品谱，而且会侵蚀吸收池的盐窗。

3. 试样的浓度和测试厚度应选择适当，以使光谱图中的大多数吸收峰的透射比处于10%～80%范围内。

（二）实验试剂及耗材

用具：玛瑙研钵、药匙、压模及其附件、压片机、红外灯。

试剂：溴化钾（KBr）粉料、无水乙醇。

六、实　验　操　作

1. 样品制备

（1）KBr 压片法制备固体试样：取固体试样 1～3mg，在玛瑙研钵中研细，再加入 100～300mg 磨细干燥的 KBr 粉末，混合研磨均匀，使其粒度在 2.5μm（通过 250 目筛孔）以下，放入锭剂成形器中，加压（5～10t/cm^2）（1t/cm^2=100MPa）即可得到一定直径及厚度的透明片，然后将此薄片放在仪器的样品窗口上进行测定。

（2）薄膜法制备固体试样：滴两滴待测溶液在 KBr 晶片上，用玻璃棒摊匀，放在红外灯下逐渐挥发溶剂，待溶剂完全挥发后，同法测定。

（3）液膜法制备液体试样：在一块 KBr 盐片上，滴加一滴液体试样，盖上另一块盐片，使两块盐片之间形成一定厚度的液膜，放在池架上，同法测试。

（4）气体试样：使用气体吸收池，先将吸收池内空气抽去，然后注入被测试样。

2. 开机准备　开机前先检查，仪器内的温度及湿度应符合要求，并检查样品仓内有无异物挡住光路。

3. 操作步骤

（1）接通电源：①开启稳压电源开关。②开启光学台开关。③开启计算机主机开关。

（2）系统的启动

1）待计算机系统正常后，双击 EZOMNIC 工作站，当窗口右上方显示"光学台状态（Bench Status）"，表示联机成功。

2）检查光度计盖左上方的光源指示灯和扫描指示灯。光源指示灯应常亮，扫描指示灯应持续亮或闪烁，说明仪器正常。

3）在进行检测之前，整个系统要预热 30min，以保证光源进入稳定状态。

4）待光源稳定之后，系统即可进入红外光谱的测定运行。

（3）参数设置

1）点击菜单栏中的"采集（Collect）"项下的"实验设置（Experiment Setup）"，点击"采集（Collect）"，根据需要选择适当的参数。对于常规操作，参数设置如下：

扫描次数（No.of scan）：32

分辨率（Resolution）：4

Y 轴格式（Final format）：%Transmittance

谱图修正（Correction）：无（NO）

背景光谱管理（Background Handling）：采集样品前采集背景光谱（Collect background before every sample），设置完点击"确定（OK）"。

2）根据具体要求，点击菜单栏中"显示（View）"项下的显示"参数设定（Display Setup）"进行相应的设定。

（4）仪器校准：点击菜单栏中的"采集（Collect）"项下"实验设置（Experiment Setup）"中的"光学台（Bench）"，显示屏出现干涉图，如果干涉图 Max 在允许范围之内，可以进入正常操作。否则点击"实验设置（Experiment Setup）"中的"诊断（Diagnostic）"，点击"准直（Align）"，进行光路校准。

（5）光谱测定

1）采集背景光谱：在（3）参数设置 1）的参数设置下，点击菜单栏中"采集（Collect）"项下"采集样品（Collect Sample）"，出现"输入谱图标题（Enter the spectrum title）"对话框，输入标题，然后点击"确定（OK）"。由于参数设置选择的是"采集样品前采集背景光谱（Collect background before every sample）"，出现"背景请准备采集（Background Please prepare to collect the background spectrum）"对话框，将压好的 KBr 空白片放入样品架上，并将样品架放至光路中，点击"确定（OK）"。

2）采集样品光谱：背景光谱采集完成，出现"样品请准备采集（Sample Please prepare to collect the background spectrum）"对话框，将压好的空白片放入样品架上，并将压好的片子放入光路中，点击"确定（OK）"。采集完成，出现"加入窗口"对话框，如果选择"是（Yes）"将图谱加入窗口并结束采集；如果选择"否（NO）"将不会保存图谱并结束采集；如果相对样品追加扫描次数，选择"更多的扫描（More Scans）"，点击窗口右下角出现的"更多的（More）"，出现"输入附加扫描次数（Enter the number of additional scans）"的对话框，设定完按"确定（OK）"，扫描完成出现"加入窗口（Add to Window）"对话框，选择"是（Yes）"。

3）取出样品。

（6）保存样品图谱：点击菜单中"保存"。

（7）测定下一个供试品的红外光谱：点击"窗口（Window）"项下"打开（New Window）"，出现"输入窗口标题（Enter a title for the window）"对话框，按"确定（OK）"，重复上述（5）～（6）项。

（8）图谱打印

1）点击菜单栏中"文件（File）"项下"打开（Open）"，选择目录文件，按"打开（Open）"。

2）点击菜单栏中"文件（File）"项下"打印（Print）"，打印图谱。

4. 用毕处理　测定工作完毕后，从光路上取出样品架，关闭 EZ OMNIC 工作站，关闭光学台，关闭计算机、打印机、稳压器和电源。

七、注 意 事 项

1. 开机前检查实验室电源、温度和湿度等环境条件，当电压稳定，室温为 15～25℃，湿度≤60%时才可开机。开机后预热 15min，再进行检测。

2. 开机前检查样品仓中有无异物挡住光路。

3. 当仪器左上方干燥剂指示标记逐渐变成浅蓝色—白色—粉红色，表示机内湿度在逐渐增高，当显白色时，应更换干燥剂。干燥剂可在 105℃中烘干 24h 进行再生，然后放在干燥器内室温平衡 24h 后才可置入仪器内。

4. 样品室窗门应轻开轻关，避免仪器振动受损。

5. 压片磨具等红外附件，使用完后应及时擦拭干净，必要时清洗，保存于干燥器中，以免锈蚀。压片当测试完有异味样品时，须用氮气进行吹扫。

6. 保持实验室安静和整洁，不得在实验室内进行样品化学处理，实验完毕即取出样品室内的样品。

八、结果及评价

1. 所含的基团或键的类型　每种分子都具有其特征的红外光谱，谱图上的每个吸收谱带是代表分子中某一基团或键的一种振动形式，可由特征吸收谱带的位置、强度和形状确定所含基团或键的类型。

2. 推定分子结构　根据特征吸收谱带和分子结构的关系，依据谱图上出现的特征吸收谱带的位置、强度、形状来确定分子中各个基团或键所邻接的原子或原子团（可参照各类化合物的特征振动频率图表和有关文献），并结合前述的两步，就可推定分子中原子的相互连接方式，亦即分子结构。

九、出现问题与解决办法

1. 仪器运行正常，但是软件不能采集　检查样品室，是否光路部分被遮挡；或者是软件冲突，可关闭全部软件，重新打开软件。

2. 样品测试无结果 需重新压片。

3. 谱图不平滑，多毛刺 检测过程中是否存在热源或辐射源，关闭手机或其他辐射设备，重新检测。检查温度、湿度，是否环境水汽或 CO_2 浓度过大。

4. 找不到上次检测结果 多为检测完毕未保存，检测完点击"自动保存并退出"按钮。

十、思　考　题

对进行傅里叶红外光谱检测的试样有什么要求？

第二十九章　Agilent 5977A 7890B 气相质谱联用仪

一、简　介

气相色谱-质谱联用（gas chromatography-mass spectrometry，GC-MS），简称气质联用。气质联用结合气相色谱和质谱特性，应用于医学、物理学，气相色谱的流动相为惰性气体，气-固色谱法中以表面积大且具有一定活性的吸附剂作为固定相。该技术利用气相色谱的分离能力将混合物中的组分分离，并通过接口将各个组分依次送入质谱仪的离子源中进行离子化，再用质谱质量分析器鉴定分离出来的组分及含量。保留时间和质谱图双重定性解决了色谱定性困难的问题，同时也提高了定量准确度。现以主流品牌 Agilent1200 气相色谱-质谱联用仪为例阐述 GC-MS 在医药物分析领域的应用。

二、主 要 应 用

气相色谱-质谱联用技术广泛应用于环保行业、电子行业、纺织品行业、石油化工、香精香料行业、医药行业、农业及食品安全等领域；环境中有机污染物分析（空气、水质、土壤中污染物分析）；农残、兽残、药残分析；香精香料香气成分分析；纺织品行业中的有害物质检测。

三、主 要 原 理

气相色谱是一种物理的分离方法，利用的是被测物质各组分在不同两相间分配系数（溶解度）的微小差异，当两相做相对运动时，这些物质在两相间进行反复多次的分配，使原来微小的性质差异产生很大的效果，从而使不同组分得以分离。实际为通过样品组分沸点之间的差异先后进柱，然后在气体流动相和固定相之间分配系数的差异下进一步分离。

质谱作为气相色谱的检测器，利用电离源将各种成分分子电离成质谱碎片，通过相应的谱库检索碎片信息，给出此信息与某化合物匹配度，达到对物质进行定性的目的。

GC-MS 一般由真空系统、进样器、色谱柱、检测器、色谱工作站等软硬件组成，见实体图（图 5-29-1），构造示意图（图 5-29-2）和色谱柱图（图 5-29-3）。

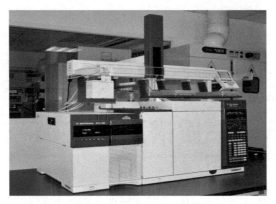

图 5-29-1　GC-MS 实体图

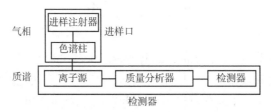

图 5-29-2　GC-MS 构造图

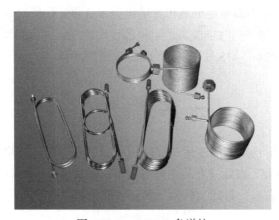

图 5-29-3　GC-MS 色谱柱

四、特　点

1. 优点

（1）高柱效：色谱柱可以反复利用，理论塔板数高。

（2）高灵敏度：进样量微克到纳克级，适于痕量分析。

（3）分析速度快：一般几分钟或者几十分钟就能完成检测，一次可以同时检测多个组分。

（4）定性功能高：对未知物鉴定的可进行谱库检索分析。

2. 缺点　应用范围小：适合于能气化的化合物的分析。

五、主要实验试剂/耗材

（一）实验样品要求

1. 样品要求溶解在有机溶剂（如丙酮、正己烷、氯仿等）中，溶剂应具有较低的沸点，从而使其容易与样品分离。尽可能避免用水、二氯甲烷和甲醇作溶剂，因为它们对延长色谱柱的使用寿命不利。

2. 如果使用毛细管柱分析，应注意样品的浓度不要太高，以免造成柱超载。

3. 一般样品须过 0.45μm 以下的微孔滤膜或者高速离心后方能进样，样品不得少于 20μL。

4. 样品应是可挥发的且是热稳定的，沸点一般不超过 500℃，分子量小于 500。

5. 生物样品必须经有机试剂完全沉淀蛋白等生物大分子物质后才能进样。

6. 需要进行衍生化处理的样品，需合理选择衍生化方法。

（二）实验试剂及耗材

1. 试剂 常用色谱纯试剂包括丙酮、正己烷等。

2. 耗材

（1）色谱柱：毛细管柱、填充柱等。

（2）保护柱：与色谱柱型号相匹配。

（3）样品瓶：2mL 样品瓶、微量样品瓶、棕色瓶等。

（4）其他：针式滤膜过滤器、2mL 注射器等。

六、实 验 步 骤

1. 开机

（1）打开载气（He）钢瓶控制阀，设置分压阀至 0.5MPa。

（2）打开计算机，登录系统。

（3）打开 7890BGC，5977A MSD 电源，等待仪器自检完毕。

（4）点击 5977MSD 图标，进入 MSD 工作站。

（5）在仪器控制界面下，单击视图菜单，选择调谐及真空控制，进入调谐及真空控制界面，在 Vaccum/真空菜单中选择 Vaccum/真空状态，观察真空泵运行状态。

（6）状态显示涡轮泵转速 Turbo Pump Speed/涡轮转速应很快达到 100%，否则，说明系统有漏气，应检查侧板是否压正、放空阀是否拧紧、柱子是否接好。

2. 调谐

（1）调谐应在仪器开机至少 2h 后进行，若仪器长时间未开机，为了更好地调谐结果建议将此时间延长至 4h。

（2）首先确认打印机已经处于联机状态。

（3）在仪器控制界面下，单击视图菜单，选择调谐即真空控制进入调谐界面。

（4）单击 Tune/调谐菜单，选择 Autotune/自动调谐或 Gain autotune/增益自动调谐进行调谐，调谐结果自动打印。

（5）何时使用标准谱图调谐或自动调谐：标准图谱调谐更适用于旧式谱库检索算法的软件，它调节透镜，使整张图谱中的离子相对强度达到特定的目标值。而自动调谐的结果是在特定质量范围上最大化仪器灵敏度。选定了调谐后仪器将自动完成整个调谐过程并将结果由打印机输出。调谐文件会自动保存并覆盖相应文件。如果要保存手动调谐中的参数，如修改灯丝 1 为灯丝 2 时注意要先将调谐文件保存。

注意：自动调谐文件名为 ATUNE.U，标准图谱调谐文件名为 STUNE.U，其余调谐方式有各自的文件名。每次调谐之后如果不改名另存则会自动覆盖上次相同方式的调谐文件。另外，仪器关机后下次开机必须要做调谐。

3. 检测样品

（1）点击方法菜单"编辑完整方法"，根据向导依次进行设定。进行气相色谱方法设定，选择扫描方式 SCAN/SIM。

（2）在序列菜单里编辑序列，选择数据保存目录，开始编辑序列，完成后点击确定，在序列菜单中选择保存序列。

（3）在方法菜单下选择运行方法。

（4）在桌面上点击 5977MSD 数据分析，打开待处理的谱图，进行定性和定量分析。

4. 关机

（1）点击调谐和真空控制界面选择"放空"，在跳出的画面中点击"确定"，进入放空程序。

（2）等到涡轮转速降至 10% 以下，同时离子源和四级杆温度降至 100℃以下，约 40min 后退出工作站软件，并依次关闭 GC、MSD 电源，最后关掉载气。

七、结果与评价

1. 定性分析　谱库检索，样品质谱图与标准图进行谱图匹配，然后质谱解析，鉴定化合物。

2. 定量分析　根据峰面积，按面积归一化法、外标法或内标法计算样品中待测成分的相对含量。

八、注意事项、出现问题与解决办法

1. 定期检查 MS 真空度，并进行进样口及质谱端检漏，发现漏气及时修正，定期更换进样隔垫，防止色谱柱氧化。

2. 定期检查质谱灵敏度、电压值。

3. 突然断电后立即关闭 MS 和 GC 电源，来电后可立即打开 GC 电源，通气保护色谱柱，待确认不再停电后再开 MS，保护分子泵。

4. 开机时先开色谱，后开质谱；关机时先关质谱，后关色谱。

九、思 考 题

（1）GC-MS 在中医药研究中的具体应用有哪些？

（2）你在做 GC-MS 时碰到了哪些问题，怎么解决？

第三十章　高速逆流色谱技术

一、简　　介

逆流色谱法（countercurrent chromatography，CCC），是一种新发展起来的液液分配分离方法，其特点是不用任何固态的支撑物或载体。与其他柱色谱比较，它不存在固态载体所造成的吸附损耗、样品变性、污染和色谱峰形拖尾畸变等问题。此外 CCC 分离范围广，可以进行从小分子、中分子及大到生物聚合物的分离。高速逆流色谱仪（high speed countercurrent chromatography，HSCCC）是 CCC 更新的发展形势，不仅明显地缩短了分离时间，而且大大地提高了分辨能力和制备能力。

二、主　要　用　途

1. 分离制备从毫克量级到克量级的样品。
2. 从粗制样品或生物体液中抽提有效成分。
3. 从大量水溶液中浓缩出小量的化学组分。

三、基　本　原　理

高速逆流色谱是利用了一种特殊的液体动力学（单向流体动力学平衡）现象。一根绕成螺旋状的管子，充满互不相溶的两相溶剂中的一相作为固定相（可以是重相，也可以是轻相），然后开始做高速行星运动，同时从螺旋管入口端不断注入流动相（两相溶剂中的另一相）；由于行星运动产生的离心力场使得固定相保留在螺旋管内，而流动相不断穿透固定相从螺旋管出口处流出。这样两相溶剂实现了连续、高效的混合和分离，随流动相进入螺旋管的溶质在两相溶剂之间反复分配系数的次序，依次被洗脱。

四、特　　点

1. 操作简便。
2. 对所分离样品的前处理要求较低。

3. 有广泛的液-液分配系统可供选择。

4. 避免了由固定相载体引起的结合或失活及污染问题。

5. 具有良好的回收率及重现性等。

五、主要实验仪器/器材/试剂

1. 实验样品要求　实验前对溶剂体系进行超声脱气处理,同时确定样品中无明显固体杂质。

2. 实验试剂及耗材

（1）用具：玻璃注射器、量筒。

（2）试剂：甲醇、乙醇、乙酸乙酯、正丁醇等（根据实验需要配制不同的两相溶剂）。

六、实 验 操 作

1. 操作准备

（1）确认仪器各部件连接准确,管路无漏液现象,电源、信号线连接稳固。

（2）按照样品分离方法的要求,配制相应的上相和下相溶液,静置 1h 后,超声 30min 脱气。

（3）在恒温水浴锅水箱中装满纯净水。

（4）准备好废液瓶及收集瓶,溶液流出管插入废液瓶中。

2. 分离系统

（1）系统平衡

1）开启恒温水浴锅循环水开关；按住温度显示旁的"SET"键,以调节旋钮将温度设定为 25℃,放开"SET"键,显示为实际水温。视需要开启制冷开关。

2）打开泵电源,将泵入口的砂芯过滤器放入上相溶液中,若泵管路中有空气而泵不了液,拆开泵后面的管路,用洗耳球吸出管路中的空气,然后开泵。

3）按下"L"键,显示的数值是设定的流速。再按下"L"键,进入泵流量设定界面,输入需设定的流量值（一般设定为 20mL/min）。

4）按下"P"键,显示的数值是设定的保护压。再按下"P"键,进入泵保护压设定界面,输入需设定的保护压（一般设定为 10kg/cm²）。

5）按下"RUN/CANCEL"键,开始泵上相。当主机出液口有液体流动时,按"PAU/SAVE"键,暂停泵液。

6）将泵入口的砂芯过滤器从上相溶液中取出,放入上相溶液中。按上述方法重新设定泵速（一般设定为 2mL/min）。打开主机电源开关,调旋钮到所需转速（一般设定为 850r/min）,按下"FWD"键,主机开始转动。当转速显示为所设值时,开始泵液。

7）在出液口用量筒接流出液体,当从出液口流出下相时,说明体系基本平衡。但一般情况下需继续泵液十多分钟让体系充分平衡。

（2）样品分离

1）在进样 10～20min 前打开紫外检测仪，进行预热，并在进样前调零。

2）称量所需分离的样品，将其溶解在尽量少的下相溶液中（样品溶液不能超过 20mL）。

3）将样品溶液缓慢倒入进样口的针筒内，把手柄箭头转向"LOAD"档。将注射器套上进样口另一端的针头，缓慢推气。当有气泡从针筒内升起时，停止推气。回抽注射器，将样品吸入进样管路内。样品被完全吸入后，将手柄头转向"INJECT"档，样品被注入管路。

4）点击色谱工作站中"数据采集"，开始采集数据。

5）根据谱图显示的出峰情况，分别收集所需的成分。

（3）分离结束

1）收集完流动相的各组分后，按"STOP"键停止主机运转，按"PAU/SAVE"键停止泵液。

2）点击色谱工作站中"停止采集"，谱图自动积分并保存。

3）打开空压机，吹出主机管路中的液体。

4）用恒流泵泵入 95%乙醇约 60mL，停泵，接入气源，把机体内的溶液吹出，视污染程度，可重复清洗 1～2 次，待清洗液吹完后，继续向管路吹气，并以 300r/min 的速度反转主机 5min，以使残存在管路内的清洗液吹出或挥发干净。

5）清洗完毕，关闭气源、主机、循环水浴的电源。

3. 使用结束后，登记使用情况。

七、注 意 事 项

1. 停电或发出异常声音时，应立即停机，切断电源并及时通知负责老师。

2. 操作者须经培训后方可上机操作。

3. 机转人在，不得擅自离开。

4. 处理设备各类事故时须停机，以免造成伤害。

5. 电气设备严禁受潮。

八、结 果 与 评 价

中药经 HSCCC 分离纯化后是否得到所需化学成分。

九、出现问题与解决办法

常见问题与解决方法：

1. 管路中不断有气泡产生

（1）把配制好的上、下相分别进行超声脱气 45min。

（2）检查管路中各接头是否有泄漏的地方，找到泄漏处后，拧紧接头或重新密封端面，并拧紧接头。

（3）检查所用试剂是否有质量问题。

（4）若以上3个步骤都完成后，还有气泡，请及时跟厂家联系。

2. 机器转速忽快忽慢　请检查所用市电电压是否稳定，如若不稳定请使用稳压器。

3. 管路发生堵塞

（1）仪器的管路堵塞，一般都发生在管路接头处，一旦发生管路堵塞，易引起管路破裂，这时须立即停泵，并停止主机的旋转，然后让主机向相反的方向旋转5～10min，一般都能解决管路堵塞的问题。

（2）在上述步骤不能解决堵塞问题时，可从仪器入口处输入压缩气体，将液体从内部管路吹出，并将设备低速反转；再从压缩气体接入出口处吹液体，并将设备低速正转，反复进行几次，直至将液体全部吹出后，清洗管路。

建议溶解样品时，溶剂内不能有用肉眼看到的较大样品颗粒（同管内径相比较），最好样品都能完全溶解在溶剂内。

（3）每次仪器在工作完毕之后，须清洗仪器管路，并按规定在仪器使用3个月后，须彻底清洗仪器管路。

4. 仪器内部有液体渗漏

（1）管路连接接头渗漏：如果接头未旋紧造成渗漏，将接头旋紧后，再进行试验。

如果接头端口聚四氟乙烯管所做成的密封端面破损，造成连接不密封渗漏，将破损处切除后，重新做密封面，连接接头时预紧力适中，避免将密封端面压破。

（2）当由连接管路破损造成漏液时，须拆下已破损的连接管路，并更换上新的连接管路。

（3）主机内分离柱内部管路破损，发生此种情况时，需更换分离柱，并及时跟专业维修人员联系。

十、思　考　题

高速逆流色谱有哪些主要用途？

第三十一章　中草药内生真菌及其代谢产物研究

一、简　介

中草药（植物药）与内生真菌的关系是互惠共生的，一方面植物为内生真菌提供养分，另一方面内生真菌的代谢产物可能对植物的生长发育产生影响，内生真菌还能产生丰富的次生代谢产物，提高宿主对生物胁迫和非生物胁迫的抵抗能力。内生真菌的次生代谢产物种类十分丰富，基本涵盖了所有化合物类型，包括萜类、醌类、生物碱、异香豆素类、苯并呋喃类、甾体和多肽化合物、酚类等。在对次生代谢产物的分离纯化的研究中发现，有些内生真菌的次生代谢产物较其宿主植物的成分更加丰富。近年来，有许多新的化合物从内生真菌的次生代谢产物中得到分离。这说明内生真菌的次生代谢产物不仅含有宿主植物的有效成分，而且有一些还有宿主植物中不具有的新成分，是更丰富的有效成分的新资源。

二、主　要　应　用

植物药内生真菌次生代谢产物具有抗癌、促进植物生长、增强宿主植物的竞争力和抗逆性等作用，在农业、工业、医药等领域具有广阔的应用前景。目前利用植物内生真菌生产抗癌药物、杀虫剂、抑菌剂、植物激素、抗病毒剂、抗氧化剂、免疫抑制剂等均有研究报道。因此可从植物中分离出内生真菌，将其用于筛选具有活性的化合物。

三、主要实验仪器/器材/试剂

仪器：超净工作台、电热恒温培养箱、立式蒸汽灭菌器、旋转蒸发仪、循环水式真空泵、超声波清洗仪、全温摇瓶柜等。
试剂：75%乙醇、次氯酸钠、甲醇、乙酸乙酯、氯仿等溶剂。

四、实　验　操　作

1. 内生真菌的分离
（1）消毒条件的摸索：取新鲜植物，经无菌水冲洗 3 遍，按实验设计的消毒条件

（表 5-31-1）进行处理，观察 75%乙醇消毒 30～60s，不同浓度 NaClO 及 0.1% HgCl$_2$ 对消毒的影响。设计 NaClO 浓度为 1%，3%，5%；消毒时间为 1min，3min，5min。再用无菌水冲洗 3 遍，每平板放置 4 片，25℃培养。将最后一次清洗表面的无菌水涂抹于空白培养基上，置于相同条件下培养，观察该条件是否消毒彻底。寻找最佳消毒条件的依据：以对照平板上未长出菌落为前提，选择能使更多菌落生长的消毒条件。

表 5-31-1　消毒条件正交表

75%乙醇	1%NaClO	3%NaClO	5%NaClO	0.1%HgCl$_2$
30s	1min	1min	1min	1min
	3min	3min	3min	3min
	5min	5min	5min	5min
60s	1min	1min	1min	1min
	3min	3min	3min	3min
	5min	5min	5min	5min

（2）内生真菌的分离：先用流动的自来水冲洗新鲜植物组织表面 2h，除去表面的泥土和杂质，无菌水冲洗 3 次，等植物稍干之后，将其放入超净台。表面消毒方法根据预试验的结果进行：在无菌操作台中用 75%乙醇漂洗（30s）→无菌水冲洗 4 次→5% NaClO 溶液或 0.1%HgCl$_2$ 溶液漂洗（1min、3min、5min、7min、10min）→无菌水冲洗 4 次→75%乙醇漂洗（30s）→无菌水冲洗 4 次。无菌滤纸片吸干水分，切成 5mm×5mm×1mm 的小块接于培养基上，每个培养皿中接种 4 块，置 28℃恒温培养箱中培养 30 天，观察到培养基上从各植物组织块内部向周围长出菌丝时，采用尖端菌丝挑取法把真菌转移到新的培养基上，待纯化后转移到 PDA 斜面试管中，编号，备用。为了检查消毒是否彻底，分离过程中设置对照组，采用经表面消毒的组织块在空白培养基上滚动，使组织块各表面接触到培养皿，与接种好的培养皿一起培养，对照培养皿上未长出菌落，说明表面消毒彻底。

2. 内生真菌的纯化　根据菌落形态、颜色的差异及长出时间的不同，分别挑取各平板上的菌落边缘的菌丝接于新的 PDA 平板上进行分离培养。28℃培养数日后，观察菌落的形态及其菌落边缘的整齐情况，并作相应的记录。经纯化，得到单一菌落。

3. 内生真菌的鉴定

（1）形态学鉴定：将分离纯化过的菌种在 PDA 平板上培养数日之后观察其菌落特征，根据分离得到的真菌子实体特点分别制成切片或挑片，再置于光学显微镜下观察菌丝形态、孢子梗形态、孢子形态及孢子与营养体之间着生关系，对照有关资料初步确定各内生真菌的分类学地位。

还可以使用载片培养观察法（观察孢子及菌丝体形态），将 PDA 培养基薄片置于载玻片上。挑取纯化的菌株尖端菌丝，接种后盖上盖玻片培养，真菌即在载玻片与盖玻片之间有限的空间内沿盖玻片横向生长。培养一段时间后，将载玻片置于显微镜下观察。结合菌落形态、颜色、生长速率及显微镜下分生孢子的结构及大小，分生孢子梗的形态等来鉴定菌种。

（2）分子生物学鉴定：通过 rDNA 中的 5.8S 和 ITS 序列分析来鉴定菌株。

1）总 DNA 提取：挑取菌丝的顶端部分，转接到新的 PDA 培养基上进行培养，培养温度为 25℃，3～30 天。总 DNA 的提取过程如下：

a. 从 PDA 平板上大约刮下 50mg 的新鲜真菌菌丝体，转移到 1.5mL 离心管中。

b. 加入约 0.2g 灭菌的石英砂，500μL 65℃预热的 2×CTAB 缓冲液（2% CTAB，100mmol/L Tris–HCl，1.4mol/L NaCl，20mmol/L EDTA，pH8.0），研磨菌丝 5～10min。

c. 将研磨后的离心管在 65℃水浴加热 50min，其间轻微摇晃离心管 3 次，使溶液混匀。

d. 加入 500μL 氯仿：异戊醇（24∶1），充分混匀。

e. 在室温下 12 000r/min 离心 15min，然后将上清液（ca.500～600μL）转移到一个新的 1.5mL 离心管中。

f. 加入等体积的氯仿：异戊醇（24∶1），混匀后，4℃下 12 000r/min 离心 15min，重复抽提一次。

g. 将 50μL 的 5mol/L KOAc 加入上清液中，加入 400μL 的异丙醇，混匀。

h. 出现沉淀后，4℃下 10 000r/min 离心 2min。

i. 弃去液相，加入 400μL 70%乙醇，振荡洗涤，10 000r/min 离心 2min，重复洗涤一次。

j. 40～60℃真空干燥 DNA，约 10min。

k. 加入 100μL TE 缓冲液（10mmol/L Tris-HCl，1mmol/L EDTA，pH8.0），37℃溶解 DNA 样品，并于–20℃下保存。

2）PCR 扩增：真菌的 ITS 和 5.8S 基因通过引物 ITS5 和 ITS4 进行扩增。ITS4（5′-GGAAGTAAAAGTCGTAAGG-3′），ITS5（5′-TCCTCCGCTTATTGATATGC-3′），该对引物用于扩增 ITS1、5.8S 和 ITS2 的完全序列。PCR 扩增在 PCR 仪中进行。PCR 反应体系的组成（50μL）见表 5-31-2，PCR 反应循环参数与步骤见表 5-31-3。

表 5-31-2　PCR 反应体系的组成（50μL）

组成成分	量
Tris-HCl（pH8.4）	20 mmol/L
KCl	20mmol/L
（NH$_4$）$_2$SO$_4$	10mmol/L
MgSO$_4$	2mmol/L
脱氧核糖三磷酸（dNTP）	200μmol/L
引物 ITS5	15pmol/L
引物 ITS4	15pmol/L
模板 DNA	100ng
TaqDNA 聚合酶	2.5U

表 5-31-3　PCR 反应循环参数与步骤

步骤	温度	时间
1. 初始变性	95℃	3min
2. 变性	94℃	40s
3. 退火	52℃	50s

续表

步骤	温度	时间
4. 延伸	72℃	1min
5. 2~4 步骤循环 35 次		
6. 延伸	72℃	10min
7. 结束		

3）电泳检测：取 4μL PCR 产物点样于 1×TAE（40 mmol/L Tris，1mmol/L EDTA，pH8.0）的 0.8%琼脂糖凝胶，75V 条件下电泳 40min，EB（0.5μg/mL）染色 10min，然后在紫外灯下检测产物。

4）PCR 产物序列测定：PCR 产物交上海申速生物技术有限公司进行序列测定。使用 ITS4 和 ITS5 作为引物。

5）序列数据分析：用每个形态型菌株的 ITS 和 5.8S 基因作为靶序列，在 GenBank 数据库中用 Blast 程序来搜索同源序列。挑选与形态型序列最相近的参考序列，用于系统发育分析。5.8S 基因和 ITS 区序列通过 Clustal X1.81 程序来进行序列间的匹配排序，为了实现匹配排序的最优化，在一些碱基位置进行必要的调整。这些被匹配排序后的数据，用于邻接法（neighbor-joining，NJ）进行系统发育分析。用 Clustal X1.81 作邻接法分析，随机挑取 1 个序列，重复比对 1000 次，保存其中遗传距离最短的系统发育树。

4. 内生真菌的发酵及样品制备

（1）内生真菌发酵培养：在无菌条件下，从 PDA 平板培养基中取内生真菌 1cm² 左右，转接入 250mL 摇瓶装的 100mL 无菌的 PDB 培养基中，28℃、200r/min 摇床振荡培养 14 天，得到发酵液。

（2）样品溶液制备：发酵液经 4 层纱布过滤得到上清液，用等体积的乙酸乙酯或者氯仿萃取 3 次，浓缩至干，4℃保存。

5. 内生真菌的有效成分及单体的分离、分析 方法见本章"四、实验操作"。

五、注 意 事 项

1. 分离内生真菌时注意防止污染。需设置对照，以排除外生菌。

2. 分离出来的内生真菌如果传代太多代，会引起菌株老化，需用永久保存菌种方法进行保种。

3. 如果是没有长孢子的真菌，可以更换不同培养基或者培养条件以促孢。

六、思 考 题

（1）如何判断组织长出来的真菌是内生的还是外生的？

（2）鉴定菌株方法有哪些？